EL AYUNO

EL AYUNO

Una visión histórica, científica y espiritual

John Oakes

Traducción de Camila Compte Malet

Antoni Bosch ◯ **editor**

Antoni Bosch editor, S.A.U.
Manacor, 3, 08023, Barcelona
Tel. (+34) 93 206 07 30
info@antonibosch.com
www.antonibosch.com

Copyright © by John Oakes
© de la traducción: Camila Compte Malet, 2024
© de esta edición: Antoni Bosch editor, S.A.U., 2024

ISBN: 978-84-127738-4-2
Depósito legal: B. 13743-2024

Diseño de la cubierta: Compañía
Maquetación: JesMart
Corrección de pruebas: Olga Mairal
Impresión: Liber Digital, S.L.

Impreso en España
Printed in Spain

FSC
www.fsc.org

MIXTO
Papel | Apoyando la
silvicultura responsable
FSC™ C134275

NOTA DEL EDITOR

Puesto que la voluntad del autor era presentar un texto riguroso pero a la vez ameno y accesible, hemos optado, de común acuerdo con él, por suprimir en la edición española el extenso apartado de notas que incluye la edición original en inglés.

Esta información, junto con la bibliografía, se encuentra disponible, no obstante, en nuestra página web (antonibosch.com), donde cualquier lector interesado podrá consultarla. Por esta razón, las llamadas a nota se han mantenido a lo largo del texto, a pesar de no incluir el libro impreso el correspondiente apartado. Confiamos en poder ofrecer así al lector un libro asequible en todos los sentidos, sin menoscabo de toda la información que su autor pone a nuestro alcance.

ÍNDICE

INTRODUCCIÓN

Cuando tenía 60 años, al llegar la primavera, tras haber vivido una serie de tragedias nacionales y mundiales sin precedentes –algunas de las cuales aún no han concluido–, y en una época en que me parecía albergar una esperanza real de un futuro mejor, decidí dejar de comer durante siete días. Así fue como, a los dos días, me encontré en la insólita situación de estar examinando con intenso interés un único y solitario limón en el interior de una cesta sobre la mesa de la cocina. Emprender un ayuno prolongado, o incluso parcial, es un logro poco espectacular. No hay trofeos que conseguir, ni bestias que domar ni cimas que conquistar. No hay ninguna medalla olímpica que celebre el esfuerzo de privarse de alimentos. Ayunar significa dejar de hacer, pero dejar de hacer de una manera radical. Suma restando. Ayunar no transforma el mundo, ni siquiera tu cuerpo por mucho tiempo. Lo único que ocurre es que cambia la perspectiva sobre la vida cotidiana y lo que es necesario para mantenerla. Con un poco de suerte, esos pensamientos ya no te abandonan.

No soy muy deportista; siempre me ha gustado la idea de caminar, nadar, estirar el cuerpo, etc., pero a la hora de la verdad, no me entusiasma sufrir. Me gusta dormir hasta tarde y me gusta comer. No tengo báscula. Pero un ayuno prolongado –evitar, de manera voluntaria, alimentarme– me pareció una buena forma de reajustar la frontera más inmediata y fundamental que cualquiera de nosotros conoce: la línea que separa nuestro cuerpo físico del vasto y caótico universo en el que nos encontramos.

Ayunamos todo el tiempo, aunque no seamos conscientes de ello. El ayuno manifiesta la idea de contenerse. Del mismo modo, la otra cara del ayuno siempre está con nosotros: ya sea que lo llamemos derroche, autoindulgencia o «autoayuda». Ayunar o no ayunar en todas sus variantes, esa es la medida de nuestra existencia. Incluso un buen jugador es un experto en ayunar, ir a por todas, ver la apuesta o retirarse, como observó la filósofa, activista y ayunadora Simone Weil: el jugador «es capaz de observar y ayunar, casi como un santo, según su premonición». Ayunar no tiene que ver solo con comer; significa *prescindir* en el sentido más amplio. Y debe ser un proceso voluntario. El hambre y las hambrunas ocurren, pero incluso si un ayuno es decretado por las autoridades religiosas o civiles, requiere un compromiso personal y privado. Su naturaleza es antiautoritaria.

El ayuno es paradójico: un ejercicio espiritual que desempeña un papel clave en la vergüenza corporal; una práctica unificadora que reconoce, e incluso acentúa, la división mente/cuerpo. Según algunos practicantes, el ayuno es un medio de empoderamiento y superación personal; según algunos críticos contemporáneos, viene propiciado por «el odio a uno mismo y la desesperación». Pero todo deseo de transformación requiere rechazar un estado presente en favor de otro mejor. La desesperación solo se produce cuando no hay esperanza de mejora, y el ayuno expresa esperanza.

Si la comida es el combustible de nuestro cuerpo, un ayuno prolongado es un intento de ir despacio. Más aún, supone un esfuerzo por resetearse. A menos que decida matarse de hambre hasta que la vida se extinga, el ayunador de larga duración es alguien que altera su rutina diaria purgando su interior y dándose un festín de rica e infinita nada.

En medio de los cambios físicos que experimenté durante mi propio ayuno, empecé a preguntarme sobre los fundamentos de la experiencia, tanto biológicos como filosóficos. Empecé a investigar improvisadamente sobre el tema, y me enteré de las conexiones del ayuno con la *satyagraha* y la cetosis, Aquiles y los perros, el número cuarenta, los pingüinos rey, Mark Twain y las huelgas de hambre. Y me familiaricé con el lado oscuro del ayuno: la anorexia *mirabilis* ('anorexia sagrada') y el trastorno alimentario anorexia nerviosa, que consiste básicamente en ayunar sin fin. Quedó claro que el ayuno puede ser una herramienta de autoafirmación o de autodisolución, y que a veces esos objetivos coinciden. Me quedé con ganas de saber más.

Negarse a comer por una cuestión de conciencia no es tanto un acto antimaterialista como anticonsumista, una renuncia que comenzó a ponerse en práctica hace varios miles de años con los primeros ascetas. Para ellos, este acto desafiaba la presunción de que el bienestar físico es nuestro único objetivo mientras vivimos. En casi todas las grandes religiones, y también en la mayoría de las religiones populares, se pueden encontrar elementos de abnegación y, más en concreto, de inanición. En la actualidad, el ayuno como protesta, también conocido como «huelga de hambre», se practica regularmente en todo el mundo por activistas de todas las causas imaginables. No se trata de impulsos autodestructivos: son afirmaciones no violentas de desacuerdo.

En las páginas que siguen, exploro algunos de estos conceptos y trato de explicar también la compleja secuencia de fenómenos biológicos que se producen cuando el cuerpo humano se ve obligado a recurrir a sus propias reservas para subsistir. Sé que no he conseguido agotar el tema. Por ejemplo, he optado por renunciar a un debate en profundidad sobre las numerosas «mujeres ayunadoras» del siglo XIX y anteriores porque el tema ya se ha tratado a fondo en otros lugares. No obstante, espero que lo que presento en este libro pueda ofrecer una visión general de la historia, de las consecuencias del ayuno y, en particular, de lo que este significa más allá del no comer.

Aunque hay muchos datos que indican algunos de los beneficios del ayuno y mucho que elogiar en el ejercicio espiritual de esta práctica, el tema no se agota en cómo afecta a nuestro cuerpo. Las afirmaciones de que el ayuno lo cura todo son anecdóticas y deben considerarse con recelo. Por fortuna, hay suficientes investigaciones serias que analizan los beneficios del ayuno –y también cuentan su historia como elemento crucial de muchas filosofías formativas– para mantenernos felizmente ocupados.

●　●　●

El ayuno exige una evaluación (cuánto ingiero) y luego una revaluación (cuánto decido no ingerir). Es un rechazo de la pasividad, una afirmación de nuestra capacidad de elección, una reconsideración de las prioridades y un desafío a la autoridad. Para algunos, como Gandhi, período o espacio de tiempo en el que centrar la mente antes de tomar una decisión importante. Entre los ayunantes más destacados figuran Moisés, Buda, Jesús, Gandhi, la sufragista Doris Stevens, la activista por los derechos civiles Eroseanna Robinson, César Chávez, el miembro del IRA Bobby Sands, la Dama de Hierro de la India Irom Chanu Sharmila… y la larga lista de personas que han recurrido a su poder a lo largo de la historia en todos los lugares y culturas no deja de aumentar. El dios nórdico Odín ayunó durante nueve días y nueve noches para conseguir el poder de las runas.

Cuando se lleva a cabo como huelga de hambre, el ayuno indica pureza de propósito. Significa que el que ayuna es sincero y está aliado con un poder moral superior (o eso cree). En otoño de 2021, los jóvenes activistas climáticos del Sunrise Movement pusieron nuevamente de manifiesto la relevancia del ayuno al iniciar huelgas de hambre frente a la Casa Blanca. En esa misma época/período, los taxistas de Nueva York convocaron también una huelga de hambre masiva para llamar la atención sobre su agobiante deuda. «Es peligroso y es drástico –declaró Bhairavi Desai, exdirectora ejecutiva del sindicato del taxi de Nueva York–, y permítanme decir que nos han forzado a ello». Los taxistas ayunaron durante quince días antes de ver atendidas sus peticiones, si bien transcurrido ese tiempo las autoridades municipales renegociaron la cantidad adeudada por los taxistas. Los huelguistas de Sunrise no ganaron inmediatamente, pues las iniciativas medioambientales por las que luchaban no fueron aprobadas por el Congreso en aquel momento –aunque resucitaron meses después–. Sin embargo, demostraron la intensidad y claridad de su propósito ante la opinión pública y, por supuesto, recibieron mucha cobertura mediática. «Como persona no soy nada, y antes eso hacía sentirme impotente –dijo Kidus Girma, uno de los huelguistas de hambre–. Pero ahora veo que muchas personas que solas no son nada, juntas suman algo grande, y me siento grande en mi pequeñez». El ayuno es una exigencia de ser visto y escuchado. Proporciona una respuesta clara a la pregunta de hasta qué punto uno está comprometido con su causa. «Siempre soy consciente de ser una pulga comparada con estos gigantes y de mi incapacidad para poner argumentos convincentes sobre la mesa –afirma Stella Jean, una destacada diseñadora haitiano-italiana que emprendió una huelga de hambre en protesta por el racismo del sector de la moda en febrero de 2023–. No me quedaba nada más con lo que negociar». En su nivel más básico, un ayuno es una negativa a taparse la boca con comida. Pero puede ser también una llamada de atención. En la antigua Irlanda, se «ayunaba contra» o se «ayunaba sobre», como se sigue haciendo hoy en día en la India. En estos casos, el ayuno se convierte en un medio para obtener poder. Abre un portal a un reino espiritual, cuyos poderes pueden invocarse para ayudar al que ayuna y enmendar agravios (hablaremos más sobre esto en el capítulo 5). A lo largo de la historia, el arma del ayuno se ha adaptado a las necesidades sociales. Desde la época premedieval, a menudo ha sido un desafío ritual, un impulso hacia la independencia, convirtiéndose en una amenaza para los poderes del momento. Con igual frecuencia se ha convertido en un medio de autoarbitraje, en una vía hacia el poder moral o espiritual sin intermediarios. Y, más recientemente, ha tenido que ver con tortuosos intentos de encajar en determinados ideales culturales, sobre todo (aunque no exclusivamente) entre las mujeres jóvenes.

Mucha gente en todo el mundo ve el ayuno como una forma de oración con un fuerte elemento de activismo laico: algo así como un buen puñetazo. Y hasta el siglo xx, en Estados Unidos el ayuno estaba relacionado con el bienestar espiritual de los ciudadanos. En varias ocasiones antes del cambio de siglo, varios presidentes convocaron jornadas nacionales de ayuno en respuesta a momentos de crisis. Hoy en día, si se convocara un ayuno nacional tal vez se percibiría como algo demasiado extremo, una medida con cierto tufillo a teocracia o a autocastigo. Pero quizá haya llegado la hora de reconsiderar esa opinión.

$$\bullet \quad \bullet \quad \bullet$$

Para cualquiera que se embarque en un ayuno –ya sea por razones morales, políticas o relacionadas con la salud– el proceso provoca una ruptura en la narrativa consumista, una pequeña pero potente rebelión contra la inflexible articulación de nuestros días por el desayuno, la comida y la cena. El adoctrinamiento a favor de este régimen comienza antes de que seamos conscientes de ello. A partir de finales del siglo xix, en lugar de alimentar a los niños cuando tenían hambre, se ordenó a las madres lactantes que siguieran unos horarios de alimentación «tan rígidos como los de los ferrocarriles». En gran medida, nuestras comidas definen nuestras vidas.

Ayunar significa rechazar este mandato. El acto de ayunar es sintomático de una decisión, a lo Bartleby, de rebelarse contra un comportamiento razonable. No acaba con la rutina, pero la obstaculiza durante un tiempo, lo que es indicativo de un cierto cambio y unas decididas ganas de romper con el proceder habitual. En su afán de superación, el ayuno evoca tanto las palabras de san Pablo («Trabaja en tu propia salvación con temor y temblor») como las últimas palabras de Buda («La decadencia es inherente a todas las cosas que la componen. Trabaja en tu salvación, con diligencia»). El ayuno señala la primacía de la mente sobre la materia, exigiendo una evaluación cuidadosa del más normal de los actos. Y dado que tiene lugar durante un período prolongado, el ayuno exige también cierto grado de compromiso.

En otro sentido, el ayuno deja espacio en nuestro cuerpo, permite la inclusión de algo nuevo y la aceptación del vacío. Cultiva la presencia de una ausencia. Después de un tiempo, esta ausencia de comida (comida que en el curso normal de las cosas es primero una necesidad, luego una comodidad, luego un lujo) nos permite centrarnos en otras cosas menos materiales. El ayuno se revela como una exploración de fronteras y barreras. Como entendía Weil, en referencia al concepto de *metaxu* ('entre' espacios) de Platón, las barreras implican conexión: «Dos prisioneros cuyas celdas son contiguas se comunican golpeando la pared. El muro es lo que los separa, pero también es su medio de comunicacion […] Cada separación es un vínculo».

La experiencia meditativa inducida por un ayuno prolongado vincula a los humanos que buscan centrarse en lo que es relevante y esencial, en todo el mundo y a través de los milenios. Los efectos del ayuno se reproducen en el proceso jasídico de *hitbodedut*, o «reclusión en uno mismo» –una búsqueda de la quietud interior, un ayuno de la presencia de los demás–, al igual que en la meditación más habitual propugnada por las enseñanzas budistas e hinduistas. En árabe, la palabra moderna para ayunar se asocia etimológicamente con 'quedarse quieto'. En inglés, el volumen XVI del *Oxford English Dictionary* relaciona *starve* (pasar hambre) y *stare* (mirar fijamente), a las que se atribuye un posible origen en *starren*, 'estar rígido' en antiguo alto alemán. Al igual que mirar fijamente y pasar hambre, el ayuno implica quietud. Si eres «firme», resistes. Eres fuerte y aguantas.

¿El ayuno está reservado a unos pocos? No estoy especialmente en forma, como ya he dicho. Cualquiera que esté razonablemente sano puede ayunar. No hay nada de lo que presumir (además, como dice san Jerónimo, presumir de ayunar es censurable). Pero a medida que el ayuno vuelve a formar parte del discurso cotidiano –ya sea apelando a la salud o como reacción al consumismo–, merece la pena reconsiderar su valor y sus raíces. El ayuno nos recuerda las virtudes de la moderación, de no consumir todo lo que podamos. Hay pocos mensajes más oportunos.

¿Es el ayuno señal de privilegio? Antaño habría sido imposible asociar el ayuno con la autocomplacencia, pero actualmente se ha vinculado a una obsesión. Muchos ven en el ayuno un lujo, una paradójica indicación de exceso. Solo se puede renunciar a lo que ya se tiene, como observó el filósofo griego Diógenes de Sinope hace dos milenios.

El ayuno puede ser un gran unificador, un nivelador instantáneo que nos conecta por el mero hecho de ser un acto accesible a todos. El ser una experiencia compartida es otra de las razones por las que el ayuno ha sido adoptado por religiones y movimientos políticos de todo el mundo. En particular, los lugares marcados por hambrunas devastadoras suelen albergar antiguas tradiciones de ayuno. Las culturas más comúnmente asociadas con el ayuno son las de Irlanda, India y Etiopía, donde los devotos cristianos coptos ayunan intermitentemente hasta 210 días al año. Esto no quiere decir que el mundo en general no padezca hambre. En palabras de los filósofos y defensores del ayuno Eva Lerat y Sébastien Charbonnier, «la malnutrición y la inanición son lacras orquestadas en gran medida por nuestra sociedad de consumo excesivo y de lucro, y no debemos de ninguna manera permitirnos minimizar el sufrimiento y el daño que esto conlleva». En una sociedad en la que, según algunas estadísticas, el mayor componente de los vertederos es el desperdicio de alimentos y en la que un tercio de toda la comida se pierde o se desperdicia, centrarse durante un tiempo en lo que consumimos en contraposición con lo que necesitamos consumir parece un ejercicio perennemente beneficioso.

La decisión de ayunar es más fácil si uno sabe que volverá a disponer de comida cuando dé por acabada la experiencia. Pero, en mi opinión, el ayuno es un signo de fortaleza más que de privilegio (sin duda, una sutil diferencia). La decisión de abstenerse de comer no indica necesariamente un exceso de comida. Solo significa que se ha tomado la decisión de no comer. Esa decisión es la que pretendo explorar.

En algún lugar de su *Libro de los cinco anillos*, el espadachín del siglo XVII Miyamoto Musashi escribe que un buen guerrero se mueve como un arroyo que fluye por encima y alrededor de las piedras. Aunque no soy un guerrero, para mí, un ayuno voluntario –incluso uno que no se lleva hasta el punto de no retorno– no es muy distinto. Es una forma elegante de enfrentarse a circunstancias inmutables en medio de la batalla constante de una existencia que nos arrastra. Aunque es un primo lejano del suicidio en el sentido de que requiere abnegación –un paso voluntario para no continuar como hasta entonces y encarar una finalidad–, el ayuno limitado está más cerca de lo que los franceses llaman la «pequeña muerte» del postorgasmo. Es un reajuste de la conciencia. Con el tiempo, sus efectos en gran medida se disipan: se parece más a un corte de pelo (que también es un coqueteo con unos instrumentos que podrían ser mortales) que a un cambio de imagen permanente.

La cultura del *wellness* y de la pérdida de peso suelen ir unidas a la vanidad. Susan Sontag escribió que pensar solo en uno mismo es pensar en la muerte. La obsesión por uno mismo implica centrarse sin descanso en la decadencia que inevitablemente sufren nuestros cuerpos. Y aunque, por supuesto, todos necesitamos cuidarnos, la conexión del *wellness* con la compra de cosas indica una dependencia de lo material que se parece sospechosamente a una consecuencia del capitalismo. La interpretación típica del mantra moderno «Cuídate» consiste en atiborrarse y salir a comprar cosas. Un ayuno prolongado, por el contrario, carece de truco. El ayuno solo exige la propia fuerza de voluntad, y extrañamente requiere el abandono temporal de lo que creemos que necesitamos. Invierte la obsesión por uno mismo, como si el acto en sí fuera una especie de botella de Klein, esa extraña e imposible lección de física en la que el exterior es el interior y viceversa.

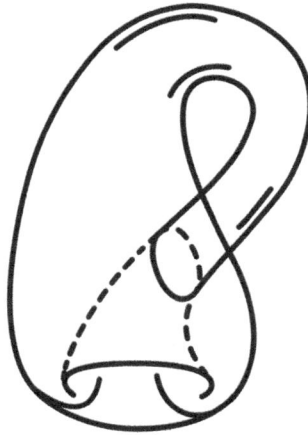

Botella de Klein*

Al volver la mirada hacia el interior, concentrándonos en los actos físicos más mundanos durante un período determinado, el ayuno permite a quienes lo practican acercarse al objetivo de borrarse completamente y, al mismo tiempo, de empoderarse, en una afirmación del derecho y la capacidad de escoger la dirección en la que queremos ir. Incluso si se ayuna en pareja, el acto te afirma. No se necesita nada ni a nadie más. No hay nada que intercambiar, salvo ideas. No todo el mundo está preparado para beneficiarse de la experiencia del ayuno. Pero los principios del ayuno, lo que suscita y lo que confronta, merecen la consideración de todos.

•   •   •

Yo buscaba un exorcismo personal. Buscaba una limpieza profunda, una decorticación tan minuciosa que llegara hasta mis células y las obligara a renovarse. No me engañaba pensando que el proceso sería curativo o permanente ni que cambiaría el mundo. Simplemente quería despojarme de mi estado mental de entonces en favor de otra cosa, cualquier otra cosa, aunque solo fuera por unos días.

En marzo, cuando el largo y frío invierno empezaba a dar paso a los signos de la primavera, se me ocurrió emprender un ayuno. No solo de uno o dos días, que parecía algo rutinario, familiar para cualquiera que hubiera observado la Cuaresma (cristianismo), el Ramadán (islam), el Yom Kippur (judaísmo), el Uposatha (budismo) o el Ekadashi (hinduismo). Al contrario, deseaba ayunar durante un tiempo lo suficientemente largo como para ir más allá de los límites habituales, para explorar territorios que despiertan la curiosidad sin infligirse daño a uno mismo. Tampoco estaba seguro de cuánto tiempo podría aguantar. Unos días no serían suficientes. Una semana me parecía lo apropiado: siete días de abstinencia real parecían una declaración de algún tipo, aunque fuera una declaración que solo tuviera importancia para mí mismo. Al igual que para algunas personas escalar una montaña es una forma de hacer balance de su estado físico, un ayuno prolongado era mi intento de afirmar un control quizá ilusorio sobre mi entorno más inmediato: mi propio paisaje carnoso.

Le propuse el ayuno a mi esposa. Ella aceptó, sorprendida de que precisamente yo se lo propusiera. Hacía unos treinta años habíamos ayunado juntos, en circunstancias muy distintas: por aquel entonces no nos enfrentábamos a una crisis nacional. Pensábamos en aquel ayuno anterior como una prueba de resistencia, como una purga buena para el alma. No recuerdo mucho de aquella experiencia, pero sí recuerdo que al final me sentí débil pero fortalecido. Era un recuerdo interesante. Me sentía exhausto y me vendría bien algo de energía. Aunque el ayuno es, en esencia, un ejercicio privado y personal, parecía importante contar con un compañero de viaje, tanto para animarme como para vigilar el cumplimiento fiel del objetivo. Solo, no creía que pudiera completar una semana sin comer. Al fin y al cabo, saltarse una comida, y mucho más la comida de un día entero, y mucho más la de una semana, es una decisión importante. Pero sabía que era posible y probablemente incluso saludable. A pesar de refugiarnos en casa, sentí que íbamos a embarcarnos en una valiente aventura.

«Hay una dulzura oculta en el estómago vacío».

RUMI

Primer día, domingo

«ESPACIOS INTERMEDIOS»: UNA VISITA AL LUGAR MÁS TRANQUILO DE LA TIERRA

Hemos acordado unas reglas básicas: no somos aspirantes a ascetas, así que hemos decidido que podemos beber tanta agua, té, café y caldo de verduras como queramos, pero no podemos ingerir nada sólido. Nada que contenga azúcar procesado. Parece factible. Hay que esforzarse para verle algo negativo: la abstinencia requiere un compromiso. Pero el principio es tan fácil como caerse de un avión. Me dejo llevar y el mundo continúa sin mí. Me desperté y no comí. Me preparé una taza de té. Tuve algunas molestias estomacales, pero nada más. Mi objetivo inmediato era no hacer nada, lo cual es inquietante. Normalmente me levanto, me visto y demás, preparo el desayuno y me lo tomo, y después friego los platos. Son los pasos con que empieza el día. Pero, por supuesto, sigue habiendo cosas que hacer, solo que diferentes. Agarro un cuenco de almendras y me apresuro a perderlo de vista, soltándolo como si fuera radiactivo. Por la tarde, de repente, siento nostalgia por la ausencia de alimentos, por dejar de preparar comidas y comerlas, como si estuviera en la cubierta de un transatlántico que zarpa desde el muelle, viendo cómo la ciudad se aleja, cómo crece la distancia entre nosotros. No queda otra que apoyarse en la barandilla, esperar y observar. Me he regalado tiempo, un nuevo espacio en el día. ¡Cuánto rato pasamos preparándonos, cocinando y limpiando lo que ensuciamos! Pero sí, he rechazado el asunto de comer, me he propuesto el asunto de ayunar, y es un esfuerzo. Parece como si el día se alargara hasta el infinito. Sin embargo, solo he ganado unas tres horas, más o menos, para hacer lo que quiera: trabajo, ocio o recados. Me siento y bebo té, con la mirada perdida. Estoy ocupado ayunando. La perspectiva de una semana, de poco más de diez mil minutos, me parece larguísima ahora mismo. Elegimos una semana en busca de un equilibrio entre lo mínimo (un día) y lo excesivo (un mes). Y parece asumible. Sigo mirando el reloj. Los segundos pasan. ¿Estoy avanzando hacia algo o me estoy alejando de algo? En cualquier caso, ¿qué es? No existimos en el vacío. «Somos lo que comemos», escribió Brillat-Savarin. Pero al no comer nada, me siento más importante que nunca. Mi perspectiva normal es muy limitada. Me siento como alguien que lanza una exclamación de asombro ante el cielo nocturno: todo parece nuevo, inexplorado. Pero siempre ha estado ahí, a nuestro alrededor, esperando.

Por lo que parece, el vacío y el ser humano no se llevan bien. La plenitud se equipara a la felicidad: un estómago lleno, una cuenta bancaria rebosante. Estar vacío es estar agotado. Existe una antipatía fundamental entre el vacío y la condición humana, tanto a nivel interno como externo, que se extiende al habla. La quietud (no necesariamente a través de la meditación) y el ayuno (no necesariamente dejando de comer) están estrechamente relacionados. De hecho, quedarse quieto es un «ayuno» de movimiento y/o de palabra.

Cuando decidí explorar el ayuno me centré, como la mayoría de nosotros, en su relación con la comida. Enseguida me di cuenta de que el verdadero impacto de la presencia o ausencia de comida era su valor como metáfora. La ecuación parece sencilla: si no comes, te mueres de hambre. Pero ese es el comienzo de un debate interno sobre el poder de la ausencia, y eso me llevó a pensar en el ayuno de diferentes formas. Me interesó algo que rara vez he practicado: el ayuno de palabra.

Si alguna vez has estado atrapado en un ascensor con alguien durante un largo período de tiempo, sabrás que iniciar una conversación es obligatorio. Abstenerse de hablar con otra persona cuando se está en una proximidad inesperada durante más de unos minutos es casi imposible, sobre todo en una situación potencialmente peligrosa. No sería sensato, no sería educado, se percibiría como hostil y extraño. El silencio amenaza porque evoca la inexistencia. Más allá del silencio, no hablar desafía las estructuras establecidas, que requieren una afirmación constante. Todos esos desfiles y discursos interminables —las banderolas, los cánticos y los himnos— no solo tienen que ver con el espectáculo y los egos. Crean un edificio etéreo sin el cual las instituciones se desmoronan. En los últimos años, disidentes rusos y chinos, enfrentándose a la cárcel o a algo peor, han agitado en público hojas de papel en blanco. Durante la tercera semana de la invasión de Ucrania en 2022, la policía de Nizhni Nóvgorod, Ekaterimburgo y Rostov del Don detuvo a activistas antibelicistas que portaban este tipo de carteles. Los manifestantes sostenían carteles y hojas de papel en blanco en Hong Kong en 2020 y en Pekín, Shanghái y otras ciudades en 2022. Si se prohíbe la palabra que critica, no hay nada que decir. Y sin embargo, no decir nada es inaceptable, y una pancarta en blanco transmite instantáneamente la sustancia de una ausencia. *Elegir* este silencio hace una gran diferencia: abstenerse de comprometerse es radicalmente distinto a que te impidan comprometerte.

• • •

Quizás el lugar más silencioso del planeta esté en el centro de Estados Unidos, en Mineápolis, en la cámara anecoica de Orfield Labs, un laboratorio de consultoría acústica. Llegó a ostentar el récord Guinness, lo perdió y lo volvió a ganar, como el lugar más silencioso del planeta. El nivel sonoro de la sala es de trece decibelios *negativos*. En comparación, la audición normal comienza en cero decibelios. Como los decibelios se miden en una escala logarítmica, cada aumento o disminución de diez unidades indica un cambio exponencial de diez veces. El sonido de la respiración es de unos diez decibelios, y el susurro de las hojas es unas diez veces más fuerte, veinte decibelios.

La sala de Minneapolis absorbe el sonido hasta tal punto que si alguien se da la vuelta mientras te habla, las frecuencias agudas desaparecen de su voz. Las ondas sonoras no pueden viajar alrededor de su cabeza. Pierdes el sentido del equilibrio debido a la incapacidad de tus sentidos para calibrar la uniformidad del suelo y la distancia a las paredes.

Cuando la cámara se instaló por primera vez, en 1995, un tabloide inglés escribió que nadie podía pasar más de cuarenta y cinco minutos solo en la sala. «Eso no es lo que les dije», se queja Steven Orfield, el propietario del laboratorio. Desde Nueva York, intento explicarle mi interés por visitar su laboratorio. Mi intención es explorar la conexión entre el ayuno y su cámara anecoica. Rápidamente se hace evidente que Orfield es receptivo a la idea. Orfield se ve a sí mismo como un cronista del conflicto entre lo consciente y lo inconsciente. Plantea la idea del ayuno perceptivo, la ausencia de todo estímulo. «Experimentas todas las sensaciones a la vez –dice–. La única forma real de hablar del silencio es hablar del silencio en todas sus modalidades. Dejar de pensar en el ruido como acústica y empezar a pensar en el ruido como todo lo que sea sensorial». ¿Qué ocurre cuando la gente se expone mínimamente a su mundo? Orfield opina que todas las sensaciones tienen un lado ingenieril y otro sensorial. «Todo cuanto tenemos los humanos es percepción –me dice Orfield–. Nada más tiene sentido en nuestro mundo. Fuera de nuestra percepción todo son sueños».

Para ser ingeniero, Orfield tiene una visión atípicamente espiritual de la cámara. Afirma que envía a la gente por una especie de camino trucado hacia la meditación, que él llama «trascendente». Tiene un aire gnómico, de sabio. «Puedes sentir lo que ocurre, puedes saber lo que ocurre, pero ya no puedes expresar lo que ocurre, como dice Joseph Campbell», comenta Orfield. Con una ausencia casi total de complejidad –de cualquier señal verdadera–, nuestro cerebro carece de puntos de referencia.

La sala se construyó para poner a prueba los niveles sonoros de diversos productos comerciales, y aún se utiliza para comprobar, por ejemplo, la respuesta de la gente al ruido de un determinado lavavajillas. A medida que se ha ido sabiendo de su existencia, Orfield ha recibido tantas peticiones que ha acabado abriéndola a las visitas. El silencio es un bien escaso y valioso, aunque nos ponga a prueba. Me cuenta que lo máximo que alguien ha permanecido en la habitación han sido dos horas. En un intento absurdo de fijarme un objetivo, opto por igualar el récord. Parecería una arrogancia intentar superarlo. En cualquier caso, es un récord extraño, una especie de decidido sinsentido.

Orfield está indignado por haber perdido temporalmente el récord Guinness. En 2015, el edificio 87 del campus de Microsoft en Redmond obtuvo el máximo galardón por su silencio, con 20,6 decibelios negativos. Orfield afirma que un técnico anónimo que participó en el cambio de registro le dijo «confidencialmente» que la medición de Microsoft fue un pico que ocurrió una sola vez, mientras que la cámara anecoica de Orfield mantuvo su lectura negativa durante un período de diez minutos. (En 2021, el laboratorio volvió a ganar el récord con un valor negativo de 24,9 dB.) Me alegro de ponerme del lado del más débil.

• • •

Un «momento de silencio» en el día es un hito. Es una lápida solemne en medio del bullicio cotidiano. «El silencio es sospechoso», escribe el teórico de la comunicación Roy Christopher. Es una elección, como el ayuno. Nuestro propio silencio es soportable, pero el silencio prolongado de una masa de gente es un peso pesado que parece inexplicable e incluso aterrador. Es la sensación de algo pendiente, de tiempo congelado, de un estado antinatural. El infierno no son los demás, como nos dijo Sartre, sino que es estar privado de los demás. Los perros, los gatos y los analistas virtuales casi pueden colmar por sí mismos esta necesidad, pero para lo que realmente vivimos el resto es para el juicio activo de nuestros semejantes.

Acertadamente o no, para algunos el debate sobre el silencio se relaciona con la gentrificación. En «Let Brooklyn Be Loud», un artículo publicado en *The Atlantic*, Xochitl González opinaba que «vivir es ruidoso y caótico, pero ¿residir? Residir es un asunto silencioso». González continúa argumentando que hacer ruido es una decisión cultural y política, que tiene que ver con la juventud, la diversidad y la rebelión contra una autoridad embrutecedora. La autoridad, sin embargo, es ruidosa y prepotente, mientras que el individuo... lo es algo menos.

Cuando estamos juntos, nuestro instinto es hacer ruido. Instintivamente evitamos no hacer nada. Según un estudio de la Universidad de Virginia, «la mayoría de la gente parece preferir estar haciendo algo a no hacer nada, incluso si ese algo es negativo». Un buen número de los participantes en ese estudio de 2014 (el 67 % de los hombres y el 25 % de las mujeres) preferían algún grado de dolor físico a estar simplemente sentados sin ser molestados durante quince minutos. «Lo sorprendente –escribieron los científicos– es que estar quince minutos a solas con los propios pensamientos pareció ser tan desagradable que muchos participantes prefirieron administrarse una descarga eléctrica a permanecer así, a pesar de que antes habían afirmado que pagarían por evitarla». Los investigadores descubrieron que no se trataba de que la gente tuviera pensamientos negativos sobre sí mismos o su situación personal: el problema era más bien que los sujetos descubrían que tenían que ser «"guionistas" y "actores" al mismo tiempo; es decir, tenían que elegir un tema en el que pensar ("Me centraré en mis próximas vacaciones de verano"), decidir qué pasaría ("Vale, he llegado a la playa, supongo que me tumbaré un rato al sol antes de ir a nadar") y luego experimentar mentalmente esas acciones». Asumir la responsabilidad por nuestras acciones puede ser una carga abrumadora. Y centrarnos en nada, o intentarlo, parece que rara vez se nos ocurre. Estar quieto requiere un esfuerzo y una decisión consciente.

Y, sin embargo, la necesidad básica de quietud parece ser una cuestión de bienestar que se puede cuantificar. Un reciente artículo en *New Scientist* detalla cómo las sesiones de privación sensorial –que, por supuesto, implican un silencio casi absoluto– disminuyen «la actividad en la red de modos por defecto (DMN, por sus siglas en inglés), un conjunto de regiones cerebrales que están activas cuando el cerebro está en reposo o no está implicado en una tarea concreta». Como ocurre con muchas otras cosas relacionadas con el ayuno, estos resultados son contraintuitivos. ¿Por qué iba a *disminuir* la actividad de esta zona del cerebro, que cobra vida precisamente cuando estamos en reposo, cuando se reducen los estímulos sensoriales? La cavilación, el estrés y la ansiedad –que es básicamente lo que caracteriza a la mayoría de los seres humanos que conozco– saturan la red de comunicación de la mente. Los altos niveles de actividad en la DMN se asocian a la esquizofrenia y a la «información negativa y autorreferencial» que da lugar a la depresión. Si se consigue estar como ausente durante un tiempo, como en la meditación profunda, el «parloteo mental interno» disminuye, permitiendo que el sistema nervioso se tranquilice.

Es fácil situar el ruido del lado de los rebeldes. El ruido distrae y perturba. Pero también puede hacerlo el silencio, y el silencio conlleva un misterio, un poder y una permanencia que el ruido nunca podrá igualar, pese a toda su presencia física. El silencio no es nada. Puede que el universo empezara con una explosión, pero la quietud es el verdadero esfuerzo de la creación continuada. También es una amenaza para los poderes establecidos. «Descansar en un DreamSpace es un ladrillo arrojado a la ventana de cristal del capitalismo», escribe Tricia Hersey, del Ministerio de la Siesta, en *El descanso es resistencia: Un manifiesto*. «Quiero que nuestro descanso buscado grite a la opresión con un megáfono, y luego emerja suave y pleno». A diferencia del ruido, el silencio es una unidad cohesiva. Por eso decimos que el silencio se «rompe» cuando el ruido se entromete. El silencio desciende, como una manta. Me parece que vivir también puede ser silencioso, y que el debate cultural sobre el ruido tiene más que ver con percepciones de poder, de necesidad de ser escuchado. Lo que se considera «ruido» y lo que es esencial para vivir depende de quién lo defina. Del mismo modo que alguien tiene derecho a decir lo que piensa, también tiene derecho a callar y a experimentar el silencio. Este argumento viene de lejos: los dioses babilonios mayores vieron interrumpida su contemplación por los ruidosos dioses babilonios menores, que a su vez se sintieron irritados por sus estridentes creaciones, los humanos, y decidieron librar a la Tierra de su presencia. El resultado fue el Diluvio, «rugiendo como un toro, bramando las nubes, aullando los vientos».

En última instancia, el ruido y el silencio están conectados. Al igual que la creación necesita ausencia, el ruido y el silencio cierran el círculo y se encuentran. Roy Christopher observa: «Un sonido constante puede parecer una especie de silencio, que se aleja en el fondo de la conciencia hasta que se detiene bruscamente, dejando un verdadero silencio, o hasta que se ve acompañado de un sonido más fuerte, dividiendo el mundo oído en dos. Oír, en un sentido cognitivo, no consiste tanto en ser capaz de detectar sonidos como en ser capaz de diferenciar estas vibraciones».

• • •

Orfield Labs es un edificio bajo, cubierto de hiedra, ubicado en una silenciosa calle lateral. En su día, el edificio fue la sede de Studio 80, uno de los grandes estudios de grabación del Medio Oeste. Bob Dylan grabó aquí parte del álbum *Blood on the Tracks*, y Prince y Cat Stevens también grabaron en el estudio. El clásico de la música disco de 1980 «Funkytown», de Lipps Inc., se elaboró en sus estudios. Está en el National Register of Historic Places (el Registro Nacional de Lugares Históricos, o NRHP, por sus siglas en inglés). Ahora es más conocido por su prodigiosa producción de silencio, gracias al anecoico que Orfield hizo transportar a su laboratorio a finales de la década de 1980 desde Chicago, donde había sido utilizado anteriormente en investigaciones de la Sunbeam Corporation, un fabricante de electrodomésticos («¡Pasteles más ligeros... más altos... de textura más fina!»).

Al entrar en el edificio de hormigón, parecido a un búnker, el visitante es recibido con una obra de arte en la que se lee «El silencio blanco es violencia». «Aquí está el aventurero», dice Orfield cuando nos vemos por primera vez. Sonrío vagamente. Me acompaña a la cámara anecoica, situada en el interior del laboratorio, en una ampliación del edificio original. El búnker dentro del búnker no tiene ventanas, está casi vacío, pero es extraño, no se parece a ninguna habitación que haya visto antes. No parece muy grande, unos dos por tres metros, pero las apariencias engañan: el grosor de sus paredes, suelo y techo casi duplica su volumen interior. Se necesitaron tres remolques para trasladar las pesadas paredes y la puerta, el aislamiento, los muelles y el acolchado de su hogar original. Las paredes están salpicadas de gruesas cuñas de espuma de fibra de vidrio, colocadas para atrapar las ondas sonoras. En el centro hay una silla de escritorio de metal liso; del techo cuelgan unas bombillas. El suelo es un tablero de partículas de madera suspendido de cables aéreos. Rebota ligeramente cuando camino por él, como si atravesara un trampolín rígido. El efecto combinado es extremadamente desestabilizador. Desde su nombre hasta su último detalle, la cámara anecoica recuerda el escenario de una película de terror. No es una «habitación»: es un portal que da a otra cosa.

Mike Role, el jefe de laboratorio con coleta, me enseña a abrir la enorme puerta de un metro de espesor, que me permitirá salir en caso de sufrir «un ataque de pánico». ¿Por qué iba a asustarme? Me dice que piensa apagar las luces, algo que no había considerado. Será una experiencia sensorial tan completa como pueda imaginar, y durante dos horas. Practico cómo abrir la puerta metálica, para lo que tengo que apoyarme en el suelo y tirar con las dos manos. Me concentro en recordar la posición de la salida con respecto a la silla para que, cuando llegue el ataque de pánico, antes de que la oscuridad me digiera por completo, pueda saltar directamente hacia la puerta. Me acomodo en la silla con un pequeño cuaderno en el regazo y un bolígrafo en la mano, y entonces Role me dice: «Nos vemos en un par de horas». Cierra la puerta de un golpe (que no hace ningún ruido que yo pueda oír) y se apagan las luces.

Al principio tengo una gran sonrisa en mi cara. Por fin estoy viajando por la autopista hacia el vacío, un «ir de algo hacia la nada». Mi segundo pensamiento es que no lo conseguiré. He visto demasiadas películas de miedo y temo alucinar. Una mano fantasma en mi hombro, algo rozándome la pierna. ¿Y si me da un calambre? La oscuridad es total, tan negra que no puedo verme la mano a un palmo de la cara, tan negra que no hay diferencia entre mantener los ojos abiertos o cerrados. Al cabo de unos minutos, los números de mi reloj empiezan a brillar débilmente –aunque nunca antes había notado que lo hicieran–, por lo que me lo quito de la muñeca y lo pongo boca abajo en el suelo. El silencio y la oscuridad pesan sobre mí.

Siento una ligera presión que cubre mi cuerpo. El aire parece más pesado. Por supuesto, no hay presión; nosotros percibimos la presión sonora como ruido, y no hay nada, menos que nada. Lo que percibo es lo que mi mente me dice que debería percibir: que la presión aumenta. En la oscuridad, me quito los zapatos. Al chocar contra el suelo de madera, emiten un extraño sonido amortiguado, como si estuvieran muy lejos. No hay más sonido que el que yo provoco. El iconoclasta compositor, poeta y psicólogo John Cage, que también pasó un tiempo en una cámara anecoica, escribió que los sonidos se producen tanto si los creamos intencionadamente como si no, pero que solo en el silencio consciente descubrimos nuestra conexión con todo lo que nos rodea. Ese es mi objetivo. Pero al principio no consigo estar tranquilo. Me inquieto, susurro para mis adentros; las palabras mueren, como sofocadas por el pesado silencio.

Cage, cuyas inclinaciones anárquicas resuenan en toda su obra, consideraba que los humanos somos adictos a «controlar» el sonido, y que renunciar a ese control nos abre a nuevas vías de procesar la información, quizá incluso de comprensión. Renunciar al control significa abrazar la creatividad, y solo a través de esta puede descifrarse el mundo, o parte de él. «Lo que necesitamos es silencio; pero lo que necesita el silencio es que yo siga hablando». Solo a través del sonido medimos el silencio. A menudo, cuando espero en la esquina de una calle de Nueva York a que cambie el semáforo, codo con codo con otros peatones silenciosos, inmóviles, que también están inmersos en la vorágine del tráfico –los bocinazos y el estruendo de los coches, camiones y autobuses–, me sorprendo por la absoluta quietud de la gente que me rodea, todos inmóviles, con la mirada fija al frente, como congelados. El semáforo cambia y nos ponemos en marcha para cruzar la calle.

Ahora hago varias respiraciones profundas, inspirando por la nariz y espirando por la boca. La «caja»: cinco segundos de inspiración, cinco de contención, cinco de espiración, descanso y repito. El oxígeno recorre mi cuerpo y empiezo a relajarme, experimentando lo que Orfield llama «adaptación perceptiva». Busco experiencias comparables, y descarto estar tumbado en la cama por la noche; eso es una experiencia demasiado física, con la luz y los ruidos de la calle filtrándose en la habitación y la sensación de las sábanas cubriéndome. Aquí, en cambio, puedo imaginarme sentado en una silla en el fondo del mar, a kilómetros de profundidad. Eso sí, con oxígeno. El aire acondicionado está apagado, pero Role me ha asegurado que no me asfixiaré.

En la oscuridad, sin ningún mecanismo para medir el paso del tiempo, me siento desamparado. Me separo del fondo del mar y, como hice una vez, nado a gran profundidad bajo la superficie del océano hasta donde el fondo se hunde en el abismo. Me quedo suspendido sobre un abismo oscuro y sin fondo, y solo veo sombras de oscuridad en todas direcciones y oigo el sonido de mi propia respiración. Flotando en el vacío. Agito los brazos, intentando agitar la oscuridad como si fuera agua. Separo mis pensamientos dispersos con líneas gruesas sobre el papel y trazo las hendiduras con el dedo. Garabateo a ciegas en mi cuaderno: *Esperar para dejar de esperar. La impaciencia es mi problema. Como veo menos, percibo con más claridad.* Todo es cuestión de medida: cuánto oigo, mucho o poco; cuánto consumo, mucho o poco. La monotonía de la falta de medida que proporciona el ayuno es un regalo que elimina barreras. Cuánto necesito comer, cuánto creo que necesito comer. *Cuánto debes correr para convertirte en corredor.* Qué pocas cosas siento. Mucho más tarde me encuentro con esta cita de W. G. Sebald en *Los anillos de Saturno*, en la que reflexiona sobre los escritos del ensayista del siglo XVII Thomas Browne, quien dice que cuando la distancia es mayor «Con la máxima claridad posible, se distinguen los menores detalles. Es como si, al mismo tiempo, se mirase por un telescopio en posición inversa y por un microscopio. Y sin embargo, decía Browne, todo conocimiento está rodeado de una oscuridad impenetrable. Lo que percibimos no son sino luces aisladas en el abismo de la ignorancia, en la estructura de un mundo traspasado por profundas sombras». «Y sin embargo –dice Browne–, todo conocimiento está envuelto en oscuridad. Lo que percibimos no son más que luces aisladas en el abismo de la ignorancia, en el edificio lleno de sombras del mundo».

Algo y nada se necesitan mutuamente, como observa Cage. A lo largo de los siglos, los místicos han tratado de liberarse del sustrato material y de llenarse, en su lugar, de la santidad de la indescriptible nada. Cage cita el final del «Sermón sobre algo», una meditación del Maestro Eckhart (el místico alemán del siglo XIII) con ciertas reminiscencias al acto de la cópula: «La Tierra no puede escapar del cielo: huya hacia arriba o huya hacia abajo, el cielo sigue invadiéndola, energizándola, fructificándola, ya sea para bien o para mal». El «cielo» está ante todos nosotros, lo queramos o no, parece decir Eckhart. Y con la ausencia, llega algo nuevo.

El hambre nos libera del género. No solo nos saca de nuestros contextos sociales, también puede transformar nuestros cuerpos. Aunque puede que eso no equivalga tanto a una eliminación del género como a una regeneración del género. Maud Ellmann cita el relato de Wole Soyinka sobre su quinta semana de huelga de hambre en una prisión nigeriana: «Esta mañana he hecho un extraño descubrimiento: "Estoy embarazado". Su bajo vientre –explica– se había hinchado como si hubiera "segregado un gran huevo justo debajo de la piel" para llenar sus pantalones». Este curioso pasaje refuerza la afirmación de la psicoanalista Julia Kristeva sobre la apropiación de la maternidad por parte de místicos cristianos como Eckhart, san Bernardo y san Agustín, todos ellos asociados al ayuno (aunque tanto Eckhart como Agustín abogaban por la moderación). Kristeva argumenta que los místicos «asimilaron» a María con Cristo, y en efecto se apropiaron de la Inmaculada Concepción llenándose de devoción a Jesús, convirtiéndose en su «amante». Colocaron el culto a la Virgen María y su «creencia de raíz pagana» en el corazón del cristianismo, a veces en oposición al dogma oficial de la Iglesia.

La fuerza, el crecimiento, la creatividad se derivan de la ausencia, pero demasiado aislamiento nos desestabiliza. Los solitarios son raros, o filósofos salvajes (como Cage), cuyas actitudes son alternativamente absurdas y aterradoras. Somos animales sociales y obtenemos nuestro sentimiento de valía de las interacciones con los demás: Aristóteles nos recuerda que «afirmamos que un amigo es uno de los mayores bienes y que la falta de amigos y el aislamiento son terribles». Sin el apoyo de otros seres humanos –puntales que nos sostienen contra la vacuidad de la existencia– nos desequilibramos. El exilio es un castigo elemental que se basa en nuestro cableado biológico. Para castigar un mal comportamiento, ponemos a los niños de cara a la pared, no tanto para que reflexionen sobre sus fechorías, como para que experimenten un destierro temporal de la sociedad humana.

La clave del ayuno es la afirmación de nuestra autonomía. Despojados de nuestra voluntad, sin la capacidad crucial de tomar decisiones, un «ayuno de los demás» se convierte en destructivo, y sufrimos un rápido declive. Un estudio realizado en el Reino Unido con más de 460.000 participantes evidenció que si una persona mayor vive sola, las probabilidades de demencia aumentan vertiginosamente. El volumen de materia gris –la capa más externa del cerebro, que contiene una alta concentración de células neuronales– disminuye. En prisión, el aislamiento es universalmente reconocido como un castigo extremo. Los reclusos que permanecen en régimen de aislamiento durante un período de tiempo tienen un índice de reincidencia más elevado que los demás reclusos. En el momento de su puesta en libertad, también presentan tasas sistemáticamente más elevadas de sobredosis, homicidio y suicidio. En 2020, el relator especial de las Naciones Unidas sobre la tortura pidió la prohibición mundial de los confinamientos solitarios de más de dos semanas. Incluso períodos más cortos pueden ser devastadores.

Y en el vasto experimento social que acompañó la era covid, cuando se exigió a más personas que en ningún otro momento de la historia que se recluyeran en su vivienda, las sobredosis de droga alcanzaron cifras récord, al igual que los suicidios de adolescentes. Los seres humanos son criaturas sociales típicas que no solo disfrutan de la compañía, sino que además la necesitan para mantenerse cuerdos: en algunos lugares, es ilegal tener un solo conejillo de Indias, y muchos laboratorios de investigación exigen un número mínimo de ratones para un experimento, no con vistas a la fiabilidad estadística, sino para que los ratones no pierdan la cabeza. Ser consciente es serlo en relación con otra cosa, y nuestra conciencia se define por estas interacciones.

Colectiva o individualmente, los seres humanos generamos cambio. No solemos quedarnos quietos. Nuestra inclinación es antientrópica: hacer algo, hacer ejercicio, adelgazar, formarnos. Esto nos coloca en oposición con el principio rector del universo, como explica el físico teórico Carlo Rovelli en *El orden del tiempo* y otros libros. Rovelli defiende que las cosas no proceden de la plenitud, sino del vacío. La plenitud es la anomalía. Creemos que avanzamos hacia una cima, pero todo el tiempo estamos descendiendo, junto con todo lo demás. Esto no es necesariamente una razón para ponernos de luto: simplemente explica cómo son las cosas. Además, reconocer la entropía también puede aportar claridad, incluso comprensión. Solo a través de la disolución de las estructuras pueden surgir otras nuevas. Los estoicos y los físicos cuánticos coinciden en que la muerte, el vacío y el paso del tiempo no tienen por qué provocarnos un miedo paralizante, sino que debemos apreciarlos y comprenderlos, en la medida en que seamos capaces de hacerlo.

¿No será presuntuoso asociar el hecho de estar vivo a una actividad incesante? ¿Y si la quietud –la falta de actividad y de proceso– fuera igual de necesaria para la vida y nos inspirara formas nuevas y más productivas de ser y de pensar, incluso encerrados en un sistema fracasado? Me vienen a la mente los «espacios entre las articulaciones» del *Zhuangzi*, el texto chino del siglo III a.C. esencial para el daoísmo, antecedente del budismo zen. Los héroes del *Zhuangzi* no son nobles guerreros ni feroces profetas que atacan la decadencia moral. Tampoco son ermitaños. A menudo son artesanos modestos pero tremendamente hábiles, que miran hacia dentro y a la vez extraen profundas lecciones del entorno en el que viven.

Los llamados «capítulos interiores» del *Zhuangzi*, que los eruditos han calificado como el texto más antiguo –a lo largo de los siglos fue completado por sucesivos poetas–, parecen haber sido escritos por un filósofo poco conocido, el maestro Zhuang, un funcionario menor del Jardín de la Laca (en la antigua China, la laca se extraía de árboles de la especie *Toxicodendron verniciifluum* para recubrir objetos con un fino esmalte). El *Zhuangzi* recoge una serie de anécdotas y aforismos que escapan a los convencionalismos, son profundamente poéticos y a menudo rezuman una fina ironía. En cierto sentido, son incluso subversivos, pues ensalzan «la utilidad de lo inútil» y critican las nociones más tradicionales de valor.

Podría decirse que el *Zhuangzi* articula argumentos a favor del ayuno, en particular del «ayuno del corazón» o «ayuno de la mente». Incluso sus constantes referencias a Confucio como fuente de autoridad de sus anécdotas son una señal de su naturaleza radical, porque el mensaje del libro contrarresta los ideales confucianos de ser práctico y de acumular conocimiento. En el capítulo 4, «En el mundo de los hombres», Yan Hui –que era uno de los discípulos favoritos de Confucio, según los registros históricos– se acerca al maestro pidiéndole consejo. Planea viajar al palacio de un gobernante desnortado para intentar apartarlo de sus malas políticas. Confucio le desaconseja hacerlo. Tras analizar las diversas estrategias de su discípulo y predecir sus desastrosas consecuencias, le dice a Yan Hui que debe visitar al gobernante, pero que, para ser un consejero eficaz, primero debe practicar el ayuno. Yan Hui responde que su familia es pobre y que no ha bebido vino ni comido nada sustancioso en meses, por lo que no es necesario ayunar. Confucio le explica: «Bueno, [a eso] puedes llamarlo 'observar un ayuno', si quieres […] pero no es el ayuno del corazón. […] Esto significa oír, pero no con los oídos; oír, pero no con el entendimiento; oír con el espíritu, con todo tu ser. Oír solo con los oídos es una cosa. Oír con el entendimiento es otra. Pero oír con el espíritu no se ve limitado a una facultad u otra, al oído o a la mente. Por tanto, exige el vacío de todas las facultades. Y cuando las facultades quedan vacías, la totalidad del ser escucha. Se da entonces una captación directa de aquello que está frente a ti y que no puede ser escuchado con el oído o comprendido por la mente. El ayuno del corazón vacía las facultades». Yan Hui dice entonces que antes de oír a su maestro estaba seguro de su propia identidad, pero ahora «Hui ya no existe». Confucio por fin parece aprobar la conclusión de su discípulo: solo con una supresión del yo, un «ayuno del corazón», se puede alcanzar la sabiduría y luego compartirla. «Has oído hablar del conocimiento que conoce, pero nunca has oído hablar del conocimiento que no conoce».

La anécdota del cocinero Ding y el señor Wenhui del capítulo 3, «El secreto de cuidar la vida», también proporciona alimento espiritual para los que ayunan. El señor Wenhui se maravilla de la habilidad del cocinero Ding para despiezar bueyes, y el cocinero le responde:

Llevo utilizando esta misma hoja diecinueve años. Ha destazado un millar de bueyes. Su hoja sigue cortando como si estuviera recién afilada. Hay espacios entre las articulaciones; la hoja es delgada y cortante: cuando esta delgadez encuentra aquel espacio, ¡encuentra todo el sitio que se pudiera desear! ¡Pasa como una brisa! ¡Por eso mantengo esta hoja desde hace diecinueve años como si estuviera recién afilada!

El cocinero habita «el espacio intermedio», el lugar donde la hoja no encuentra resistencia y, por tanto, no se desgasta tras años de uso. La entropía allí no existe y, sin embargo, es el lugar de la creación y la productividad. Como el *metaxu* de Platón o la noción de *tzimtzum* –expuesta por primera vez por el cabalista del siglo XVI Isaac Luria–, el espacio intermedio es sagrado por su pureza. Luria sostiene que una vez que Dios creó la Tierra, se retiró, y fue su propia marcha –su ausencia– lo que hizo real esta posibilidad: la imperfección que es nuestro mundo. (Este concepto de un «Dios relojero», que creó el mundo y luego se alejó de él, fue adoptado por los deístas, de los que Thomas Paine y Benjamin Franklin fueron destacados defensores.) Solo dando un paso atrás, retirando la Perfección, Dios permite que florezca la vida con todas sus inconsistencias y su finitud.

• • •

Sonido... Ahí está. Un leve ruido que luego me dicen que es la sangre corriendo por mis venas. Giro la cabeza y los huesos de mi cuello rechinan audiblemente. Gesticulo, hago una mueca, y *oigo* la piel arrugándose. Oigo un crujido, como de papel de envolver: es el sonido de mis párpados abriéndose y cerrándose. Aquí dentro, el aleteo de una mariposa haría retumbar el aire. Hago girar los ojos en sus órbitas, pero siento una ligera decepción al comprobar que no oigo cómo se mueven; eso está un nivel más allá. Existe un universo de sonidos imperceptibles que me he estado perdiendo, y que ahora siempre echaré de menos. «La soledad y el silencio son nuestro destino». Pero el silencio no existe. Otra vez Cage. No podemos apagar nuestra escucha. En *Zero Decibels,* el escritor George Michelsen Foy plantea la hipótesis de que este constante estar «encendido» es un legado evolutivo de los días en que nuestros lejanos antepasados vivían en el agua: «Escuchamos como peces, como si todo en nuestro paisaje sonoro, al menos potencialmente, fuera cuestión de vida o muerte. Escuchamos tanto, de hecho, que nuestro cerebro ya no admite la posibilidad del silencio».

Me deslizo con cuidado hasta el suelo de madera. Me tumbo e intento abrazar la oscuridad, dejar que me invada. Abro mucho los ojos y miro fijamente... a la nada. No sé cuánto tiempo llevo aquí –¿diez minutos?, ¿veinte?–, pero me siento más que cómodo. He hecho algo más que aguantar, y estoy contento en mi caparazón, al margen. Dejar de pensar sobre mí mismo y mi relación con el mundo es liberador. Al cabo de un tiempo que me parece demasiado corto, Role abre la puerta sin hacer ruido. Steven Orfield también está ahí, junto a la puerta, y me saluda. Dos horas que pasan en un instante. Estoy realmente sorprendido: justo empezaba a saborearlo. Salgo a una vorágine de sensaciones.

El contraste no es el que esperaba. Pensaba que salir de la cámara después de dos horas de oscuridad y silencio casi totales sería un *shock*, como despertarse tras una pesadilla, como salir de una tumba, y que iría dando tumbos mientras mi cerebro de zombi intentaba adaptarse. Estoy sorprendido de lo tranquilo, sereno y alerta que me siento. Me siento totalmente renovado. Para nada desorientado. Orfield ha sido testigo de esta reacción muchas veces. Pero mientras que los períodos relativamente breves de aislamiento parecen calmar el alma atormentada, los períodos más largos nos hacen descarrilar, a veces permanentemente.

Orfield me interroga en su oficina, con paneles de madera y un estilo de la década de 1980 que se completa con una gruesa moqueta. «La mayor parte de nuestras vidas vivimos siguiendo un patrón de comportamiento establecido, no como observadores conscientes», afirma Orfield. Explica que es imposible absorber y analizar siquiera una fracción de lo que sentimos: percibimos una parte muy pequeña de lo que ocurre a nuestro alrededor. Para protegernos del bombardeo de sensaciones, hemos desarrollado un grueso escudo de comportamientos automáticos, una inercia. Eso comprende maniobras complicadas y habituales como tejer o leer, pero también cosas como respirar o la sensación de llevar una camisa de algodón sobre nuestra piel. El proceso de aprendizaje es el proceso de percibir, pero también es un automatismo: perder la conciencia de algunas sensaciones y reparar en otras.

Los filósofos franceses Eva Lerat y Sébastien Charbonnier observaron recientemente, en el marco de un extenso libro sobre el ayuno, que cuanto más performativo se es, menos consciente es uno; y cuanto menos consciente, menos creativo. Citan el trabajo del investigador australiano Allan Snyder, director del Centre for the Mind y vinculado a la University of Sydney, que ha demostrado que una vez que el cerebro reconoce que una determinada experiencia se repite, automatiza rápidamente sus funciones y las reacciones del cuerpo ante esa experiencia. Una vez que la automatización tiene lugar, el cerebro favorece estas autopistas de procesamiento de la información en detrimento de la inventiva. En cambio, tras apenas cinco minutos de desconexión de ciertas partes del cerebro –mediante «estimulación magnética transcraneal»–, una persona puede recuperar la capacidad de apreciar la novedad de una situación repetitiva y, por tanto, de inventar nuevas soluciones para reaccionar ante ella. Pero ¿qué tiene esto que ver con el ayuno? El ayuno nos permite desconectar de nuestro comportamiento automatizado y considerar situaciones que nos resultan familiares desde una nueva perspectiva.

Si no dejamos espacio para el vacío, nunca crecemos. Para conversar en un idioma, hay que memorizar el vocabulario, pero también hay que ser capaz de responder a una pregunta con la menor vacilación. Lo mismo ocurre con el lenguaje de la quietud. No lo hablo, no lo entiendo. Creo que todo cuanto puedo hacer –cuanto cualquiera puede hacer– es observarla desde lejos, como si fuera una isla rodeada de imponentes acantilados, inaccesible desde nuestros pequeños barcos azotados por la tormenta.

La idea de que «el silencio es violencia» puede ser cierta en situaciones de ultraje moral. A menudo se nos recuerda que no debemos «alzar la voz», pero esta reprimenda puede ser un pretexto para acallar la disidencia. El ruido, sin embargo, es a menudo el subproducto de la violencia o incluso su causa fundamental, como demuestran algunos estudios. Por ejemplo, en 2022, investigadores daneses de la Aarhus University examinaron los efectos del ruido en las ciudades cercanas al aeropuerto de Fráncfort. Descubrieron que un aumento de 4,1 decibelios en la contaminación acústica provocaba un aumento del 6,6 % en los delitos violentos.

Y, por supuesto, la exposición prolongada al ruido es perjudicial para la salud: puede provocar hipertensión, pérdida de audición e incluso diabetes. Los niveles de cortisol –una hormona del estrés que también incita a comer– se disparan en ambientes ruidosos. Con el tiempo, a medida que aumenta el nivel básico de cortisol en el organismo, se produce una serie de problemas. Aumentan los niveles de azúcar en sangre y de presión arterial, y el sistema inmunitario se debilita. Numerosos estudios trazan una línea directa entre los peligros cardiovasculares y el ruido del tráfico: demasiado ruido es malo para el corazón. En 2011, por ejemplo, la Organización Mundial de la Salud informó de que «cada año se pierde al menos un millón de años de vida sana por el ruido relacionado con el tráfico en los países de Europa occidental, incluidos los Estados miembros de la UE». Sus investigadores descubrieron que solo la contaminación atmosférica pasaba por delante del ruido excesivo en el *ranking* de problemas medioambientales que aumentaban el riesgo de trastornos cardiovasculares e hipertensión arterial. Como el ejército estadounidense sabe desde hace tiempo, un asalto con mucho ruido es un arma que destruye la concentración y deja pocas huellas en sus víctimas. Se utilizó con los prisioneros en Guantánamo y en otros lugares, y las fuerzas estadounidenses emplean regularmente este método en Irak y Afganistán. Ruhal Ahmed, expreso de Guantánamo al que se obligó a soportar prolongados episodios de ruido extremo y machacante, explicó: «Te lleva a la desesperación […] Sientes que te estás volviendo loco». (Ahmed fue puesto en libertad sin cargos en 2004.) En palabras de un periodista que presenció los bombardeos rusos en la región ucraniana del Donbás, el sonido de las bombas era tan terrible como las propias explosiones y multiplicaba sus efectos: «A medida que aumenta el volumen, aumentan también el caos, la miseria, la muerte y el miedo. No se puede experimentar un ruido tan fatal sin comprender instintivamente su propósito, que es embrutecer psíquica y físicamente, desmoralizar y aturdir». En un informe del Comité Selecto del Senado sobre Inteligencia (SSCI) de Estados Unidos en el que se analizaba el uso de la tortura por parte de la CIA en los años posteriores al 11-S –en su día llamado «TOP SECRET NOFORN» (en lenguaje militar «NOFORN» significa 'no divulgable a ciudadanos extranjeros', lo que hacía suponer que reportaba hechos tan embarazosos que constituían una cuestión de seguridad nacional)–, se documenta que se empleaba música a todo volumen combinada con luces brillantes, aislamiento y manipulación dietética «para crear una sensación de indefensión». El ruido imprevisible nos priva de nuestra voluntad. Una de las tareas del cerebro es discernir patrones en el revoltijo de cosas en el que estamos inmersos, y cuando se enfrenta a un caos que lo abruma, se encierra en sí mismo y empieza a apagarse. Por otro lado, se ha demostrado que las sesiones controladas, y breves, de silencio son curativas. Pueden reducir la presión sanguínea y parecen estimular el crecimiento del cerebro. «Fortuna y dicha se encuentran donde hay quietud», dice el *Zhuangzi*.

El silencio no implica soledad. De hecho, incluso los períodos de silencio son más efectivos en comunidad. La clave está en la moderación, como diría cualquier estoico, confuciano o epicúreo, y como supieron apreciar posteriormente los ascetas. En el apogeo del Renacimiento, Ignacio de Loyola, el fundador de los jesuitas, pasaba siete horas al día rezando en silencio. Durante las comidas nunca hablaba, aunque hablar no estaba estrictamente prohibido en las reglas de la orden que fundó. En vez de ello escuchaba lo que se decía y, presumiblemente, meditaba sobre la comida, que sostenía su cuerpo y su mente. La concentración y, por consiguiente, la percepción requieren ausencia. Al rechazar el automatismo, pasamos de una conducta tipificada a estar vigilantes, y es entonces cuando empezamos a procesar cómo percibimos las cosas. «Para que una señal sea clara, hay que aumentar la señal o amortiguar el fondo –dice Orfield–. Todo gira en torno a la relación señal/ruido, ya sea el sonido o la vista. Todo depende del contraste con el fondo. En la cámara te liberas de la complejidad cognitiva y puedes hacer inventario de lo que tienes».

Los jesuitas eran grandes admiradores del ascetismo, siempre que fuera de base cristiana: en 1601, el jesuita Luis de Guzmán publicó su *Historia de las misiones de los religiosos de la Compañía de Jesús en India, China y Japón*, en dos volúmenes. En ella documenta a los yamabushi («adoradores de las montañas»). Se trataba de monjes ascetas que se habían aislado de los demás, seguidores de la religión sincrética Shugendō, un mestizaje entre budismo, taoísmo y sintoísmo que surgió en las montañas del centro de Japón hace unos mil doscientos años. Los yamabushi parecen haber tenido mucho en común con los santos del desierto venerados en el cristianismo primitivo. Vivían con pocas posesiones, ayunaban mucho y se sometían a límites físicos extremos, dedicándose a meditar, estudiar y guiar a los peregrinos a los templos de las montañas. A ojos de Guzmán, sin embargo, estaban «enteramente dedicados al servicio de Satanás». En las mismas zonas de Japón, ascetas budistas especialmente devotos practicaban el *sokushinbutsu* ('Buda en el cuerpo viviente'), que consistía en ayunar hasta el punto de morir para alcanzar la iluminación, esforzándose por convertirse en Buda sin tener que reencarnarse. En el proceso, aspiraban a convertirse en un cadáver momificado. Veinte de estos venerados cadáveres se encuentran diseminados por todo Japón (posteriores investigaciones sobre el *sokushinbutsu* en la década de 1960 revelaron que «la momificación tenía lugar por medios artificiales, en lugar de producirse de forma natural»). A día de hoy, los japoneses seguidores del budismo tendai mantienen viva la práctica parecida del *kaihōgyō*, un período de mil días de duro entrenamiento ascético que incluye nueve días consecutivos de ayuno de alimentos, líquidos y sueño conocido como *doiri*. Desde el siglo XIX, solo se conocen cincuenta personas que hayan completado con éxito la prueba.

En los últimos capítulos del *Zhuangzi*, los consejos para ver la luz en la Tierra son más concretos. El consenso de los investigadores es que, al estilo talmúdico, fueron añadidos mucho después del maestro Zhuang por escritores anónimos, pero conservan gran parte del impacto poético (y político) de las exhortaciones originales. Un pasaje del capítulo 19, «Dominar la vida», comienza con un tallador de soportes de campanas que es elogiado por su extraordinaria habilidad. El tallador relaciona explícitamente el ayuno con el dominio de su oficio. Explica:

> Cuando empecé a pensar en el trabajo que usted ordenó, conservé mi espíritu, no lo malgasté en minucias que no tuvieran nada que ver con él. Ayuné para dejar sereno mi corazón. Después de tres días de ayuno, me había olvidado de las ganancias y el éxito. A los cinco días, había olvidado los halagos y las críticas. Al cabo de siete días, había olvidado mi cuerpo con todas sus extremidades. A estas alturas, todo pensamiento acerca de su Alteza y la corte se habían desvanecido. Todo aquello que pudiera distraerme de mi trabajo había desaparecido. Estaba concentrado en el único pensamiento del soporte para la campana. Entonces fui al bosque para ver los árboles en su propio estado natural. Cuando ante mis ojos apareció el árbol adecuado, también apareció sobre él el soporte, claramente, más allá de toda duda. Todo lo que tuve que hacer fue

alargar la mano y empezar. Si no me hubiera encontrado con este árbol en particular, no hubiera habido soporte para la campana. ¿Qué pasó? Mi pensamiento concentrado se encontró con el potencial oculto en la madera. De este encuentro vital surgió la obra, que usted atribuye a los espíritus.

En particular, el ayuno del tallador de madera no traslada su conciencia a otro reino. Abre una puerta que le permite recuperar algo trascendente y traerlo a este mundo. Al afirmar la irrelevancia de las preocupaciones mundanas en la corte y en forma de honores, al liberarlo de las exigencias limitadoras de su ego y, por último, al permitirle despojarse de su yo corpóreo, el ayuno permite al tallador de madera acercarse al desapego y lo sublime. Con la serenidad que le aporta el ayuno, puede enlazar el pulso divino que percibe en los árboles con el pulso divino de su poder creativo innato y unir estas fuerzas en el presente, en su oficio. El ayuno supone algo así como una zambullida en la piscina de la superación personal («para aquietar» su mente) que se traduce en una mente más clara, en una relación más auténtica con su entorno, y ello le permite traer un poco de cielo a la tierra. Como Miguel Ángel, que escribió que solo tenía que liberar una estatua del mármol que la envolvía, nuestro tallador «encuentra» un soporte para la campana en un árbol. Lo libera y lo suelta al mundo: no lo crea solo, sino que recurre a una energía de otro mundo. El tallador de madera relata aquí la transformación de una persona corriente en un instrumento de la gracia. Al igual que el cocinero Ding, una vez que el artista se libera de las exigencias espurias y de la doctrina aceptada (tal como «Confucio» ordena hacer a Yan Hui), se vuelve puramente reactivo a su entorno y es capaz de acceder a los «espacios intermedios».

• • •

En 1615, el jesuita Heribert Rosweyde tradujo una colección de dichos (conocidos como *apophthegmata*) de los Padres del Desierto del siglo IV d. C. de una colección latina de mediados del siglo VI que, a su vez, se había traducido de una fuente griega ahora perdida. Dejando de lado de momento la sexualización de esta tradición de ascetas, *Los Apotegmas de los Padres del Desierto* presenta una serie de sorprendentes paralelismos con el *Zhuangzi*, tanto en su forma como en su contenido. Regularmente aparece un sabio que amonesta a «un anciano» que, por lo demás, está convencido de su rectitud. Por ejemplo: «Decían de un anciano que no había comido pan ni bebido agua durante cincuenta años. Y dijo: "He destruido la lujuria, la avaricia y la vanidad"». Pero Abba Abraham cuestiona al anciano, y concluye que no ha matado ni la lujuria, ni la avaricia, ni la vanidad, sino que solo las ha «aprisionado». «Las pasiones están vivas: los hombres santos logran encadenarlas solo en cierta medida». Otro hombre que forma parte de una larga procesión de ancianos piadosos afirma que «debería encerrarse en su celda, no ver a nadie y comer cada dos días». Abba Ammon le explica que eso no lo beneficiaría. «Quédate en tu celda y come un poco cada día, guardando siempre en tu corazón las palabras [...] del Evangelio, y podrás salvarte». Las medidas extremas, por bienintencionadas que sean, rara vez nos sirven de algo.

El ayuno puede ser una herramienta que nos ayude a contemplar nuestra situación. Precisamente porque abrazar el vacío va en contra de nuestra naturaleza, muchos de nosotros, justamente porque somos seres inquietos y conflictivos, sentimos la tentación de hacerlo. No hay mejor manera de explorar el poder de la mente que rebelarse contra los imperativos del cuerpo. Las distracciones corporales son bienvenidas, tranquilizadoras y necesarias. Pero la verdad fundamental de que nuestras vidas son breves destellos biológicos y, en consecuencia, de que incluso una roca no es más que «un acontecimiento que se prolonga» –según la asombrosa imagen de Rovelli– se desvanece cuando nos preocupamos por nuestros compromisos sociales, nuestra próxima comida o el zumbido del tráfico.

Segundo día, lunes

RAÍCES ASCÉTICAS I: LOS GRIEGOS, BUDA Y SUS LEGADOS

Anoche dormí bien, no peor que de costumbre. De hecho, hoy me siento mejor. Soñé que tenía un cogollo de lechuga en la mano, cogía una sola hoja y me la metía en la boca. Luego, en el sueño, volvía a acordarme de mi ayuno y me apresuraba a escupirla. Siento que estoy pasando de obsesionarme con la ausencia física de comida, es decir, con tener hambre, a pensar en lo que significa. Solo llevo dos días. Hice ejercicio físico por la mañana, sin notar ningún cambio en mi resistencia. Bebí un par de tazas de té. Mi estómago gruñía por la tarde, pero solo hacía un poco de ruido, no era incómodo. C. me encontró con la mirada perdida en el espacio, algo que ella dice que no hago normalmente. Se me ocurre que me estoy disipando. En física, la disipación es lo que ocurre cuando la energía se pierde al convertirse en calor. Participamos en este proceso desde el momento en que nacemos, y al no repostar me estoy enfriando más rápidamente: pasando de caliente (lleno) a frío, tanto metafórica como literalmente. No solo me alejo de la sociedad humana, sino también de la interacción con el mundo. Digerir la comida nos calienta. El ayuno es entrópico, ya que se basa en la ausencia. A. preparó un delicioso almuerzo de fideos soba y cebolletas. Me entretuve charlando con ella mientras comía. No se me hizo la boca agua deseando un bocado y me sentí perfectamente bien, capaz de concentrarme en la conversación. Me pregunto si el sentido del olfato se me ha agudizado. Ciertos olores (limón, pasta de dientes, café, chocolate) me parecen más penetrantes. Sobre la mesa hay un frutero con un único limón que llama a mi sentido olfativo como si fuera un claxon. Desde un punto de vista sociobiológico, la creciente intensidad de la sensación tiene sentido: mi pobre cuerpo está intentando alertar a mi mente de la proximidad del sustento. Me alegro de no encontrarme deseando un bocado (aunque no me habría importado). He pedaleado unos dos kilómetros hasta el oculista y he vuelto. Había poco tráfico en las calles, aunque un conductor se acercó peligrosamente. Tuvo que hacer un gran esfuerzo para lograrlo, casi como si me tuviera en el punto de mira. En casa, mastico muchos chicles. Quizás esté un poco nervioso. Al final del día no tengo nada que ofrecer al sistema de alcantarillado de Nueva York. No me importaría tomar un vaso de vino para calmar los nervios.

> «*Nada es suficiente para la persona para la que lo que es*
> *suficiente es (demasiado) poco*»
> EPICURO, *Sentencias vaticanas*

Tomar una decisión consciente de abstenernos –de apartarnos de lo mundano– nos permite conocer nuestros límites. De niños, aguantamos la respiración bajo el agua todo el tiempo que podemos. Cuando salimos a la superficie, la primera inspiración es una pequeña victoria. La fuente de nuestra alegría proviene del reconocimiento de haber desafiado con éxito el proceso biológico más básico. Del mismo modo, nos alegramos interiormente de dominar nuestro cuerpo cuando conseguimos hacer algo tan espectacular como escalar una montaña o tan sutil como permanecer sentados sin movernos durante cinco minutos.

El ayuno se interpreta a menudo como abstinencia de alimentos: el ascetismo, en esencia la práctica de estar delgado, implica tanto abstinencia como ayuno. Aunque no hace falta ser un asceta para ayunar, el ayuno es una práctica ascética. «Ascetismo» tiene su raíz en el griego antiguo *askēsis*, que proviene del verbo que significa 'trabajar', 'entrenar' u 'honrar'. Los orígenes de la palabra están relacionados con el esfuerzo, con la toma de decisiones. Es un acto de voluntad, como el ayuno. No puedes convertirte en un asceta por casualidad. Renunciar a algo requiere un compromiso, una determinación activa de reorientarse. El ayuno era el compromiso más visible de esa actitud, pero no era necesariamente una prueba de pasividad. En la

Ilíada, Aquiles rechaza la comida y la bebida con que le tentaba el vividor de Odiseo en favor de «la matanza y la sangre y el resuello en las gargantas de los moribundos». El ayuno de Aquiles tras la muerte de su compañero Patroclo es un furioso e íntimo sacrificio a los dioses, hecho desde el dolor, una toma de distancia de las preocupaciones mundanas. Algunos eruditos han dicho que esto señala el extremismo de Aquiles, pero esa interpretación puede reflejar el prejuicio moderno contra el ayuno. A mí me parece que la mejor prueba de su extremismo es el entusiasmo por la sangre.

Al negarse a los placeres físicos, el ayuno se convierte en una preparación para la pureza en la batalla, un paso hacia un ideal heroico. Del mismo modo, en el Japón del siglo XI, el monje budista Osho se preparó para inmolarse «comiendo solo hojas de pino y bebiendo agua de lluvia». Era el tranquilo preludio a un ardiente final que unía los reinos de la luz y lo samsárico (el ciclo de nacimiento, muerte y renacimiento).

El deseo de acercarse a lo incorruptible es la esencia del ascetismo. Supone una conexión entre el cuerpo, el intelecto y la posibilidad de mejorar. Desde este punto de vista, el ayuno se asemeja a la oración. Es una acción positiva, no tanto una retirada del mundo como un giro hacia lo metafísico, un cambio de la presencia a la trascendencia que también puede exigir que la atención de lo divino se dirija de nuevo a este mundo. (En su retirada intelectual de lo físico, la propia metafísica sugiere una especie de ayuno.) El ascetismo requiere, en su nivel más básico, una renuncia consciente de cualquier lujo, pero también de las comodidades habituales o de satisfacer necesidades físicas como la comida, la bebida, el sexo e incluso el sueño. Un sacrificio es una ofrenda que se santifica, una privación de uno mismo. Solo un compromiso a ese nivel se acerca al ascetismo. Esta privación tiene lugar en dos niveles, uno social y otro personal.

En Occidente, el ascetismo tiene sus orígenes formales en la filosofía griega de hace dos mil quinientos años. Algunos discursos modernos y los «ascetas famosos» ponen de manifiesto que aún resulta atractivo. El ascetismo ha evolucionado con el tiempo: no hubo un primer asceta; es una característica, una práctica, más que una escuela formal. No cabe duda de que hubo ascetas en la Edad de Piedra: la presencia de lujos en forma de un poco de comida extra o un collar de conchas marinas indica no solo que fueran bienes escasos, sino también la posibilidad de rechazarlos voluntariamente. No existe un ascetismo de «talla única», pero su fundamento intelectual se suele asociar con Pitágoras, de quien se dice que ayunó durante cuarenta días antes de ser admitido en la «escuela de misterios» de Tebas y que recomendaba el ayuno a sus discípulos. Sócrates y Heródoto también eran partidarios de ayunar.

Los griegos veían lo divino manifestado en cada persona como la razón del espíritu, y lo consideraban *verdad*. Liberar lo divino era prueba de virtud. La idea de que los sentidos son una distracción fue ganando adeptos con las enseñanzas de Parménides, un filósofo presocrático que generalmente es considerado el fundador de la ontología. Parménides sostenía que lo que es aparente –es decir, lo que percibimos con nuestros sentidos– es menos perfecto que lo que está más allá de los sentidos. Este concepto de la corrupción de la materia, su inferioridad intrínseca frente a la pureza de lo metafísico, dio forma a gran parte del pensamiento occidental. Los primeros ascetas buscaron una alternativa a la prisión corpórea. La forma más inmediata de hacerlo era negar al cuerpo sus placeres como parte del esfuerzo por volverse hacia el interior de uno mismo y, por ende, hacia el más allá. La forma más directa de hacerlo era restringir la ingesta de alimentos. La lujuria y la gula suelen ir juntas. La sensualidad comienza con la boca, después de todo; palabras seductoras y dulces besos. Y aunque no se puede tener sexo sin comida como combustible, se puede disfrutar de una buena comida sin sexo. Si se quería atacar el corazón del libertinaje parecía tener sentido controlar estrictamente la ingesta.

Se suele considerar a Pitágoras como el primer gran asceta. Setecientos años después de su muerte, los eruditos de la época romana tardía citaban su vegetarianismo como prueba de su estilo de vida ascético y, por tanto, guiado por ciertos principios. El biógrafo de Pitágoras, Porfirio, escribió en *Sobre la abstinencia de comer animales* (*De abstinentia ab esu animalium*) que «la parte más bella de la justicia consiste en la piedad hacia los dioses, y esta se adquiere principalmente mediante la abstinencia [...]». El propio Porfirio fue citado más tarde como inspiración de los primeros ascetas cristianos. ¿Por qué asociar la abstinencia a la piedad? En el mundo antiguo se sostenía que los procesos digestivos generaban calor (cierto), y que este encendía el deseo sexual (no tan cierto). Comer menos, o incluso nada, te «enfriaba» y te volvía más receptivo a lo sagrado, un tema que más tarde retomó y amplió el filósofo de la medicina Galeno, en el siglo II de nuestra era. En el plano más práctico, en tiempos de hambruna, abstenerse de sustento habría significado que había más para el resto de la comunidad. Los ayunos breves ayudaban a estar menos distraído, más preparado para cazar, defenderse o atacar. embargo, el ayuno largo se transforma en una especie de desmotivación y se asocia a un estilo de vida hermético y santo. Al desconectarnos de lo físico, el ayuno nos reconecta con lo que nos hace humanos: nuestro yo pensante.

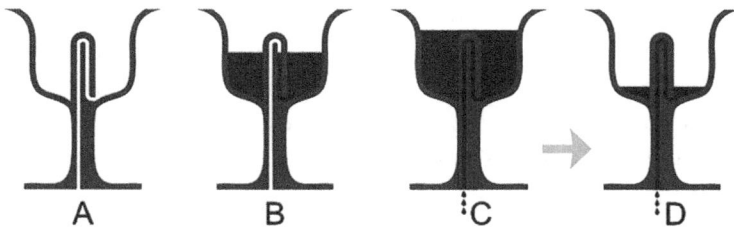

La copa de Pitagóras*

En los textos antiguos se describe a los pitagóricos como personas que evitaban el vino, no comían nada «animado», limitaban su dieta a pan y agua y prohibían terminantemente las habas. Cabe suponer que parte de la información que se ha transmitido a lo largo de los milenios es obra de propagandistas antipitagóricos, pero Pitágoras sentó claramente las bases del ascetismo occidental moderno. La tradición asocia a Pitágoras con el teorema de Pitágoras. Su nombre también está relacionado con un extraño dispositivo didáctico que sigue fascinando y que se utiliza para aleccionar sobre los peligros de la avaricia o como broma: la copa pitagórica, también conocida como la Copa de Tántalo o la Copa de la Justicia. La copa parece normal, excepto por una protuberancia que se eleva desde su base hasta aproximadamente la mitad del labio de la copa. En el interior de la protuberancia hay un canal que va desde el fondo de la copa hasta la base de la protuberancia, formando un bucle. Llena la copa por debajo de la cúspide de la protuberancia y todo irá bien. Si se llena

---

por encima de la cúspide de la protuberancia, el contenido de la copa se escurre por el fondo por efecto del sifón. El suceso parece desafiar toda lógica. Transmite muy claramente la idea de que existe un juez silencioso e implacable que evalúa todo lo que hacemos. Todo tiene un límite: solo la moderación impide la merma y el despilfarro.

Unas décadas después de la muerte de Pitágoras, en el siglo v a. C., un joven príncipe adinerado de lo que hoy es Nepal se replanteaba sus opciones vitales. A punto de asumir el trono de su padre tras tener a su primer y único hijo, Siddhartha (que significa «el que alcanza su objetivo»), Gautama, miembro de la casta guerrera, se inspiró en muchas tradiciones ascéticas hindúes y decidió renunciar a su condición principesca. En su búsqueda de la iluminación, renunció a todo: riquezas, placeres, deberes y relaciones. Se convirtió en el Buda Shakyamuni (Shakyamuni significa 'sabio de los Shakyas' y Buda 'iluminado').

Ayunaba de manera extrema, comiendo solo un grano de sésamo al día, marchitándose hasta los huesos. Permanecía desnudo a la intemperie, se sentaba en ríos helados en invierno y meditaba en verano bajo el sol abrasador rodeado de cuatro hogueras. Se sentaba sin dormir en posturas contorsionadas. No habló durante años. Su única compañía eran otras personas igual de aisladas y torturadas. Al explorar sus límites físicos, Buda abrazó el asceticismo extremo de la época, el estilo de vida y el compromiso de los herméticos *shramanas* (errantes). Los errantes seguían las enseñanzas que los sabios de los Upanishad habían establecido a partir del año 700 a. C. para lograr la unidad entre Brahman (el alma universal) y Atman (el alma individual). Pero después de que Buda ayunara durante cuarenta y nueve días, demostrando de paso que podía superar a los santos del Antiguo Testamento, se apartó del ascetismo extremo. Tal y como se lo retrata habitualmente, optó por una solución racional: decidió que consumirse no era útil, y en su lugar creó una «tercera vía», un camino intermedio entre las reglas sociales jerárquicas y la tradición asocial de la vida hermética. Buda llegó a la conclusión de que la iluminación no se alcanzaba por seguir órdenes, doctrinas o jerarquías, sino por abrazar activamente una completa falta de identidad. A la humanidad solo le impedía la salvación el bagaje social y cultural con el que cargaba. Para liberar al yo, Buda abogó por la ética, la disciplina y la práctica *(samādhi)*, que conducen a la sabiduría más allá de la sabiduría, un paso en el camino hacia la visión divina, o *prajñā*.

Las primeras imágenes budistas, conocidas como *anicónicas*, del período Gandhāran (del siglo I al III de nuestra era) evocan a Buda a través de imágenes como un trono vacío, una sombrilla, un árbol o una huella. Sus primeros seguidores adoraban la ausencia, el vacío último que Buda contemplaba, y se esforzaban por no prestar atención al hombre como cuerpo. El propio Buda se convirtió en la encarnación de un ser «entre» al estilo de Simone Weil, pero no *supremo*, porque ese término no es aplicable a nada (de ahí una posible interpretación del famoso *koan* zen «Si te encuentras al Buda en el camino, mátalo»: si crees que has alcanzado la iluminación, esta sigue eludiéndote). El «objetivo» –aunque de nuevo el término no es apropiado– es ir más allá del silencio.

«Dios no tiene mano, no necesita órganos», escribió el filósofo Jacques Derrida en 1967, en un pasaje particularmente bello e inusualmente accesible de su libro *De grammatología*. La «diferenciación orgánica» es la desgracia de la humanidad. «Aquí el movimiento silencioso ni siquiera sustituye a una elocución. Dios no tiene necesidad de boca para hablar, ni de articular la voz». Derrida trata la interpretación y la escritura como actos de destrucción. Cultivan la ruina, pero también la creación, por su evasión del significado. Esto recuerda el anhelo de «decreación» de Simone Weil y también sugiere una conexión con la física y el famoso principio de incertidumbre de Werner Heisenberg, aplicado ahora al acto de contemplación: si el lenguaje deforma un concepto, también lo deforma el acto de considerar algo. El ayuno es en sí mismo un proceso de traducción y transformación, pero que vuelve a sus orígenes.

En una sorprendente ruptura con la tradición védica hindú, el budismo rechaza la noción de una deidad creadora. Pero Buda también se basó en las tradiciones hindúes en su doctrina de *brahmaviharā*, en esencia la idea de que la compasión y la ecuanimidad son vías hacia la iluminación. La más antigua de las escuelas budistas, Theravāda, sostiene que no existe un dios último, ni un estado trascendente que alcanzar, ni un alma que salvar. Algunos monjes y monjas contemporáneos que siguen esta escuela incorporan el ayuno a su disciplina diaria y realizan una sola comida al día. Para el budista Theravāda, el deseo de trascendencia se interpreta como un anhelo engañoso y terrenal. El anhelo en sí mismo es algo ilusorio. Buda rechazó también la materialidad y la obsesión por el pasado con más firmeza que sus predecesores y sus contemporáneos.

Al describir la lucha humana por percibir la realidad con precisión, Buda se basó en el concepto hindú de *maya*, que significa 'ilusión' en sánscrito (Maya era también el nombre de la madre de Buda). En muchas tradiciones hindúes, nadamos a diario en el mar de maya, el sueño de Brahma, el dios de la creación (distinto de Brahman, el alma universal omnipresente). Brahma sueña con la creación del universo y su sueño es mantenido por Vishnu, el preservador. Debido a maya, no percibimos el mundo como una entidad única.

Cuenta la leyenda que los primeros seguidores de Buda fueron cinco ascetas ayunadores de la tradición clásica hindú de los Upanishad. La vida de estos brahmanes se dividía en cuatro etapas sucesivas: estudio (*brahamacarya*), hogar (*grhastha*), reclusión en el desierto (*vanaprastha*) y renuncia (*sannyāsi*). La innovación de Buda fue que el estudio debía ser ilimitado y continuar más allá de los días de estudiante: la *brahamacarya* comienza en cualquier momento en que se renuncia al mundo.

Abandonar las convenciones humanas requería paciencia y estudio. A medida que aumentaba el número de seguidores de Buda, este estableció comunidades ascéticas integradas por hombres y mujeres. Los miembros de estas comunidades mendigaban el sustento de la comunidad y, a cambio, instruían a los civiles en el camino de la sabiduría. Setecientos años antes de que tales tradiciones arraigaran en Occidente y Oriente, Buda estableció una tradición ascética monástica en la India. Aunque ya había rechazado el ayuno extremo, abstenerse de comer parcial y frecuentemente seguía formando parte de su doctrina. Esperaba de sus discípulos más fervientes continencia sexual, austeridad, que se abstuvieran de matar y que no se jactaran de haber alcanzado la iluminación, comportamientos todos ellos muy regulados. A estos devotos se les instruía en la humildad y, por ejemplo, debían dirigir la mirada al suelo a un diámetro de rueda de carro por delante cuando iban a pedir comida.

A mediados del siglo III a. C., el emperador Ashoka, un budista converso, envió nueve emisarios budistas desde su capital, en lo que hoy es la India oriental, a varios de sus dominios y a visitar también a varios socios comerciales. Estos hombres viajaron a lugares como

Grecia, Siria, el Himalaya, Tailandia y Sri Lanka. El resultado es que las prácticas y principios ascéticos budistas pueden encontrarse en la mayoría de las religiones del mundo, incluidos el judaísmo, el cristianismo y el islam. Por ejemplo, las doctrinas budistas pueden discernirse en el movimiento cristiano ortodoxo hesicasta, que tiene sus orígenes en los monasterios del desierto sirio de la segunda mitad del primer milenio y que floreció en la iglesia bizantina del siglo xiv. El nombre de *hesicasmo* deriva de la palabra griega que significa 'paz divina' o 'quietud', y sus seguidores buscan trascender el ego mediante la meditación y el ayuno. Los hesicastas emplean incluso prácticas budistas concretas de control de la respiración y focalización en el ombligo como medio de concentración durante la meditación. Estos métodos «frenan hasta cierto punto las divagaciones de la mente», escribió en el siglo xiv el arzobispo de Tesalónica Gregorio Palamas. Los hesicastas fueron ridiculizados como *omphalopsychoi*, «gente con el alma en el ombligo». Aunque sus seguidores fueron denunciados en su día como herejes, los hesicastas han persistido en los monasterios ortodoxos cristianos hasta nuestros días.

Un ejemplo especialmente fascinante de este sincretismo merece una mención especial: en la época medieval, una de las parábolas cristianas más populares fue la leyenda de Barlaam y Josafat. Descrita como «un fenómeno cultural sin parangón en la época», por la Europa del siglo xiii circularon al menos tres versiones diferentes de esta historia. La parábola de un príncipe justo, Josafat, que abandona su trono y pasa por privaciones extremas, ayunando de los privilegios del rango y rechazando la comida antes de aceptar la salvación cristiana a través de las enseñanzas del sabio Barlaam, es muy cercana a la historia de la vida de Buda, hasta el punto de estar ambientada en el norte de la India. Sus orígenes fueron descubiertos por primera vez por lingüistas del siglo xix, que trazaron cómo el árabe *Būδāsaf*" (por *bodhisattva*, alguien que ha alcanzado el nirvana, pero permanece en la Tierra para mostrar a otros el camino) se convirtió en *Yūδāsaf* y luego fue traducido al georgiano como *Iodasaph*, y finalmente, cuando un traductor decidió que un nombre más cercano al bíblico *Josafat* era más adecuado para un cuento cristiano, se convirtió en Josafat. Durante mil años, san Josafat fue venerado como manifestación ideal del buen cristiano, y su fiesta se celebraba el 27 de noviembre. Irónicamente, los misioneros jesuitas llevaron la historia a Japón en 1549.

Allí imprimieron el primer libro japonés con tipos móviles en 1591, un compendio de vidas de santos que incluía la historia de Barlaam y Josafat, transportando de hecho a Buda a una tierra budista para convertir a los budistas al cristianismo. Buda se habría reído.

• • •

Alrededor del año 400 a. C., Platón, alumno de Sócrates, insistió en la división mente/cuerpo. El aprecio de Platón por lo trascendente, y su relevancia para quienes están atrapados en el mundo material, perdura. Para Platón, lo que metemos en la mente nos acerca más a una verdad pura que lo que nos metemos en la barriga; además, el cuerpo se interpone en el camino de la verdad: «Mientras el alma esté infectada con los males del cuerpo, nuestro deseo no quedará satisfecho».

> Porque el cuerpo es una fuente inagotable de problemas por la mera necesidad de alimento; y también está sujeto a enfermedades que nos impiden la búsqueda del verdadero ser: está lleno de amores, y lujurias, y temores, y fantasías de todo tipo, y tonterías sin fin, y de hecho, como dicen los hombres, nos quita la capacidad de pensar. ¿De dónde vienen las guerras, las luchas y los enfrentamientos? ¿De dónde, sino del cuerpo y de los deseos del cuerpo?

La desconfianza de Platón hacia el cuerpo es constante. Aunque a veces se le culpa del miedo y del odio a lo físico del cristianismo primitivo, su desconfianza no llega hasta torturarse ni al tipo de sufrimiento que no conduce al progreso mental o físico. Platón desdeñaba el consumo ostentoso y admiraba la virtud, principios que más tarde inspiraron a los cínicos.

Muchas de las virtudes socráticas de autocontrol se pusieron de manifiesto en la instructiva comedia de Aristófanes *Lisístrata* (411 a. C.), que gira en torno a la violencia y los deseos animales de los hombres que aparecen en la obra y la inteligencia y determinación de las mujeres, que se resisten al sexo con el fin de conducir a los personajes masculinos hacia comportamientos más razonables. Resistirse al sexo es distinto de no tener sexo, del mismo modo que ayunar voluntariamente no es lo mismo que sufrir una hambruna: la *posibilidad* del sexo planea sobre todas las discusiones. El ayuno sexual de las mujeres, presumiblemente ficticio, está motivado por su deseo de poner fin a una guerra real que duró veintiséis años, la Guerra del Peloponeso entre Atenas y Esparta. Las huelguistas sexuales demuestran el poder de abstenerse del coito, el poder de su ausencia, consiguiendo de esta manera una fuerza e influencia de las que carecían bajo la ley de Atenas (las mujeres en la Atenas clásica estaban excluidas del Gobierno y no tenían derechos políticos). En lo que parece ser una comedia de invertir los papeles, encontramos también una lección moral, pues las «virtudes masculinas» –control, racionalidad, pensamiento estratégico– pasan a ser competencia de las que deciden ayunar de sexo, que al alterar el curso normal de las cosas devuelven a la sociedad la estabilidad y la armonía.

Uno de los primeros cínicos fue otro alumno de Sócrates, Antístenes. Según los testimonios que nos han llegado (principalmente del historiador y militar Jenofonte, contemporáneo de Antístenes, y de Diógenes Laercio, historiador romano que escribió un milenio más tarde), Antístenes –que tal vez no se identificara con otra escuela que no fuera la socrática– admiraba la «dureza» e «impasibilidad» de Sócrates y supuestamente decía que preferiría la locura al placer. Antístenes desdeñaba el confort hasta el punto de sentir el lujo como una maldición: «A alguien que alababa el lujo le dijo: "Que los hijos de tus enemigos vivan en el lujo"». Más o menos en la misma época en que vivía Antístenes, las *Analectas* de Confucio ofrecen el mismo mensaje en términos menos belicosos: «Gozar en la extravagancia, encontrar alegría en la despreocupación y gozar dándose un atracón: estas cosas hacen daño». El lujo, por definición la adquisición o consumo de algo innecesario, debilita. Tanto Confucio como Antístenes están de acuerdo: provoca debilidad física y moral porque aleja a la humanidad de la virtud. El exceso nos ata a la tierra. Al igual que los eremitas cristianos del desierto egipcio, los Parivrajaka y Shivaistas errantes de la India, los yamabushi de Japón y los ascetas budistas de toda Asia, los cínicos valoraban la fortaleza física. A diferencia de los santones que se aislaban, no rechazaban la vida familiar y social. Una vida virtuosa era la que se vivía dentro de la sociedad, mejorándola y mejorándose a sí mismo.

Antístenes enseñaba en el Cynosarges ('perro blanco'), un gimnasio dentro de un santuario de Hércules, y su apodo era *Haplocyon* ('perro único'). El cinismo, la escuela que se le atribuye haber fundado, era conocido a veces como la Secta del Perro (*kynikos* significa 'perruno'). Si damos crédito a Diógenes Laercio, Antístenes, si no fue el primer asceta, sí fue uno de los primeros en situar el ascetismo como virtud fundamental, dándole más importancia que a las convenciones sociales e incluso que a las leyes de la polis. De forma un tanto confusa, los seguidores de Antístenes eligieron al héroe Hércules como su patrón espiritual, un semidiós venerado por su fuerza bruta, sus múltiples matanzas y sus trabajos, pero que era en gran medida un hijo del deber... no muy diferente de un feroz perro guardián. La devoción y la vida sencilla son comunes tanto a los ascetas como a los perros. Diógenes Laercio no pudo resistirse a insertar un breve poema a la memoria de Antístenes en su *Vidas, opiniones y sentencias de los filósofos más ilustres*:

> Fuiste, Antístenes, perro
> con tanta propiedad mientras viviste
> que mordiste a los hombres,
> si con los dientes no, con las palabras.
> De tísica moriste; y dirá alguno:
> «¿Pues cómo? ¿No era fuerza
> que otro lo condujera a los infiernos?»

Antístenes enseñó a Diógenes de Sinope, quien a su vez se convirtió en el filósofo más influyente de los cínicos y, según se dice, era tenazmente devoto de su maestro espiritual. Si Antístenes jugaba con un comportamiento peculiar, Diógenes el Cínico fue más allá y vivió como un vagabundo por las calles, despotricando contra los ciudadanos. Es fácil imaginar a Diógenes en un contexto moderno: estaría encerrado en la cárcel o en una institución mental. Incluso en su época, Platón se refirió a Diógenes como un «Sócrates delirante».

Diógenes atacó con tal ferocidad lo que él consideraba los convencionalismos de la sociedad que la intensidad de sus convicciones aún nos conmociona milenios después. Amargamente opuesto a las abstracciones y al antimaterialismo de Platón —debía detestar la noción platónica de un «rey filósofo»–, Diógenes era famoso por sus diatribas contra la autocomplacencia (aunque, según todos los indicios, Platón no era precisamente un decadente). Sus opiniones extremistas sobre la necesidad del ascetismo resuenan hasta nuestros días y se podría decir que han marcado el ascetismo desde entonces. Sus convicciones se manifestaban en su comportamiento asocial, y hacía gala de lo que podría considerarse un enfoque subversivo de la carnalidad: al parecer se masturbaba en público, orinaba sobre quienes lo molestaban y vivía en una gran tinaja para vino en el *metroon* («edificio de la madre»), también conocido como el templo de la Madre de los Dioses. Cuando se le echaba en cara su comportamiento, supuestamente respondía que simplemente intentaba satisfacer sus deseos de la forma más sencilla posible. Su actitud extremista resultaba tan desagradable para los antiguos atenienses como suponemos que lo sería ahora para nosotros, pero como estos primeros ascetas rechazaban la vida en sociedad y sus comodidades, se consideraban con más derecho a criticarla.

Los estoicos, un grupo más afín a las tiernas sensibilidades del siglo xxi, surgió justo después de los cínicos. Zenón de Citio, cuya escuela se ubicaba en la Stoa Poikile (el 'pórtico de color'), en el antiguo Ágora de Atenas, dio nombre al movimiento. La obsesión de Zenón era el autocontrol, lo que para él significaba la superación del deseo, una variante del énfasis de sus predecesores en una vida natural. Aunque los estoicos se inspiraron en algunos de los principios del cinismo, en particular en el de que las personas debían vivir de acuerdo con la naturaleza, representaron una versión más moderada, que aún sigue viva, del feroz compromiso cínico de rehacer la sociedad. Si los cínicos pueden compararse con los jacobinos de la Revolución francesa –revolucionarios que querían derribar la sociedad para reconstruirla–, los estoicos podrían representar la Reacción Termidoriana, la respuesta conservadora a la revolución radical. Eran partidarios de mantener cierta jerarquía y, como las demás escuelas, de huir de cualquier lujo. Se supone que Zenón se limitaba a comer pan, miel y agua. Los estoicos creían razonablemente que hay cosas que están bajo nuestro control y otras que no, y que el cuidado de uno mismo debe preceder al cuidado de los demás. Para los estoicos, el placer tenía su lugar, pero su idea del placer se acercaba más a lo que Platón, en el libro 9 de *La República,* considera como tal: es decir, la satisfacción de la parte racional del espíritu, por oposición a la parte sensual o emocional. Si hay un principio rector que une las enseñanzas de los antiguos estoicos, es que solo los pensamientos y acciones dentro del entorno inmediato que uno puede controlar merecen ser atendidos sin concesiones.

La antítesis del ascetismo es el hedonismo, una filosofía que da preeminencia a las sensaciones físicas y está más en deuda con los filósofos presocráticos que con el *ethos* platónico. Sorprendentemente, la tradición del ayuno puede deber más a los hedonistas que a los estoicos. En la antigua Grecia, los hedonistas estaban representados por la escuela fundada por Epicuro, cuyos inicios se sitúan un poco antes que la de Zenón, en el siglo iii a. C. Lo que actualmente entendemos por «epicúreo» está muy alejado de su significado original.

Rechazando lo que consideraba la vulgaridad y el extremismo de los cínicos y el elitismo de platónicos y aristotélicos, Epicuro (otro vegetariano más) abogaba por los placeres modestos como forma de alcanzar la plenitud. Era un hedonista *moral*, alguien que defendía que nuestros límites físicos, en particular nuestras sensaciones de placer y dolor, son los puntos de referencia de la vida. Según Epicuro, somos personas libres y podemos utilizar nuestros sentidos para elegir el comportamiento adecuado. No debemos ignorar las sensaciones; son manifestaciones de la ley natural y, por tanto, divina. El placer es apropiado y el dolor no. El placer promete serenidad y estabilidad; el dolor es una violación de lo natural porque implica destrucción. Esta devoción por el placer y la convicción de que todas las sensaciones son «verdaderas» –el hedonismo– no se traducen en una busca desenfrenada del placer. Según descripciones contemporáneas y también a través de sus cartas, se sabe que Epicuro vivía austeramente y exhortaba a sus seguidores a hacer lo mismo, todo ello en un intento de alcanzar el equilibrio moral y emocional y evitar el sufrimiento físico. Las sensaciones, argumentaba, son todo lo que tenemos y lo único en que podemos confiar. El sufrimiento surge no solo del dolor físico, sino también del anhelo de lo que no se tiene o no se puede tener. Por tanto, unos hábitos sencillos y frugales conducirían a una vida plena, basada en el menor sufrimiento y el mayor placer. Diógenes Laercio cuenta que Epicuro se contentaba con pan y agua, y que una vez pidió que le proporcionaran un poco de queso para poder vivir de verdad. En resumen, fue un ayunador ejemplar.

Para los epicúreos, el deseo tiene tres sabores: natural y necesario, natural e innecesario, y antinatural e innecesario. Junto con los estoicos, los epicúreos consideraban que la moral tenía sus orígenes en el orden natural y que la inteligencia y la razón proporcionaban la conexión con la verdad. Pero a diferencia de los estoicos, que creían en una presencia divina, los epicúreos solo confiaban en lo que podían percibir los sentidos. La tranquilidad, o ataraxia, requería una aceptación búdica de los hechos de la naturaleza, además de evitar los excesos, la ira y la defensa apasionada de las opiniones. En la vida todo consistiría en determinar el mínimo necesario para obtener el placer, y la muerte no sería más que el estado en el que «cesan los problemas». El placer se dividía en dos clases principales: el cinético (fruto de una buena acción) y el *katastemático*, palabra derivada del griego que significa 'quietud': el estado de suspensión, de existir libre de cambios. Y el medidor de placer del cuerpo estaba en el estómago. En *El banquete de los eruditos*, una recopilación del siglo II d. C. escrita por Ateneo de Náucratis, en la que se narraban conversaciones mantenidas en una serie de cenas, se cita a Epicuro diciendo: «El origen y la raíz de todo lo bueno es el placer derivado de nuestro vientre, y todo lo que es sabio o excepcional debe medirse según ese criterio». El placer proviene de una digestión juiciosa, no del exceso de comida.

A diferencia de la escuela platónica, Epicuro era un convencido atomista en la tradición de Demócrito. Sostenía que el movimiento de los átomos indestructibles en el vacío, y no los caprichos de los dioses, determina lo que ocurre, y el libre albedrío se crea por «desvíos» atómicos imprevisibles. Nuestro mundo habría surgido por la interacción entre átomos que se desplazan de forma tanto determinada como aleatoria. De ello se deduce que la creación existe sin un creador. Esto llevó a Epicuro a la idea, claramente moderna, de que nuestro planeta no es más que uno de los muchos que flotan en el vacío cósmico. En su opinión, el propio deseo es un vacío, un vacío que busca llenarse y eliminar así su propia existencia. Al mismo tiempo, el deseo busca perpetuarse, lo que conduce a una paradoja que desgarra el alma. Como escribió Sartre, «el hombre defiende ferozmente sus deseos».

La sensación generalizada de que la humanidad y las personas no están dotadas de cualidades especiales, de que cada uno de nosotros es una aglomeración atómica, llevó a Epicuro, a la edad de 34 años, a abrir su escuela a todos los interesados. Insólito, si no único, entre los filósofos griegos, Epicuro acogió durante la mayor parte de las cuatro décadas siguientes a extranjeros, mujeres, concubinas y esclavos, tanto ignorantes como eruditos, en lo que él llamaba «el Jardín». Compartía con Buda la convicción de que su filosofía podía ser adoptada por cualquier ser humano. La escuela estaba situada en un jardín ateniense, en lugar de en un pórtico o en un gimnasio. Sobre las puertas del Jardín estaban inscritas las palabras «Forastero, este es un buen lugar para alojarse, pues aquí el bien supremo es el placer». Esta actitud contrastaba con la que se deducía de la inscripción grabada sobre la puerta de la Academia de Platón, según la cual solo tenían permitida la entrada aquellos versados en matemáticas. Para Epicuro, cualquier característica social artificial o preexistente debía rechazarse en favor de un enfoque estricto en la realidad y verdad de los sentidos.

Como la mayoría de los esfuerzos que merecen la pena, el ayuno tiene consecuencias paradójicas. Aunque va en contra de los instintos animales (comer), despojarnos de esta distracción nos obliga temporalmente a centrarnos solo en nuestro cuerpo y en lo que tenemos en él. Ese nuevo enfoque nos lleva a contemplar el estado de *carencia*. Reconocer nuestras limitaciones físicas se convierte en una experiencia democratizadora y humanizadora que afirma la vulnerabilidad de todos nosotros y nuestra susceptibilidad a los aspectos más mundanos del entorno natural. Los epicúreos sostenían que ninguno de nosotros es especial y que a la vez todos nosotros lo somos, al ser combinaciones de la misma construcción atómica asombrosa y eternamente cambiante. Seamos o no conscientes de ello, cuando pensamos que contenemos una pequeña parte del universo dentro de nuestra piel, adoptamos un enfoque epicúreo; lo mismo hacen los astrofísicos actuales que exploran el fenómeno de la nucleosíntesis, la formación de elementos en el interior de las estrellas, una pequeña parte de los cuales acaban dentro de cada ser humano.

Aunque confiaban en las sensaciones como guías naturales de la moralidad, los epicúreos desdeñaban los excesos físicos. Epicuro consideraba que una «disminución» podía ser precursora o compañera de una fuerza y de una creatividad más sutiles. Este paso atrás suscitó las críticas del estoico Epicteto, quien (si creemos a Diógenes Laercio) acusó a los epicúreos de ser «poco viriles». Los oradores romanos también asociaban a Epicuro con la *mollitia*, palabra que se puede traducir como «molicie», «blandura», «feminidad» o «disminución». Para romanos como Cicerón, la *mollitia* amenazaba el bienestar social porque «los apetitos de los afeminados eran incontrolables». Epicuro no se dejaba amedrentar: se enzarzaba en enérgicos ataques incluso contra sus propios maestros, al más destacado de los cuales calificaba como un «pez pulmonado», un «analfabeto», un «tramposo» y, curiosamente, una «prostituta». Al menos los dos últimos epítetos, señaló un estudioso, «pueden ser descripciones de la realidad».

La crítica antiepicúrea ganó en volumen con el auge del cristianismo, cuyos primeros adeptos disociaron a Epicuro de otros filósofos antiguos por sostener que la muerte acaba con todo –que no hay vida después de la muerte– y que el mundo siempre ha existido, que los poderes divinos no nos habían formado mágicamente a nosotros y a nuestro entorno a partir de la nada. La insistencia epicúrea en la verdad de las sensaciones se tergiversó hasta transformarla en obsesión por los placeres de la carne, y *hedonista* pasó a ser sinónimo de *libertino* (al *débauché*, que es literalmente alguien que se aparta del deber), el extremo opuesto de lo que admiraban los epicúreos.

Durante toda la Edad Media, Epicuro y sus discípulos, como Lucrecio, fueron tachados de herejes. Dante relegó a Epicuro, junto con sus seguidores, al Sexto Círculo del Infierno, atrapados en tumbas llameantes por toda la eternidad. Los principios epicúreos solo empezaron a resucitar con la llegada de humanistas como Tomás Moro, que, en su tratado *Utopía* de 1516, exaltaba el placer de la búsqueda del conocimiento. El llamado Príncipe del Humanismo, el holandés Erasmo, también simpatizó con los epicúreos. Lo hizo sobre todo en su coloquio de 1533, «Epicureus». Erasmo admiraba el énfasis epicúreo en el equilibrio que se consigue viviendo libre de preocupaciones mundanas y evitando todo exceso. Más tarde, Thomas Hobbes se inspiró en Epicuro para su *Leviatán* (1651), pero para la mayoría de los pensadores católicos y puritanos, los epicúreos personificaban la impiedad, y relegaron su escuela, junto con su énfasis en el materialismo, al basurero de la historia.

• • •

A mediados del siglo xviii se descubrió un tesoro: unas obras de Epicuro fueron halladas en las ruinas de una biblioteca de Herculano, enterrada desde la erupción del Vesubio en el año 79 de nuestra era. Aunque deteriorados, se recuperaron 37 rollos de papiro de Epicuro, que contenían algunos de sus discursos. Como resultado, de todos los antiguos filósofos griegos, Epicuro se convirtió en aquel cuyo pensamiento conocemos mejor a través de sus propias palabras, y no a partir de los relatos de historiadores posteriores como Diógenes Laercio, que escribieron a veces siglos más tarde. El momento resultó ser oportuno porque, tras la caída del puritanismo, el epicureísmo tuvo un amplio eco en los círculos intelectuales, aunque no en los eclesiásticos. Postulados epicúreos como la existencia eterna de los átomos, la experiencia como base del conocimiento y la física como ciencia de las probabilidades encajaban bien con las ideas de algunos pensadores del siglo XVIII como Jeremy Bentham, David Hume, Isaac Newton y Jean-Jacques Rousseau. La sociedad no era algo fijo y predeterminado, sino que evolucionaba y cambiaba continuamente. Los problemas exigían soluciones prácticas acordes con el orden natural de las cosas. No existía el «derecho divino». Si había que solucionar algo, no bastaba con rezar a Dios, a los dioses, ni con rogar el favor de un líder divinamente ungido. Había que ponerse a arreglar las cosas por uno mismo. Aunque fue el poeta romano Horacio quien popularizó la frase «*carpe diem*» más de dos siglos después de Epicuro, esta expresión resumía perfectamente un aspecto central de su filosofía, que resultaba atractiva a los estratos sociales emergentes de la Ilustración.

· · ·

Con la llegada del protestantismo, el concepto de *askēsis* recibió un impulso y una transformación inesperada. Según el sociólogo alemán de principios del siglo XX Max Weber, el afán de riqueza de los protestantes era en realidad una forma de culto. La vida religiosa ya no podía proporcionar un refugio del mundo. Bajo el capitalismo, los puritanos descubrieron una forma de protegerse de la tentación y de cumplir la voluntad divina de prosperar: la santificación de la vida se convirtió en un contrato, una empresa comercial a lo grande. Weber describió el ascetismo como un marco miserable en el entorno capitalista. En su esencia constituía una visión pesimista y antihumanista, dominada por un precepto básico: el mal es inherente a este mundo. El consumo excesivo y la corrupción, de cuya magnitud solo tenemos una vaga idea, impregnan la vida en la Tierra. Para el protestante, sostenía Weber, el único camino hacia Dios es el trabajo. La pesada e interminable tarea de la redención exige dedicación, disciplina y sudor, con la consecuencia inevitable, como ha señalado el historiador Eliezer Diamond, de que:

> no se toleraba ninguna forma de ociosidad, ni ninguna actividad que no se considerara una contribución a la gloria de Dios. Esto incluía comer en exceso, dormir demasiado, vestir ostentosamente, dedicarse «frívolamente» a las bellas artes; en resumen, todo lo que no fuera trabajar, orar y cumplir con los deberes familiares y sociales.

El control de uno mismo no es solo represión. Tiende un puente entre los estilos de vida clásico y moderno. El ascetismo recurrente en las religiones clásicas y las culturas antiguas, manifestado en el ayuno, nos permite funcionar en la sociedad contemporánea, al tiempo que reconoce nuestras deudas con el pasado remoto. ¿Puede una tradición ascética prosperar sobre una base puramente humanista? Aunque el ascetismo proporciona el marco espiritual al ayuno, el ascetismo es para muchos un recordatorio de cosas más esenciales, perennes y, por tanto, más «reales» que lo que la mayoría de nosotros desea. Nos ayuda a recordar, en palabras del psicólogo conductista B. F. Skinner, que «una pequeña parte del universo es *privada*», porque literalmente contenemos una porción del universo dentro de nuestra piel. Y si uno contiene una fracción del cosmos en su interior, resulta gratificante contemplar de vez en cuando su existencia.

Tercer día, martes

LA MÁQUINA MARAVILLOSA: QUÉ LE OCURRE A NUESTRO CUERPO CUANDO AYUNAMOS

Aunque el viaje no ha hecho más que empezar, creo que ya echo más en falta el ambiente cordial de una comida que la comida en sí: incluso cuando comes solo, lees las noticias o envías mensajes de texto a tus amigos. Ahora la vida es más tranquila, pero más aburrida. No tengo las distracciones del trabajo ni de cumplir con mis obligaciones: contestar correos electrónicos, lavar la ropa, limpiar el desorden de mi escritorio. C. y yo dimos un paseo hasta Washington Square manteniendo lo que nos pareció una conversación interesante todo el rato. Me sentía como en otro mundo, pero por lo demás sin síntomas especiales. Comer nos ancla a este mundo: una comida nos llena; nos pesa, literal y figuradamente. No comer nos expulsa y vamos a la deriva. Anduve un par de cientos de metros como flotando hasta Home Depot, recogí una pesada caja de artículos para el hogar y volví otra vez flotando. La verdad es que no estoy seguro de que la sensación de no ser de este mundo no se deba a que ahora estoy atento a cada sensación de mi cuerpo. Tengo un ligero dolor de cabeza al final del día. Me pregunto si mis sentidos se han vuelto más sensibles: A. estaba cortando un pepino y lo olí desde el otro lado del piso, a unos seis metros de distancia. Un olor inconfundiblemente fresco y primaveral. No estoy seguro de que tuviera un olfato tan agudo antes del ayuno, o quizá es que nunca le presté atención. Tuve una animada charla con D. por la tarde. Le conté lo del ayuno, presumiendo un poco. Se rio y dijo que le sorprendía que C. y yo no nos hubiéramos matado el uno al otro. Le dije que no nos faltaban las ganas, pero que ya no teníamos fuerzas. En realidad, no me siento particularmente débil, ansioso o irritable. Me siento más como un comedor de loto que como un impulsivo. Es interesante ver cómo incluso la «idea» de no comer se convierte en una amenaza para la normalidad. Socava la estabilidad, que asociamos con un suministro constante y abundante de alimentos. Incluso más que como refugio que nos protege de las emergencias, el acceso regular a la comida (y a la bebida) constituye nuestro pegamento social. Lo difícil es mantener el compromiso, superar la ansiedad omnipresente de no comer, que nos consume la mente. ¿Cuándo empezó lo de comer tres veces al día y por qué?

En su mayor parte, ignoramos voluntariamente lo que ocurre bajo nuestra piel. Cuando prestamos atención a ese reino oculto, lo hacemos con asco. Durante al menos cuatro mil años, nuestras tripas han sido etiquetadas como el equipaje corrupto que arrastramos en el viaje de la vida. En el antiguo Egipto, solo podían someterse al juicio de los dioses las almas cuyos cadáveres hubieran sido limpiados de impurezas mediante la extracción de sus entrañas. Una vez muerta una persona, Anubis, el señor de los muertos con cabeza de chacal, pesaba el alma contra una pluma. Entonces Thoth, el dios-pájaro de la inteligencia, el pensamiento y el creador del lenguaje, decidía si el solicitante podía entrar en la otra vida.

En Europa, la noción del cuerpo engañoso e imposible de conocer cobró fuerza con las enseñanzas del *Corpus hipocrático*, una colección de escritos de finales del siglo v a principios del iv a. C. A medida que la gente identificaba el cuerpo humano como el vehículo de las fuerzas que lo socavaban, aumentaba la ansiedad por el caos que acechaba en su interior. Las enfermedades silenciosas se enconaban en nuestro misterioso interior y aparecían sin previo aviso, afectando por igual a inocentes y culpables.

Para las docenas de textos que componen lo que hoy consideramos los escritos de Hipócrates –aunque no tenemos ni idea de lo que escribió en realidad–, prevenir una enfermedad era más importante que curarla, y el cuerpo desconocido era un lugar que albergaba lo demoníaco y en el que pocas veces se podía confiar. Siglos más tarde, el vacío fue equiparado a la limpieza y la salud por parte de Aelius Aristides, quien, en numerosos escritos sobre sus dolencias, llegó a asimilar la propia desaparición con el crecimiento. El ayuno, las dietas y los purgantes de todo tipo se convirtieron en su receta para luchar contra lo que el estudioso de los clásicos Brooke Holmes denomina con elegancia el «carácter odiseico del escurridizo cuerpo». Con la ausencia llega la regeneración. En el siglo XXI seguimos rechazando nuestro interior «sucio» y apostando por un exterior limpio. Ninguna película de terror está completa sin un generoso gasto en sangre y vísceras; la revelación de cosas que habitualmente están ocultas, sobre todo cuando tienen que ver con los desechos humanos y los genitales, aún escandaliza a la mayoría.

• • •

Día tras día, avanzamos metiendo calorías por un lado y expulsando desechos por el otro. Si el proceso se detiene, la extraordinaria e intrincada máquina que es nuestro cuerpo entra en acción. El organismo reacciona primero enviando señales de alarma que aumentan rápidamente de intensidad. En el nivel más elemental, nuestro estómago gruñe. No se pueden controlar los borborigmos, como Hipócrates llamaba a los gruñidos de las tripas, a menos que se coma algo. Los borborigmos se producen como consecuencia del plexo mioeléctrico migratorio, o PMM, que a su vez se desencadena con el estómago vacío. El PMM estimula las contracciones ondulatorias de los músculos gastrointestinales, conocidas como peristalsis, y si no hay nada en el estómago, se producen los borborigmos. Las contracciones peristálticas mueven fluidos y gases a través del tracto gastrointestinal. El estómago actúa como un amplificador y, como todos sabemos, los resultados pueden ser desconcertantemente ruidosos.

Durante milenios, el estómago se consideró la fuente del coraje y el apetito animal. De ahí la expresión «Me estomaga», que significa «No lo soporto», «Me exaspera». Los ruidos procedentes de ahí indicaban un caos creciente. Parecía como si el órgano fuera distinto del resto del cuerpo, en particular del espíritu humano, que la mayoría de los filósofos antiguos situaban en el pecho, aunque Aristóteles relacionaba el calor del estómago con el calor del alma, la esencia del organismo, sin la cual un cuerpo ya no es humano. Para la mayoría el estómago era la fuente de nuestros instintos animales: Odiseo censura su «vientre desvergonzado», porque sean cuales sean sus problemas, su estómago siempre exige prioridad. Edgar, el leal cortesano del rey Lear, huido y obligado a disfrazarse del pobre Tom, habla al diablo que gruñe en su propio estómago cuando dice: «el vientre de Tom clama por dos arenques blancos. No croes, ángel negro; no tengo comida para ti».

• • •

Aunque pensemos que dependemos de nuestras antenas sensoriales para obtener información sobre la vista, el olfato, el oído, el gusto y el tacto, todo eso es superficial. El intestino es, con diferencia, el mayor órgano sensorial. En muchos sentidos, el estómago se comporta como una criatura independiente, ajena a nuestros deseos conscientes. La cuestión de qué parte de nosotros es la rebelde y cuál la conformista cambia continuamente: el tracto gastrointestinal tiene una de las mayores superficies del cuerpo humano y alberga un complejo ecosistema microbiótico compuesto por decenas de billones de bacterias, protozoos, virus e incluso hongos que comprenden cientos o miles de especies, nadie sabe cuántas con seguridad. Esta jungla en miniatura ha moldeado a los humanos durante más tiempo del que podemos imaginar. Algunos de estos diminutos animales tienen que ver con criaturas pluricelulares sencillas conocidas como placozoos, que existen desde hace seiscientos millones de años.

En la posguerra, un microbiólogo del Laboratorio Nacional de Argonne (Illinois) identificó el papel del intestino en los ciclos de sueño y vigilia. En la década de 1960, con la generalización de los viajes de larga distancia en avión, la humanidad se encontró con un nuevo adversario: el *jet lag*. La ciencia de los intestinos desempeñó un importante papel en este contexto gracias al doctor Charles F. Ehret. Ehret estudió inicialmente los hábitos de apareamiento de los paramecios, lo que llevó a un colega a bautizarlo como «el Kinsey de los protozoos». En Argonne, Ehret se dedicó a la cronobiología, o ciencia de los ritmos circadianos, y en 1982 publicó la *Dieta Argonne anti-jet lag*, que proponía un horario óptimo de comidas rápidas para los viajeros de la *jet set*. Rápidamente la adoptaron desde el equipo nacional de natación de Canadá hasta el servicio secreto de Estados Unidos. Un estudio del ejército de EE. UU. realizado en 2002 en el que participaron 238 soldados confirmó la eficacia de la dieta como herramienta contra el *jet lag*.

Aunque la dieta Argonne sigue siendo ampliamente recomendada, más recientemente el simple acto de ayunar antes del vuelo ha demostrado ser igual de útil, y más fácil de poner en práctica. Un estudio realizado en 2008 por médicos de la Facultad de Medicina de Harvard y del Centro Médico Beth Israel Deaconess de Boston descubrió que el ritmo de las comidas puede anular el monitor interno del sueño, normalmente regido por la presencia o ausencia de luz. «Descubrimos que un solo ciclo de inanición antes de volver a alimentarse pone de nuevo en marcha el reloj», según el doctor Clifford Saper, profesor de la Facultad de Medicina de Harvard. Según Saper, la sacudida ayuno-atracón «coloca todos los ritmos circadianos en una nueva zona horaria que se corresponde con la ingesta de alimentos».

•   •   •

Un ser humano tiene unos diciséis mil millones de neuronas corticales, y solo en la punta del clítoris de una mujer hay ocho mil neuronas; el pene de un hombre tiene unas lamentables cuatro mil. En nuestro estómago se alojan más de cien millones de neuronas, y más de quinientos millones empaquetan el sistema nervioso entérico, que a veces se llama «el cerebro del intestino». Este número es ligeramente inferior al de las neuronas de la corteza cerebral de un perro. Las células y nervios del estómago traducen lo que comemos o dejamos de comer en señales neuronales que se convierten en las sensaciones que ayudan a definir nuestra existencia. Si los gritos de la red digestiva quedan sin respuesta, se activa una sorprendente maquinaria bioquímica interna.

Al comienzo de un ayuno, el estómago ordena la producción de ciertas hormonas, o moléculas señalizadoras. Entre ellas se encuentra la grelina, que estimula el hambre y reduce el nivel de la hormona leptina, que produce la sensación de saciedad. La leptina es segregada por el tejido adiposo en proporción a su masa, de modo que cuanta más grasa, más leptina. Estas hormonas tardan hasta diez minutos en dejar sentir su efecto. La grelina activa las células nerviosas del hipotálamo (parte del cerebro anterior) y produce dos proteínas que provocan el hambre: el neuropéptido Y y el péptido relacionado con el agutí (por el papel que juega un péptido parecido en la coloración de las púas del gran roedor sudamericano).

Estos péptidos se complementan con un nodo de señalización ultrarrápida descubierto recientemente en el aparato digestivo, un circuito neuronal que envía mensajes al cerebro en milisegundos. El nodo funciona mediante transmisión sináptica: ciertas células que recubren el estómago emiten glutamato, un neurotransmisor que afecta al nervio vago, una autopista neuronal entre el cerebro, el intestino, el corazón y los pulmones. El organismo utiliza el mismo neurotransmisor en las sinapsis neuronales de las células del oído interno y la retina. Los investigadores creen que las señales eléctricas proporcionan al cerebro «información espacial y temporal precisa sobre el contenido de los intestinos».

Las variaciones hormonales y las señales eléctricas dan lugar a los ataques de hambre y a los gruñidos intestinales, señales claras de que no todo va bien en el mundo, por si acaso nuestra conciencia no ha registrado ya el hecho de que no nos estamos sirviendo la cantidad habitual de comida. El yo primario nos anima a buscar «algo que llevarnos a la boca», una dulce confirmación de que nos hallamos en territorio familiar: seguros, calientes y con comida a mano. En este punto del ayuno, suprimir estas inclinaciones naturales requiere una determinación consciente. Que la mente traicione al instinto constituye una rebelión de lo más básica. El cuerpo está firmemente del lado del instinto. La mente está liderando una insurrección y el cuerpo responde pidiendo una vuelta al hábito irreflexivo. Esta tortura (leve) provocada por uno mismo dura entre cuarenta y ocho y setenta y dos horas, entonces la petición de ayuda exterior decae, el cuerpo abandona la lucha y recurre a los recursos internos.

Ciertos alimentos aportan hidratos de carbono (fibras, almidones y azúcares). Estos se descomponen a través del proceso digestivo en glucosa, la sustancia que proporciona la mayor parte de la energía del cuerpo. A medida que avanza el ayuno, el cuerpo se recalibra y entra en estado de confinamiento. Nuestra máquina corporal sigue un camino alternativo, buscando transformarse a través de la gluconeogénesis (el proceso por el que se forma la glucosa) y la termogénesis adaptativa (el proceso por el que el cuerpo se calienta). En primer lugar, utiliza la mayor parte del exceso de glucosa almacenada en los músculos y el hígado en forma de glucógeno, que puede transformarse fácilmente en energía. Sin embargo, la reserva de glucógeno es más bien escasa; por ejemplo, solo bastaría para proporcionar energía a un atleta que se esfuerce al máximo durante aproximadamente una hora. Una persona en ayunas y en reposo dispone de unas dieciséis horas de glucógeno. A medida que descienden los niveles de azúcar en sangre, ese órgano infravalorado (al menos para los que no padecemos diabetes), el páncreas, se une a la lucha produciendo glucagón, una hormona que actúa sobre el hígado, estimulando la producción de glucógeno y reduciendo el consumo de glucosa por el hígado, todo ello para que el torrente sanguíneo pueda mantener un nivel constante de glucosa. La prioridad es mantener el cerebro constantemente abastecido de calorías en forma de glucosa.

A los tres o cuatro días de ayuno, cuando las reservas de glucógeno son muy bajas, el organismo recurre a los ácidos grasos (triglicéridos del tejido adiposo) derivados de la grasa (tejido adiposo) almacenada en todo el cuerpo. El cerebro solo puede utilizar ácidos grasos muy refinados, por lo que los niveles bajos de insulina indican al hígado que cambie su foco de producción para metabolizar cuerpos cetónicos a partir de ácidos grasos. Las cetonas son un combustible de emergencia que permite al organismo pasar períodos relativamente largos sin ingerir alimentos.

Un indicador fiable de la cetosis –niveles muy elevados de cuerpos cetónicos– es el olor a acetona en el aliento y un sabor característico que se ha descrito como gotas de limón o nueces: a medida que el hígado metaboliza los ácidos grasos, produce tres tipos de cetonas, una de las cuales es la acetona, la misma que se encuentra en el quitaesmalte de uñas. Gracias a la alta presión de vapor de la acetona (lo que significa que es volátil y se evapora más rápidamente), puede atravesar las membranas y llegar a los pulmones. El resultado es un aliento con olor a fruta o alcohol. Se ha demostrado que la concentración de acetona en el aliento es una forma eficaz de medir la pérdida de grasa; cuanta más acetona, mayor es el índice de pérdida de grasa.

A medida que se han ido conociendo sus efectos beneficiosos, se ha producido una avalancha de estudios y libros de divulgación que ensalzan las virtudes de la cetosis inducida. Desde la década de 1920, la cetosis nutricional (en la que la ingesta calórica es igual al gasto energético) se ha utilizado como tratamiento para la epilepsia porque las cetonas proporcionan mucha energía al cerebro, lo que provoca una reducción de las convulsiones. En 2008, los indicios, en gran medida anecdóticos, de la eficacia del ayuno como tratamiento para la epilepsia fueron respaldados por un estudio de cinco años en el que participaron 145 niños de entre dos y dieciséis años en Inglaterra. Todos los niños elegidos para el estudio sufrían un mínimo de siete ataques epilépticos a la semana. Tras someterse a una dieta cetogénica durante tres meses, el 38 % tuvo una disminución de los ataques, mientras que en el grupo de control (los que recibían la medicación habitual), el 37 % tuvo un aumento de los ataques. El 7 % de los que siguieron la dieta cetogénica registraron un descenso de las convulsiones del 90 % o más, frente al 0 % del grupo de control.

Aunque las opiniones distan mucho de ser unánimes –algunos estudios demuestran que los cuerpos cetónicos, al ser más potentes que la glucosa, pueden afectar negativamente al flujo sanguíneo, provocando daños vasculares y/o colesterol alto (hipercolesterolemia)–, los argumentos a favor de los beneficios del ayuno para la salud se acumulan prácticamente a diario, reforzando la idea de que puede ser un poderoso reconstituyente para el organismo y ayudar a sanar las células enfermas. «Los cuerpos cetónicos no son solo el combustible que se utiliza durante los períodos de ayuno –escriben Rafael de Cabo, jefe de la Sección de Gerontología Traslacional del Instituto Nacional del Envejecimiento de EE.UU., y Mark Mattson, profesor de neurociencia en la Johns Hopkins University y antiguo jefe del laboratorio de neurociencias del Instituto Nacional del Envejecimiento, en el *New England Journal of Medicine*–, sino que también son potentes moléculas de señalización con importantes efectos sobre las funciones de células y órganos». Gracias en gran parte a estos compuestos milagrosos de alta energía, el cambio metabólico inducido por el ayuno estimula la reparación y la renovación hasta el nivel molecular. Como parte de un estudio sobre los efectos del ayuno en el envejecimiento, De Cabo y Mattson descubrieron las ventajas del ayuno para quienes padecen obesidad y diabetes mellitus, cáncer, enfermedades cardiovasculares, trastornos neurodegenerativos, recuperación postoperatoria, e incluso (basándose en modelos animales) para personas que se preparan para someterse a una intervención quirúrgica: «Los regímenes de ayuno intermitente reducen el daño en los tejidos y mejoran los resultados funcionales de las lesiones traumáticas e isquémicas [debidas a una circulación sanguínea deficiente]. El ayuno preoperatorio reduce el daño en los tejidos, disminuye la inflamación y mejora los resultados de las operaciones quirúrgicas».

En sus trabajos sobre el ayuno, De Cabo y Mattson mencionan el Okinawa Centenarian Study, un estudio realizado por el Ministerio de Asuntos Exteriores japonés para determinar por qué un número tan notable de habitantes de las islas Ryukyu (Okinawa es la mayor de estas islas) viven tantos años. Los habitantes de Okinawa que llevaban un estilo de vida tradicional seguían lo que es esencialmente un régimen de ayuno permanente: una dieta baja en calorías de fuentes pobres en energía pero ricas en nutrientes (muchas verduras de hoja verde y tubérculos amarillos, pequeñas cantidades de pescado y carne). Tenían una tasa de mortalidad sorprendentemente baja en comparación con el resto de Japón. Los tres gerontólogos que dirigieron la investigación señalaron que «las tasas de mortalidad por cardiopatías, cáncer y enfermedades vasculares cerebrales solo alcanzaban entre el 60 y el 70 % de la media japonesa, y la tasa de mortalidad por todas las causas de muerte entre las personas de 60 a 64 años era solo la mitad de la del resto de Japón [...] De manera que la esperanza de vida de la gente mayor es extremadamente larga en Okinawa. La esperanza de vida a partir de los 65 años es la más larga de Japón, y posiblemente del mundo, con 24,1 años para las mujeres y 18,5 años para los hombres». En Okinawa hay entre cuatro y cinco veces más centenarios que en la mayoría de los países industrializados. El truco está en la restricción calórica, incluso hasta el punto de comer con déficit energético: los septuagenarios estudiados de Okinawa comían «aproximadamente un 11 % menos de calorías (unas 1.785 kcal al día) de las que se recomiendan normalmente para mantener el peso corporal». Si el objetivo es envejecer, la restricción calórica a largo plazo, que retrasa el envejecimiento en las poblaciones estudiadas, parece un componente necesario del plan. A medida que la población envejece rápidamente en los países industrializados –se espera que una quinta parte de la población estadounidense tenga más 75 de años en 2040, es decir, más del doble que en 2000, cuando apenas era el 4 % en 1900–, el ayuno en forma de restricción calórica se convertirá sin duda en un tema de gran relevancia.

• • •

Tras las primeras setenta y dos horas sin comer, quienes ayunan dicen sentirse serenos e incluso ligeramente eufóricos. Esto puede desconcertar a los que no han ayunado, que asocian el ayuno con un castigo. Pero hay varias razones por las que esta sensación tiene una base biológica. En la década de 1950 se descubrió que el peristaltismo (contracciones involuntarias del aparato digestivo) inducido por el ayuno hace que el organismo libere grandes cantidades del neurotransmisor serotonina, una molécula señalizadora que actúa inhibiendo la secreción de ácido gástrico. La serotonina, presente en grandes cantidades cuando se tiene una microbiota intestinal rica y diversa, recibe a veces el nombre de «hormona de la felicidad». Unos niveles bajos se han asociado a enfermedades mentales, depresión, problemas de memoria y, en general, a un mal funcionamiento social, así como a Parkinson, síndrome del intestino irritable (SII), problemas de equilibrio, cicatrización lenta, etc.

También se han observado niveles más altos de endocannabinoides en personas que ayunan. Como su nombre indica, la estructura molecular de estos neurotransmisores está estrechamente relacionada con la de sus primos vegetales del cannabis, y su función en el cuerpo es la homeostasis, es decir, el esfuerzo continuado del organismo por mantener todo en equilibrio. El sistema endocannabinoide se descubrió hace poco más de treinta años y su papel en el «subidón del ayuno» no está claro. En la vida diaria, sin embargo, nos ayuda a adaptarnos a los cambios, afectando al estado de ánimo, la memoria, el sueño y la sensibilidad al dolor.

El cóctel de cetonas da para más. La sensación de felicidad se debe al inicio de la cetosis y, en concreto, al cuerpo cetónico beta-hidroxibutirato (BHB). El BHB es una molécula que comparte muchas propiedades con la droga sintética gamma-hidroxibutirato, o GHB, también conocida como «la droga de las violaciones». Las fórmulas químicas del BHB y del GHB son idénticas y contienen el mismo número de átomos. Ambos difieren únicamente en la colocación de un átomo de hidrógeno y otro de oxígeno, y se unen a los mismos receptores reductores de la ansiedad en el cerebro. Esto significa que el ayuno no consiste únicamente en una privación física (¡los ayunadores son hedonistas!), y que puede dar lugar a nuevas formas de satisfacción y, posiblemente, de conocimiento. La búsqueda de visiones en muchas culturas nativas americanas, como los cree, los siksika (pies negros), los nez percé, los anishinabe y los inuit, se hace a partir del ayuno de sueño y comida durante varios días, lo que permite que la cetosis tenga su característico efecto eufórico.

Recientemente, se ha demostrado que las cetonas que alimentan el cerebro causan un aumento del gen que contiene las instrucciones para fabricar BDNF, el factor neurotrópico producido por el cerebro, una molécula de proteína que se encuentra en el cerebro y la médula espinal y que es crucial para todas las conexiones nerviosas. El BDNF es importante para la regeneración celular y está «asociado al fomento de la biogénesis mitocondrial [que mantiene las mitocondrias, las llamadas "centrales de energía de la célula"], la plasticidad sináptica [la capacidad de las neuronas para comunicarse] y la resistencia al estrés celular». También parece actuar como antidepresivo. A medida que aumenta el BDNF, también lo hace el NGF (factor de crecimiento nervioso), lo que ha llevado a algunos científicos a concluir que el ayuno puede recargar el cerebro, un hallazgo corroborado por las legiones de ayunadores convencidos de que abstenerse de comer agudiza sus sentidos. Curiosamente, los niveles bajos de BDNF se han asociado a la anorexia, un hallazgo contraintuitivo que por el momento sigue sin explicación. Los niveles bajos de BDNF también se han relacionado con enfermedades neurodegenerativas como el Alzheimer y el Parkinson, pero todavía no se sabe a ciencia cierta si son la causa de la enfermedad.

Otra causa bioquímica de la relación entre el ayuno, la sensación de bienestar y la agudización de los sentidos parece ser el aumento de los niveles del neuropéptido conocido como orexina-A. La cafeína, el ejercicio y el ayuno aumentan la presencia de orexina-A, que activa el sistema, haciéndonos sentir despiertos y alerta. Unos niveles bajos se asocian con embotamiento, depresión y, en casos extremos, narcolepsia (un trastorno que afecta los patrones habituales del sueño sueño). El bloqueo de la orexina-A se utiliza para combatir el insomnio. En un pequeño estudio del Instituto Nacional de Salud Pública de Japón, diez mujeres ayunaron entre siete y diez días, y todas vieron cómo sus niveles de orexina-A se disparaban al tercer día y se mantenían altos durante todo el ayuno. En otra investigación que tuvo lugar en Arabia Saudí, los niveles de orexina-A de ocho hombres aumentaron durante sus ayunos diarios del Ramadán. La conclusión fue que «estos datos respaldan los resultados de estudios con animales de que el ayuno aumenta el estado de alerta». El estudio animal más destacado sobre la orexina-A indica que el péptido mejora la capacidad cognitiva en primates privados de sueño. A los monos Rhesus se les impidió dormir entre treinta y treinta y seis horas y, como era de esperar, su capacidad para resolver rompecabezas disminuyó; al tomar orexina-A, rindieron con normalidad en tareas de memoria a corto plazo y los escáneres cerebrales mostraron que parecían estar completamente despiertos.

César Chávez, cofundador del sindicato United Farm Workers, era un empedernido ayunador de larga duración. En una conversación con el novelista Peter Matthiessen, describió el inicio de la cetosis como el acceso a una especie de éxtasis clarividente y sobrehumano: «Hacia el tercer o cuarto día –y esto me ha ocurrido siempre que he ayunado–, de repente, experimentas una sensación similar a cuando estás a gran altitud y se te despejan los oídos; del mismo modo, mi mente se despeja, se abre a todo. Después de una larga conversación, por ejemplo, podría repetir palabra por palabra lo que se ha dicho. Esa es una de las sensaciones del ayuno: es hermoso». Lamentablemente, en mi caso, mi memoria nunca mejoró, aunque hacia el tercer día me sentí muy sereno.

• • •

A medida que el cuerpo se queda sin hidratos de carbono que quemar y se produce la cetosis, el tejido adiposo –donde se almacenan muchas toxinas– disminuye, junto con los AGE (productos finales de una glicación avanzada) que las células acumulan por el elevado nivel de azúcar en sangre. Los AGE son moléculas de desecho que surgen en todos los organismos vivos a partir de la reacción de la glucosa con las proteínas y los lípidos (el grupo molecular de las grasas y los ácidos grasos). Un desequilibrio de AGE provoca estrés oxidativo y daña los lípidos y las proteínas de las células, provocando la muerte de las células, inflamación y diversas disfunciones corporales. Los AGE se han asociado al envejecimiento y a enfermedades degenerativas como las cardiopatías, algunos tipos de cáncer y la diabetes.

Si el ayuno continúa y las reservas disponibles se destinan a mantener los órganos esenciales, se descuidan otras funciones rutinarias. La regulación térmica del cuerpo es la primera en perderse: el cuerpo se enfría. La metabolización de los alimentos calienta el cuerpo, y una menor actividad digestiva significa un metabolismo más bajo y, por tanto, menos energía gastada en todo el cuerpo. Se ha comprobado que incluso una restricción calórica limitada reduce la temperatura corporal. Esa disminución de la actividad digestiva provoca la liberación de somatostatina, una hormona que inhibe la acción de *otras* hormonas, como la gastrina, y hace que disminuyan los niveles de ácido estomacal. Realmente es como una secuencia de Fischli y Weiss o una máquina de Rube Goldberg. Es un efecto dominó, pero en el que intervienen de forma simultánea docenas de procesos y cientos de elementos diferentes.

Con más ayuno, el metabolismo del cuerpo se despeña por un precipicio. Como las hormonas tiroideas y los niveles de hierro descienden, el resultado son manos y pies fríos, así como confusión, debilidad general y fatiga. Los latidos pueden ser irregulares. Debido al bajo nivel de azúcar en sangre, es probable que baje la tensión arterial. La frecuencia respiratoria disminuye. La serotonina también cae en picado (después de haber aumentado inicialmente), porque el cerebro obtiene nueva serotonina solo del triptófano, un aminoácido que se encuentra en alimentos como frutos secos, semillas, lácteos, la avena, el chocolate y ciertas carnes.

Si el ayuno es prolongado y estricto, al cabo de unas semanas, cuando el déficit energético es demasiado grande y se agotan las reservas de grasa, todo el organismo empieza a descomponer cualquier proteína disponible en un proceso llamado catabolismo. Como parte del incesante esfuerzo por producir glucosa, tanto el hígado como los riñones pasan a obtenerla de los aminoácidos, los componentes básicos de las proteínas. A medida que la sangre se vuelve más ácida, pueden producirse daños renales y hepáticos, y la acidosis, el gemelo malvado de la cetosis, asoma su fea cabeza. La acidosis se produce cuando se acumulan en el organismo cantidades excesivas de toxinas metabólicas, como la urea y el amoníaco, en forma de subproductos catabólicos. Sus síntomas externos son los opuestos a los de la cetosis: irritabilidad, fatiga, debilidad y depresión. Cuando el BHB, junto con otro cuerpo cetónico, el ácido acetoacético, se acumula en el organismo como resultado de un ayuno prolongado, puede producirse una cetoacidosis, un «trastorno metabólico potencialmente mortal». Los síntomas de la cetoacidosis incluyen dolor abdominal, respiración rápida y superficial, vómitos y deshidratación.

Los pacientes gravemente desnutridos próximos a la muerte suelen desarrollar un fenómeno conocido como el síndrome del pingüino rey, llamado así por los polluelos de pingüino rey, que durante los meses de invierno pueden aguantar cinco meses o más sin comer –un tiempo récord– mientras esperan el regreso de sus padres. Pueden experimentar un descenso del 70 % de su masa corporal. En el momento en que se diagnostica el síndrome del pingüino rey, el cuerpo se está muriendo de lo que técnicamente se conoce como *caquexia* –síndrome de desgaste general causado por la inanición–, pero paradójicamente ocurre un aumento de lo que se conoce como «gasto energético en reposo», es decir, de la cantidad de calorías que quema el cuerpo mientras está en reposo. La proteína tiene que venir de alguna parte, y sin el suministro de las reservas de grasa o de una fuente externa, se produce lo que la crítica de alimentos Ligaya Mishan ha llamado «el crimen más crimen de todos los crímenes»: el cuerpo, en efecto, se canibaliza a sí mismo, alimentándose de la proteína de sus propios músculos, incluido el corazón, y consumiéndose. Hay que sacrificarlo todo para que el cerebro siga funcionando. Al final se produce la muerte, a menudo por paro cardíaco.

• • •

Gran parte de lo que sabemos sobre los efectos de una inanición prolongada y total en los seres humanos procede de un extraordinario documento que fue sacado clandestinamente del gueto de Varsovia en 1942, recopilado por un heroico equipo de veintiocho médicos judíos que trabajaban en condiciones inimaginables. Traducido al inglés como *Hunger Disease* (enfermedad del hambre), documenta los efectos de la falta de comida con precisión y cierta licencia literaria. En el proceso de inanición distinguen tres etapas. La primera, cuando desaparece la grasa sobrante, es descrita como «una reminiscencia de la época anterior a la guerra, cuando la gente iba a Marienbad, Karlsbad o Vichy para una cura de salud y volvía con un aspecto más joven y sintiéndose mejor». Pero con el tiempo, si no se interrumpe la malnutrición, se entra en la segunda fase: «Poco a poco la juventud se agota y los jóvenes se convierten en ancianos marchitos». Finalmente, «como una vela de cera que se derrite», los pacientes entran en la fase terminal, la tercera. ¿Cuál es el tiempo máximo que puede pasar un ser humano sin alimentarse? Por supuesto, depende de cada persona, pero sin comida ni agua la mayoría de las personas muere en pocos días. Con apoyo y vigilancia, algunos pueden aguantar bastante más:

la huelga de hambre más larga de la que se tiene constancia duró noventa y cuatro días. La llevaron a la práctica republicanos irlandeses presos en la cárcel del condado de Cork en 1920, con la ayuda de pequeñas ingestas de agua azucarada. Pasado ese tiempo, tras la muerte de varios miembros de su grupo, pusieron fin a la huelga a instancias de sus dirigentes. En 2020, la abogada turca Ebru Timtik, en huelga de hambre para exigir un juicio justo, sobrevivió 238 días a base de agua y vitaminas antes de expirar.

• • •

Para los que mantenemos un ayuno moderado a lo largo del tiempo (como la restricción calórica) y dejamos de ayunar mucho antes del colapso orgánico, la iniciación de la gluconeogénesis –el proceso descrito anteriormente, en el que se forma glucosa en el cuerpo sin carbohidratos mediante los esfuerzos combinados del páncreas y el hígado– puede ayudar a la desintoxicación del organismo. Aparte de experimentar una mejora del estado de ánimo, muchas personas que restringen la ingesta de alimentos evitando la desnutrición afirman tener más energía y también más fuerza y resistencia. Los cambios iniciados por la restricción calórica (RC) siguen su propia serie de procesos muy complejos. A nivel molecular, interviene un revoltijo de nucleótidos, enzimas sensibles a la disponibilidad de combustible (proteínas que permiten las reacciones bioquímicas en nuestro cuerpo que producen energía, también conocidas como procesos metabólicos) y coenzimas, que se conocen comúnmente en la comunidad médica por una verdadera sopa de letras: entre ellos, ADP, AMP, ATP, NAD y NMN.

Para obtener un beneficio casi inmediato de la RC a nivel físico ni siquiera parece necesario prolongar el esfuerzo. Un estudio dirigido por De Cabo, del National Institute on Aging, señala que puede producirse una respuesta celular adaptativa con solo «unas horas de ayuno». Las adaptaciones beneficiosas pueden medirse en la proporción cambiante de ciertos compuestos orgánicos en el organismo, junto con otros cambios que desencadenan la reparación celular y bloquean los procesos anabólicos. Un desfile interminable de personas influyentes pregonan ahora las ventajas para la salud de la RC. Se presenta en múltiples formas, como el ayuno de días alternos, la ingesta solo en unos determinados momentos y la restricción calórica propiamente dicha, cada una de las cuales tiene sus defensores.

Una etapa importante de cualquier ayuno es su final. Cuanto más prolongado sea el ayuno, con más cuidado debe gestionarse la salida de la experiencia. Salir de un ayuno prolongado puede ser peligroso y, si no se hace con cuidado, puede provocar una afección potencialmente mortal conocida como «síndrome de realimentación». Tras un período de desnutrición, la reanudación brusca de una ingesta normal de calorías, o –peor aún– una ingesta brusca y excesiva para compensar el ayuno, puede provocar un desequilibrio de fluidos y electrolitos. Los electrolitos son micronutrientes minerales como el sodio, el potasio, el cloruro, el calcio y el magnesio, cruciales para el funcionamiento normal del organismo. Durante un ayuno, los procesos metabólicos pueden disminuir hasta en un 25 %, y las necesidades del organismo de estos electrolitos disminuyen junto con su disponibilidad. Las mediciones en la sangre pueden seguir siendo normales, porque algunos nutrientes permanecen dentro de las células sanguíneas. Cuando comienza la realimentación y el metabolismo se acelera hasta alcanzar niveles normales, la insulina entra a raudales en el organismo. La insulina, que ayuda a procesar las grasas y las proteínas, requiere algunos de estos nutrientes y estimula la absorción de otros, y el resultado es que el suministro de estos electrolitos esenciales se reduce aún más. Las consecuencias pueden ser catastróficas.

Los síntomas del síndrome de realimentación no están universalmente aceptados, pero pueden incluir visión doble, náuseas, dificultad para respirar, tensión arterial anormalmente baja, convulsiones y otros. Sin embargo, el síndrome no es difícil de evitar. Las recomendaciones para una vuelta segura al mundo del no ayuno varían y dependen de la rapidez y la duración del ayuno, pero la mayoría de los investigadores recomiendan una transición gradual a la dieta anterior al ayuno, que a veces puede durar una semana o más. Se debe empezar por comer alimentos fáciles de digerir y ligeros en fibra, azúcar y grasa, como frutos secos, alimentos fermentados (como el yogur) y sopas ligeras.

El ayuno intermitente –alternar varios días ayunando con varios días de descanso– o el ayuno parcial durante períodos prolongados, como ocurre durante el mes de Ramadán o los cuarenta días de Cuaresma, rara vez se ha asociado a efectos negativos. Numerosos estudios han demostrado que los efectos que se producen (disminución del peso corporal, fatiga) no son duraderos. Durante el Ramadán, el noveno mes del calendario islámico, los musulmanes observantes se abstienen de comer y beber desde el amanecer hasta el anochecer. Dependiendo de dónde se encuentre el musulmán que ayuna y de la época del año en que se celebre el Ramadán, el período de ayuno diario puede llegar a ser de dieciocho horas (el Ramadán se adelanta unos once días cada año y puede tener lugar en cualquier estación). Las investigaciones indican que el rendimiento de los deportistas profesionales que siguen dietas como estas no se ha visto afectado o, en todo caso, mínimamente; por ejemplo, un estudio de futbolistas musulmanes de la Liga Rusa concluyó que ayunar durante el Ramadán «no tuvo ninguna influencia negativa en la capacidad de correr de los futbolistas profesionales musulmanes durante los partidos diurnos». Otros estudios indican que el ayuno del Ramadán tiene un impacto negativo mínimo, y nunca duradero, incluso en niños en edad de crecimiento: un artículo de 2014 detallaba las experiencias de dieciocho chicos tunecinos que participaban en su primer Ramadán. Los investigadores descubrieron que, aunque la resistencia de los adolescentes disminuía durante el ayuno, la «actividad física explosiva a corto plazo» permanecía inalterada. Estos y otros estudios existentes sobre el ayuno humano son limitados, y las personas que se planteen un ayuno prolongado deben tener en cuenta que en los casos anteriores se trataba de atletas profesionales, por un lado, y de los cuerpos maleables de adolescentes, por otro.

El ayuno intermitente parece tener muchas ventajas. Por extraño que parezca, la pérdida de peso no se encuentra entre ellas, debido principalmente a la tendencia natural del cuerpo a volver a un mismo nivel de peso. La reducción de la ingesta de alimentos provoca ciertamente una pérdida de peso –con menos calorías, el cuerpo recurre a sus propias reservas–, pero si se observa a lo largo del tiempo, no solo la mitad de la pérdida se produce en el primer mes (y además «entre una cuarta y una tercera parte proceden del tejido muscular»), sino que no se mantiene. Al menos dos importantes estudios relativamente recientes lo corroboran. Un estudio de tres meses de duración de la University of California en 2019, aunque no definitivo, no observó ninguna diferencia estadísticamente significativa en la pérdida de peso de los ayunadores intermitentes y de los participantes que mantuvieron su dieta habitual. Los resultados de un estudio de un año de duración en 2022, publicado en el *New England Journal of Medicine*, en el que participaron 139 pacientes de Guangzhou (China), mostraron conclusiones similares. Los participantes asignados aleatoriamente a un plan de ayuno intermitente tuvieron cambios de peso insignificantes («ningún beneficio en la pérdida de peso») frente a los participantes que se limitaron a seguir la dieta habitual. Un seguimiento realizado un año después confirmó los resultados iniciales. Los científicos chinos también observaron que los ayunantes intermitentes tampoco disfrutaban de ventajas en términos de otros factores de riesgo, como la presión arterial, la sensibilidad a la insulina y los niveles de glucosa en sangre. De hecho, los ayunadores intermitentes pueden ser más propensos que la mayoría de nosotros a sufrir trastornos alimentarios. En un estudio reciente realizado en EE. UU. con 44 mujeres y 20 hombres, «los hombres y mujeres que practicaban el ayuno intermitente puntuaban significativamente por encima de los valores de la comunidad en todas las subescalas del Eating Disorder Examination Questionnaire» (un cuestionario desarrollado por el Departamento de Ciencias Médicas de la Oxford University), con casi un tercio de los participantes «en o por encima del punto de corte clínico del cuestionario». Lo cierto es que la mayoría de las personas que utilizan el ayuno intermitente como herramienta para adelgazar recuperan su peso en un plazo de cinco años.

Las tasas de obesidad se han disparado desde el año 2000 y siguen subiendo, según el grupo de defensa de la política sanitaria Trust for America's Health. Pero cada vez son más los movimientos contrarios a las dietas, como el de la «alimentación intuitiva», que sostienen que la abultada industria dietética –cuyos ingresos anuales, según el *Wall Street Journal,* ascienden a 76.000 millones de dólares– debe ser condenada por racista y sexista. La doctora Sabrina Strings, profesora de sociología de la University of California en Irvine, expone elocuentemente este argumento en su libro *Fearing the Black Body* (2019).

La mayoría de las dietas son ineficaces. Lo único que consiguen es que la gente se obsesione más con la comida y siga un ciclo infeliz de atracones y hambre, y que las personas que hacen dieta se vean sometidas a una montaña rusa agotadora y poco saludable de engordar y adelgazar. Se ha demostrado que esta secuencia de altibajos somete al organismo a todo tipo de tensiones debilitantes, sobre todo al hígado, debido al trabajo extra que supone el ayuno. El corazón también puede estar en peligro: un estudio de la American Heart Association realizado en 2019 con 485 mujeres demostró que las que tenían antecedentes de fluctuación de peso eran mucho más propensas a sufrir enfermedades cardiacas. Cuantos más episodios del «yoyó de pérdida de peso», más factores de riesgo se acumulaban. La autora principal del estudio, la doctora Brooke Aggarwal, catedrática de Ciencias Médicas de la Columbia University, afirmó: «Alcanzar un peso saludable suele recomendarse porque es sano para el corazón, pero mantener una pérdida de peso es difícil y las fluctuaciones de peso pueden dificultar una buena salud cardiovascular». Y también se ha documentado un desequilibrio de la serotonina –el neurotransmisor que ayuda a regular el estado de ánimo e interviene en la saciedad y el sueño– en las personas que ayunan durante mucho tiempo: «Si usted viniera y me preguntara: "Doctor, dígame cómo puedo estropear mi sistema de serotonina", yo le diría: "Haga una dieta intensa, ayune durante mucho tiempo"», me dijo el doctor Howard Steiger, director del Programa de Trastornos Alimentarios del Douglas Mental Health University Institute y catedrático de Psiquiatría en la Universidad McGill. «Hay una conexión muy clara entre la restricción calórica y la disminución de la actividad cerebral de la serotonina».

Ayunar para adelgazar es una mala idea, y ayunar para mejorar la salud no es nada seguro. Las diferencias genéticas determinan, junto con la estatura y gran parte de nuestro comportamiento, entre el 40 y el 80 % de nuestro índice de masa corporal. Un conjunto de circuitos reguladores neuronales que responden a nuestro entorno y a nuestra genética, nos hace comer más o menos –y, en general, nos empuja a comer demasiado–. Si esto es así, cabe preguntarse por qué ha aumentado la tasa de obesidad a lo largo de los años. Una de las razones podría ser la enorme disponibilidad de comida. El neurobiólogo Stephan Guyenet cita al Food Marketing Institute para afirmar que en 1980 había una media de 15.000 productos en las tiendas y 44.000 una década después. Es de suponer que ahora la cifra es mucho mayor. Entra en juego justo lo contrario de lo que los conductistas llaman «saciedad sensorial específica», que describe cómo nuestra atracción por un alimento disminuye a medida que tenemos acceso a más cantidad del mismo: resulta que nos sentimos llenos después de comer un determinado alimento pero experimentamos el deseo de comer más cuando se nos presenta algo nuevo. El mismo principio explica tanto por qué llenamos al máximo nuestros platos en los bufés como por qué nos cuesta tanto limitar nuestras compras por Internet. Es la tiranía de poder elegir. Cuando nos enfrentamos a una variedad de cosas, las queremos todas. Y sustituir una cosa por otra rara vez funciona. Kima Cargill, una de las analistas del consumo más sagaces, relata en *The Psychology of Overeating* cómo no nos sirve de nada cambiar, por ejemplo, de la Coca-cola normal a la Coca-cola *light*. Los estudios demuestran que pasarse a las bebidas dietéticas suele llevarnos a compensar en otras partes de nuestra dieta, es como hacer «un pacto con el diablo», como dice ella. Investigaciones recientes indican que «los edulcorantes artificiales pueden en realidad hacer aumentar la ingesta calórica de otras fuentes».

●　●　●

Aunque no ayude a perder peso de manera permanente, el ayuno ocasional se ha descrito como un entrenamiento para nuestras células, al obligarlas a adaptarse a circunstancias cambiantes. Numerosas investigaciones asocian el ayuno con la mejora de la forma física y la capacidad cognitiva. Aunque afirmar que el ayuno sea una panacea es irresponsable y carece de fundamento, para una persona con una buena salud el ayuno parece mejorar muchos aspectos del organismo, ayudando a proteger contra el cáncer, la neurodegeneración, la diabetes y otros problemas. Puede que vivamos más comiendo menos –la obesidad suele asociarse a riesgos para la salud como la diabetes, la hipertensión, el cáncer y diversos problemas cardiovasculares (la primera causa de muerte en todo el mundo)–, pero no necesariamente mejor. Un estudio realizado en 2014 por el USC Longevity Institute en Davis, California, comprobó que el ayuno prolongado sirve tanto para fortalecer el sistema inmunológico como para protegerlo. Por ello quizás los pacientes con cáncer, que con frecuencia sufren daños en el sistema inmunológico como resultado secundario de la quimioterapia, podrían beneficiarse de ayunar en lugar de seguir el consejo habitual de «aumentar de peso». El estudio descubrió que, como el número de glóbulos blancos disminuye durante un ayuno prolongado, ciertas células madre se activan desde su estado latente y empiezan a regenerar células del sistema inmunitario. Es como si una parte de todo el sistema inmunitario se pusiera en marcha.

Varios estudios posteriores se han centrado en el efecto sobre las células cancerosas del ayuno en combinación con la quimioterapia: esencialmente de la eficacia de curar el cáncer matándolo de hambre. Investigadores italianos, por ejemplo, han confirmado que la inanición de corta duración protege a las células normales, pero debilita diversos tipos de células cancerosas, lo que abre posibilidades de tratamiento. Esta vulnerabilidad inducida de las células cancerosas se debe al descenso del trifosfato de adenosina (ATP), una molécula presente en todas las células vivas. La mayoría de las células cancerosas dependen del ATP para su sustento. El ATP obtiene energía de los alimentos y la transmite a otros procesos celulares. Mientras que la mayor parte del combustible de las células normales –la síntesis de ATP a partir de la glucosa– implica el consumo de oxígeno, la mayoría de las células cancerosas dependen de un proceso sin oxígeno para crear ATP, un fenómeno conocido como «efecto Warburg».

Otto Warburg fue un peculiar fisiólogo que ganó el Premio Nobel en 1931 por su descubrimiento de la enzima respiratoria celular. Ese mismo año fue nombrado director del Instituto Kaiser Wilhelm de Fisiología Celular de Berlín, poco antes de que los nazis subieran al poder. Warburg planteó la hipótesis de que los daños en las mitocondrias de las células provocan una respiración celular insuficiente, lo que favorece el crecimiento de tumores cancerosos. El complicado e intrincado proceso fue descifrado por Warburg, quien también era complicado: brillante, homosexual, nacido en una de las familias judías más arraigadas de Alemania, y que sorprendentemente consiguió continuar con su trabajo (y su estilo de vida) bajo el régimen nazi.

Una de las muchas obsesiones de Hitler era el cáncer, y la convicción de Warburg de que el cáncer tenía raíces dietéticas y no genéticas hizo que se pasaran por alto su condición de judío y sus preferencias sexuales: la querida madre de Hitler, Klara, había muerto de cáncer de mama a la edad de cuarenta y siete años, y por razones obvias Hitler abrazó la idea de que el cáncer no era el resultado de una ascendencia degenerada. En aquella época se pensaba en el cáncer como una enfermedad que de algún modo era «sucia», al mismo nivel que una enfermedad de transmisión sexual. Era vergonzoso haber contraído un cáncer, como escribió Barbara Ehrenreich en *Harper's*

Magazine. En el caso del cáncer de mama, era «un secreto espantoso, soportado en silencio y descrito en los obituarios como una "larga enfermedad"». A pesar de estar vigilado por la Gestapo, Warburg permaneció al frente de su instituto mientras duró la Segunda Guerra Mundial. Se concentró diligentemente en su trabajo incluso cuando sus familiares, colegas y amigos se exiliaban o eran aniquilados.

Una característica propia de los carcinomas es el crecimiento celular descontrolado, por lo que un descenso del ATP priva a las células cancerosas de combustible y las hace más débiles ante el tratamiento. Este estado, en el que las células normales están protegidas pero las cancerosas debilitadas por un ayuno de corta duración, se conoce como «efecto anti-Warburg». En el caso de ciertos tumores cerebrales especialmente virulentos, por ejemplo, se ha demostrado que el efecto anti-Warburg ayuda en la «terapia de diferenciación», que busca transformar las células cancerosas letales en células inofensivas. El ayuno suprime con más motivo el crecimiento de nuevas células cancerosas al reparar las mitocondrias, aumentar el consumo de oxígeno y restablecer el metabolismo. También se ha sugerido que las consecuencias del ayuno pueden tener efectos beneficiosos «no solo por lo que respecta al cáncer, sino también a otras células enfermas».

• • •

A medida que el ayuno avanza y el metabolismo se ralentiza, la producción de radicales libres —subproductos moleculares del proceso mitocondrial normal que extrae energía de los nutrientes y produce ATP— también disminuye. Los radicales libres son moléculas con un electrón no apareado. Este electrón «libre» hace que las moléculas sean altamente reactivas, funcionando de forma parecida a como lo hace el óxido en el hierro: al captar un electrón de otros compuestos con los que entran en contacto, provocan grandes reacciones químicas en cadena y se convierten en agentes de corrosión u oxidación. Al igual que la radiación de baja intensidad y el plomo, los radicales libres se van acumulando en el organismo, provocando problemas como la formación de grasa en las arterias (aterogénesis). Durante años, los radicales libres se han considerado el principal motor del envejecimiento debido a su implacable ataque a las mitocondrias y otros componentes celulares como los lípidos, las proteínas y el ADN.

En experimentos con animales a los que se limitaba la ingesta de alimentos, parecía revelarse un triunvirato prometedor: al ralentizarse el metabolismo, disminuía la producción de radicales libres y se prolongaba la vida.

• • •

Los genes son una secuencia de moléculas orgánicas (nucleótidos) que constituyen segmentos de la codificación del organismo, y en los seres humanos son aproximadamente veintitrés mil. Gracias a lo que se suele llamar «el genoma dentro del metagenoma» que nos proporciona el microbioma, podemos recurrir a una biblioteca de hasta tres millones y medio de genes. Contenemos galaxias interiores que nos superan en número, aunque quizá seamos mucho mayores de lo que podemos imaginar, al menos genéticamente. Apenas estamos empezando a conocer sus interacciones y las consecuencias sobre nuestro organismo. El equilibrio molecular en el interior del cuerpo es como un balancín: cuando el ayuno hace descender los niveles de ATP, la actividad de las sirtuinas –los genes que desempeñan un papel central en la regulación de la salud celular del organismo– aumenta. Las sirtuinas, una familia de siete proteínas de señalización, se descubrieron por primera vez en la década de 1970 en levaduras como «represores de transcripción» –bloqueando los procesos por los que las células copian la información genética–. Desde entonces se ha observado en bacterias y otros animales, incluidos los seres humanos. Están presentes en las mitocondrias, el núcleo y el citoplasma de muchas células vivas, y actúan modificando la forma en que otras proteínas se unen al ADN. A principios de la década de 1990, se descubrió que la primera sirtuina descubierta, la SIR2, prolongaba la vida de las células de levadura. Sin SIR2, las células de levadura morían más rápidamente. Con más SIR2, las células de levadura vivían mucho más tiempo.

Desde entonces, se han escrito miles de artículos de investigación sobre estas famosas proteínas y se ha dado mucha publicidad a su posible papel en la prolongación de la vida humana. Aunque los resultados son esperanzadores, aún está por aclarar su relación con el ser humano. Lo que funciona en un hongo unicelular como la levadura puede no funcionar igual en los humanos. Por supuesto, las empresas activas en el ámbito de la salud se apresuraron a promocionar las virtudes de los suplementos antienvejecimiento que aumentan los niveles de sirtuina en el organismo. En el momento de escribir estas líneas, se puede comprar un «suministro para un año» (nadie está seguro de qué es lo que eso significa) por solo 480 dólares. A ese precio, la inmortalidad resulta barata. Pero, finalmente, lo único que se ha documentado con certeza es que las sirtuinas están asociadas con un estilo de vida saludable en los seres humanos: ayudan a reducir la inflamación, aumentan la regeneración y, básicamente, combaten todos los aspectos familiares del deterioro físico, desde el Alzheimer hasta la pérdida del equilibrio. Y aumentan con el ayuno.

• • •

En la primera mitad del siglo XX, las dos guerras mundiales intensificaron el interés científico por las consecuencias de una dieta óptima, y por las consecuencias de la falta de una nutrición adecuada. ¿Qué debían comer los soldados para combatir con la máxima eficacia? ¿Qué era lo menos que podían consumir antes de que disminuyera su tiempo de reacción? Dos científicos estadounidenses fueron pioneros en este campo, pero casi nunca se les cita en el mismo contexto porque, aunque estudiaron fenómenos estrechamente relacionados, tenían objetivos dispares. Clive M. McCay, profesor de cría de animales en la Cornell University en la década de 1930, y Ancel B. Keys, fisiólogo vinculado a la University of Minnesota durante la Segunda Guerra Mundial, se ocuparon del ayuno prolongado. Pero Keys se centró en las dietas extremas, o semiinanición, mientras que McCay estaba interesado en una relación mucho más suave, lo que él llamaba «crecimiento muy lento», y que acabó conociéndose como «restricción calórica».

Los experimentos de Clive McCay con ratas impulsaron el campo de la Gerontología cuando, tras años de investigación, el nutricionista llegó a la conclusión de que las ratas alimentadas con una dieta baja en calorías, aunque rica en vitaminas y minerales, vivían más tiempo, en algunos casos hasta un 60 % más. Las investigaciones anteriores habían ignorado el elemento crucial de la carencia de nutrientes. Setenta y cinco años después de que las conclusiones de McCay se dieran a conocer a la comunidad científica en un artículo de 1935 titulado «The Effect of Retarded Growth upon the Length of Life Span and upon the Ultimate Body Size», los investigadores observaron que «no se puede exagerar la importancia de esta publicación en la investigación en nutrición y envejecimiento [...] si bien la restricción dietética sigue siendo el único método no genético que alarga la vida en todas las especies estudiadas».

La gran idea de McCay era que el cuerpo se quema a sí mismo con grandes cantidades de comida, y que una dieta que proporcione un mínimo de calorías –acompañada de abundantes nutrientes de origen vegetal– puede prolongar la esperanza de vida de forma significativa. Tanto la esperanza de vida media como la máxima (la de los miembros más longevos del grupo) de sus sujetos experimentales aumentaron de forma sostenida. Como escribió en *Scientific American* el doctor Richard Weindruch, profesor de Medicina de la University of Wisconsin:

Este último resultado significa que la restricción calórica altera algún proceso básico del envejecimiento. Cualquier cosa que evite la muerte prematura, como la causada por una enfermedad prevenible o tratable o por un accidente, aumentará la esperanza media de vida de una población. Pero hay que ralentizar realmente el ritmo de envejecimiento para que los individuos más resistentes superen el máximo existente.

Esta capacidad de retrasar el envejecimiento en determinadas circunstancias –la capacidad del metabolismo de detenerse parcialmente hasta que vuelvan tiempos mejores– equivale a una hibernación a escala reducida. Tiene sentido desde una perspectiva evolutiva: con la reaparición de alimentos abundantes, el proceso reproductivo puede reanudarse al amparo de una alimentación «normal». McCay también abordó el impacto de la desnutrición en el crecimiento. Para disgusto de millones de marineros durante la Segunda Guerra Mundial, sus principios se pusieron más tarde en práctica en el Departamento de Marina, donde dirigió investigaciones sobre alimentación y nutrición.

• • •

Ancel Keys fue un aventurero trotamundos, pero su fama se debe en gran parte a que ideó las raciones de combate (conocidas como «raciones K», probablemente en su honor) para el ejército estadounidense y posteriormente dirigió el «Experimento de inanición de Minnesota» de 1944 a 1945. Sus intereses eran más extremos que los de McCay, ya que experimentaba directamente con seres humanos en lugar de con las desventuradas ratas de McCay. Durante seis meses, a los que se añadían tres de preparación y tres de recuperación, Keys experimentó con tres docenas de voluntarios, todos ellos objetores de conciencia a la guerra.

La investigación de Keys fue supervisada y parcialmente financiada por el Departamento del Ejército. Reclutó a sus sujetos apelando a su patriotismo y argumentando que el experimento beneficiaría a los millones de hambrientos de Europa, aunque nunca se aclaró cómo. El Ejército estaba, por supuesto, muy interesado en lo que pudiera ocurrir: era esencial saber el nivel de nutrición que necesitaba un combatiente para ser un soldado eficaz. Los sujetos empezaron con 3.500 calorías al día, comiendo cosas como carne asada, puré de patatas y helado, y luego bajaron a una media de 1.570 calorías al día, una dieta de semiinanición. (Las *Guías Alimentarias para los Estadounidenses* del USDA recomiendan hoy 2.400 calorías al día para los hombres de entre diecinueve y treinta años.) En esta fase, los voluntarios se alimentaban con menús diseñados para imitar las condiciones de la guerra en Europa, a base de col y patatas.

Los sujetos de Keys luchaban contra su deseo, cada vez más intenso y prolongado, de comer más: algunos robaban comida a escondidas, otros llegaban a lamer sus platos y varios abandonaban el estudio aquejados de un hambre imperiosa. Los sujetos se obsesionaron con la comida: pensaban y soñaban con ella. De poco más podían hablar entre ellos y con los investigadores. De media, su peso descendió un 25 % (que era el objetivo del estudio) y, con el paso de las semanas, la mayoría de los voluntarios se desmoralizaron, sufrieron desorientación y ansiedad; muchos de ellos acabaron con depresión clínica. Desarrollaron hábitos obsesivos, como mascar chicle y fumar cigarrillos. Su pulso, temperatura corporal y reflejos disminuyeron. También lo hizo su equilibrio mental, y en ocasiones su misma capacidad cognitiva. Un hombre se cortó tres dedos con un hacha para que le eximieran del experimento. En la cama del hospital, avergonzado por sus actos, suplicó a Keys que le permitiera volver al programa. Keys accedió magnánimamente. Pero mientras la moral de los hombres caía precipitadamente, sus capacidades intelectuales parecían no verse afectadas. «No se observó ninguna pérdida objetiva de la capacidad intelectual ni fallos en la memoria o la lógica», y algunos de los participantes en el estudio mantuvieron sus obligaciones académicas durante el experimento.

Como alguien que ha observado ayunos más absolutos aunque mucho más cortos y, por tanto, mucho menos duros, el régimen me parece una tortura, el ejemplo de un investigador con una idea fija que explota la ingenuidad de los voluntarios a participar en el experimento. Muchos de estos voluntarios habían sido acusados de cobardía por negarse a tomar las armas y sin duda estaban ansiosos por demostrar su hombría. En un ayuno tradicional, la curva de aprendizaje es muy vertical. Para la mayoría de la gente, los primeros días son difíciles, pero una vez superada la marca de los tres días, las cetonas empiezan a hacer efecto y surge cierta sensación de serenidad. Y nunca se insistirá lo suficiente en la importancia de la voluntad del individuo. El ayuno es una oportunidad para afirmar el control sobre el propio cuerpo. Keys obligó a sus sujetos a renunciar a su capacidad de decidir: aunque, por supuesto, podrían haber abandonado el programa –y varios lo hicieron–, lo habrían hecho sabiendo que habían fracasado en una prueba de resistencia que habían aceptado emprender por el bien de las masas hambrientas. Aunque Keys experimentó con voluntarios, se basó en su sentimiento de culpa para convertir el ayuno en una prueba de hombría y en una oportunidad para sufrir un martirio patriótico alternativo.

El experimento de Keys no presta atención a los efectos beneficiosos del ayuno controlado observados por McCay e innumerables practicantes e investigadores. En la primera mitad del experimento, los resultados más notables de la disminución de calorías fueron debilidad, fatiga y confusión. Indicios de una mayor tranquilidad, la energía, etc., no aparecen por ninguna parte en sus relatos, sin duda porque se habían ido diluyendo bajo el peso de semanas de inanición. La depresión aumentó junto con la duración del experimento, y solo se alivió en la fase de rehabilitación, cuando las puntuaciones de las pruebas de mejora del estado de ánimo resultaron correlacionadas con las calorías recibidas. Gran parte de la explicación de este resultado puede deberse a que el proyecto de Minnesota funcionó casi como un castigo sustitutivo para los objetores de conciencia, un castigo que los estadounidenses de la Segunda Guerra Mundial pensaban que merecían y quizás un castigo que los propios sujetos creían que merecían. Durante cualquier guerra, y especialmente durante una conflagración mundial tras un ataque a Estados Unidos, los objetores de conciencia suelen tacharse de despreciables y, por tanto, prescindibles en un contexto de laboratorio. Apenas cuarenta y dos mil estadounidenses fueron objetores de conciencia en la Segunda Guerra Mundial, frente a los dieciséis millones que se unieron a la lucha:

> A medida que la guerra continuaba, estos objetores de conciencia estaban cada vez más inquietos. En una historia oral recopilada posteriormente, un hombre se quejaba: «¡Dios mío, hablas de plantar árboles y el mundo está en llamas!». Otro recordaba: «Esto es lo que más me molestó: la sensación de no compartir el destino de tu generación, sino de ir a remolque de todo eso; no te sentías parte de nada importante con lo que hacías».

Los sujetos experimentales de Minnesota sentían que estaban realizando un sacrificio, privándose de las rutinas normales. Sufrir era sinónimo de ser útil. Bajo el disfraz de la ciencia, el ayuno se convirtió una vez más en mortificación de la carne. Casi sesenta años después de que terminara el proyecto de Keys, se localizaron a diecinueve de los treinta y seis participantes originales. Aunque muchas de las conclusiones del informe de 2018 pueden atribuirse a las características de los objetores de conciencia y no a las consecuencias del ayuno a largo plazo, resultó que los diecinueve tenían un buen nivel de educación y que se habían recuperado completamente de su terrible experiencia. Se llegó a la conclusión de que «aquella restricción alimentaria severa voluntaria durante seis meses no había tenido efectos adversos ni físicos, ni cognitivos ni emocionales, a pesar del importante sufrimiento individual durante el experimento [...] Todos los participantes acabaron llevando vidas interesantes y productivas, lo que quizá no sea una sorpresa teniendo en cuenta su participación voluntaria como objetores de conciencia y los criterios originales de selección de sujetos física y psicológicamente sanos».

• • •

Uno de los primeros investigadores de la restricción calórica sigue siendo uno de los más conocidos. El doctor Roy Walford fue durante mucho tiempo un defensor de comer con sentido. Fue justo después de la Segunda Guerra Mundial cuando empezó a considerar los beneficios del ayuno para la salud, sintiendo que estaba ligado inextricablemente al activismo progresista. Conocí a Walford cuando, como editor, publiqué dos libros suyos. Aunque sus libros anteriores habían sido publicados por la mayor editorial del país, cuando se acercó a mi pequeña editorial independiente era considerado un extremista y un renegado. Estoy seguro de que acudió a nosotros porque las grandes editoriales lo habían rechazado. Al igual que Timothy Leary −otro investigador de gran pedigrí que exploró lo alternativo y se comprometió personalmente con su investigación experimentando consigo mismo−, Walford aceptó el rechazo de los científicos más convencionales y sufrió por ello.

Walford empezó a trabajar a partir de las investigaciones de Clive McCay. Licenciado por la Facultad de Medicina de la University of Chicago y profesor de Pediatría en la Facultad de Medicina de la UCLA, Walford era un hombre delgado y afable con un aire de serenidad perpetua. Con su calva, su voz grave y sus amonestaciones suaves pero firmes para que adoptásemos maneras de consumir más conscientes, parecía tener los rasgos de un monje budista. Esa presencia discreta ocultaba un espíritu libre que a veces era contrario a sus declaraciones públicas: después de licenciarse en Medicina, junto con su amigo el matemático Albert Hibbs (más tarde coautor, con Richard Feynman, del libro de texto *Quantum Mechanics and Path Integrals*), analizó los patrones de las ruletas en Reno, Nevada, y ganó suficiente dinero para comprarse un yate. Después de que en diciembre de 1949 la revista *Life* publicase un reportaje sobre Walford y Hibbs, los casinos les prohibieron la entrada y además cambiaron el funcionamiento de las ruletas. Walford emprendió entonces viajes en solitario por África y la India, que intensificaron su interés por enfoques no occidentales y alternativos de la espiritualidad. Una vez convertido en un científico respetado, fue nombrado maestro de ceremonias de una convención médica, que culminó con su permanencia en silencio en el escenario durante diez minutos ante cientos de patólogos perplejos, como si fuera un homenaje a John Cage.

Walford conoció la obra de McCay al principio de su carrera y empezó a escribir sobre restricción calórica en la década de 1950. Sus teorías sobre los beneficios de comer menos se pusieron en práctica en Biosfera 2 unos cuarenta años después. Biosfera 2 fue el enorme experimento en Arizona que funcionó más o menos como un entorno autónomo durante dos años. Malogrado desde el principio, empezando por su apelativo –se suponía que el planeta era la «Biosfera 1»–, el proyecto estuvo plagado de un exceso de pseudociencia y de mercantilismo. No obstante, produjo algunos datos valiosos para los estudiantes de la RC. Aunque no consiguió generar suficiente oxígeno y alimentos para sus ocho participantes y, por tanto, funcionar como un minimundo verdaderamente independiente, la escasez involuntaria de alimentos hizo que se convirtiera en un laboratorio estrictamente supervisado de los efectos de una restricción calórica severa a largo plazo en ocho hombres y mujeres sanos. Esos resultados nunca han sido refutados, y décadas después siguen siendo citados por los investigadores.

A sus sesenta y siete años, Walford era el miembro de más edad del grupo. Él documentó el ayuno imprevisto, que pronto limitó a los biosféricos a unas 1.750 calorías al día, tres cuartas partes de lo previsto inicialmente. El índice de masa corporal de los hombres y las mujeres del equipo Biosphere descendió a 20 (considerado el límite de la normalidad; menos de 18,5 es poco peso, según los Centros para el Control de Enfermedades de EE.UU.). «Sus niveles de presión arterial, azúcar en sangre, colesterol y triglicéridos descendieron al menos un 20 % hasta niveles extremadamente saludables. Los miembros del equipo también demostraron tener una mayor capacidad para combatir enfermedades, como los resfriados y la gripe». En 2004, a la edad de setenta y nueve años, Walford murió de esclerosis lateral amiotrófica (ELA), que según él se derivaba de las condiciones ambientales (en concreto, la falta de oxígeno) de Biosfera 2.

Walford se basó en investigaciones que abarcaban tanto el mundo de la ciencia como el de la espiritualidad para llegar a la conclusión de que una perspectiva anticonsumista era reparadora tanto para nuestro cuerpo como para nuestra mente. En muchos sentidos, Walford era una reminiscencia de los excéntricos iconoclastas de la antigua Grecia, por su voluntad de vivir de acuerdo con sus principios, por su compulsión a desafiar las convenciones y por su búsqueda de lo que los griegos llamaban *areté*, la excelencia en el comportamiento personal, un término más comúnmente traducido simplemente como «virtud».

• • •

Solo se han realizado unos pocos estudios sobre la restricción calórica en humanos. CALERIE (Comprehensive Assessment of the Long-Term Effects of Reducing Intake of Energy) fue un estudio realizado conjuntamente por investigadores de la Universidad de Washington en St. Louis, Tufts en Boston y el Pennington Biomedical Research Center en Baton Rouge entre 2007 y 2009. En CALERIE, el primer estudio aleatorizado y controlado para comprobar los efectos metabólicos de la RC, participaron 220 personas que siguieron dietas hipocalóricas. El objetivo era determinar qué les ocurre a las personas que reducen sus calorías diarias en un 25 % durante un período prolongado. (Se eligió el 25 % porque los animales de laboratorio empiezan a morir cuando su ingesta calórica se reduce a la mitad. Pero con una restricción calórica más intensa, la esperanza de vida sigue aumentando hasta que se alcanza el umbral del 50 %: los estudios han demostrado que los animales sometidos a un régimen de RC extrema viven hasta un 60 % más de lo habitual. Se determinó el intervalo más bajo porque era más fácil y aún así era probable que tuviera efectos medibles sobre el envejecimiento.)

Los resultados confirmaron la tesis de McCay. «El envejecimiento y las enfermedades crónicas se considera que van juntos. Ahora sabemos que esto no es cierto, porque en los mamíferos es posible prevenir el desarrollo de enfermedades crónicas», escribió Luigi Fontana, médico responsable del experimento de la University of Washington. «Aunque actualmente no se sabe si la restricción calórica a largo plazo con una nutrición adecuada prolonga la vida máxima en humanos, sí sabemos que la restricción calórica a largo plazo sin malnutrición da lugar a algunas de las mismas adaptaciones metabólicas y hormonales relacionadas con la longevidad en roedores con restricción calórica». Un estudio de seguimiento diez años más tarde, denominado CALERIE Fase 2, contó con la participación de 53 personas y aportó «nuevas pruebas de una ralentización metabólica persistente acompañada de una reducción del estrés oxidativo». Según los estudios realizados en animales, parece que el factor determinante no es simplemente la «delgadez». Aunque el ejercicio por sí solo también quema calorías y es bueno para la salud, solo la restricción calórica puede «ralentizar el envejecimiento y aumentar la duración máxima de la vida».

Investigaciones más recientes parecen indicar que, aunque los radicales libres desempeñan un papel importante en todo el proceso, son nuestros genes los que determinan nuestro ritmo de senescencia. En lugar de que el envejecimiento sea el resultado de daños a lo largo del tiempo, estamos programados genéticamente para envejecer por los mismos procesos que controlan nuestro crecimiento. En la medida en que dependemos de estos programas de desarrollo, su continuado operar también conduce a la decrepitud y con el paso del tiempo se vuelven patológicos. El resultado es que los humanos somos como los coches, los teléfonos móviles y muchos electrodomésticos al estar sujetos a la obsolescencia, salvo que en nuestro caso se trata de un proceso dinámico causado por un crecimiento incesante.

Tradicionalmente, el envejecimiento se ha considerado una fase de pérdidas. La sarcopenia –disminución de la masa muscular y la fuerza relacionada con la edad– es una afección médica reconocida. No hace falta un diagnóstico médico para comprobar que todos experimentamos una disminución de la fuerza, la agilidad y la capacidad cognitiva a medida que envejecemos. Inevitablemente, sin embargo, el proceso es también de acumulación, de añadir desorden a un original inmaculado: los huesos débiles, el corazón irregular, las venas obstruidas, la memoria fallida, etcétera. Y como cada vez parece más claro que es el ritmo y el alcance del desarrollo del cuerpo lo que nos desgasta –que no es tanto que las células se dañen con el tiempo, sino que funcionan de forma inadecuada–, la manera en que el ayuno puede ayudarnos se hace más evidente.

En un estudio realizado en 2022, los ratones tratados con supresores del crecimiento prolongaron significativamente su vida, un resultado que concuerda con observaciones habituales sobre organismos como los árboles y las tortugas de crecimiento lento. Es como si bebiéramos de un grifo que da vida y que no se puede cerrar, y acabáramos atragantándonos con su caudal, ahogándonos con demasiada vida. El resultado es la apoptosis, o muerte celular programada, que no procede de una lesión o infección, sino de la combinación del paso del tiempo y el aporte incesante de energía. Esta hipótesis de la senescencia basada en el desarrollo también puede explicar por qué el ayuno retrasa el envejecimiento. Al ralentizar el crecimiento, el ayuno frena la continuación de los procesos que sabotean el cuerpo sano y conducen al declive del organismo. «Creo que el envejecimiento es un programa. No es un desgaste aleatorio», afirma el biólogo molecular Wolf Reik, profesor de Epigenética (la ciencia que estudia rasgos que se heredan) en Cambridge. Si esa conclusión es correcta, se presenta la posibilidad de que «morir de viejo» llegue a ser algún día tan raro (o tan restringido a los más pobres) como morir de viruela.

Cuarto día, miércoles

RAÍCES ASCÉTICAS II:
LAS TRADICIONES ABRAHÁMICAS

Sueños extraños, todos sobre conflictos, imagino que son el reflejo de mi lucha diaria. Hice una tabla de ejercicios por la mañana, pero me salté las flexiones de tríceps. Hoy me he sentido más débil. Aún parezco bastante coherente, o al menos no menos coherente que de costumbre. Mucha sopa de miso y té Añadir un poco de perejil picado a la sopa me pareció una decisión importante. Estoy traicionando a sabiendas la pureza del proyecto, lo cual es un alivio. Pasamos mucho tiempo midiendo, y hasta cierto punto nuestras vidas están limitadas por este hábito horrible y omnipresente. Medimos nuestra edad, nuestro peso, nuestro sueño, nuestras calorías, nuestros pasos… Con demasiada facilidad nos distraemos con la trivialidad de estas mediciones y nos olvidamos de lo esencial. Caminé un cuarto de milla (¡midiendo!) a la oficina de correos y de vuelta, no me sentí sin aliento ni noté fatiga muscular, pero definitivamente fue un esfuerzo. Busqué «ayuno» en Google. Parece que las cetonas ya deben de estar haciendo efecto. El proceso de limpieza debe de estar en marcha. Por la noche nos sentamos con A., que estaba comiendo una ensalada. Me quedé hipnotizado por su color: un verde oscuro, un verde mar tormentoso. Podría perderme en esa ensalada. Podría sumergirme, cubrirme con un manto de hojas. Siento que soy menos persona de lo que era, y no solo en términos de peso corporal. No tengo ojeras ni otras manifestaciones de nuestro heroísmo. La mano me tiembla, ¿pero no me ocurría ya desde hace un tiempo? Al final del día ESTAMOS EN EL CAMINO DE REGRESO. Me pregunto si no empieza a resultarme un poco difícil concentrarse. He visto *Godzilla vs. Kong* y no he podido decidir a favor de quién estaba. No me obsesiono con la comida, no pienso en ella hasta que me siento y me pregunto qué alimentos echo de menos. Un tazón grande y fresco de yogur natural me vendría de perlas, pero estoy bien.

> *«¿Has encontrado miel? Come solo lo que necesites, no sea*
> *que te hartes y vomites».*
>
> PROVERBIOS 25:16

Cuando abandonamos nuestro punto de partida, el yo, y damos mayor importancia al mundo, reconocemos el poder de lo extracorpóreo. Los epicúreos demostraron que el materialismo puede conducir al progreso social tan fácilmente como a la decadencia. El reconocimiento del tenue lugar del yo en el mundo es esencial para propiciar un cambio. El materialismo es tan útil a los reformistas como a los terratenientes, decía Sartre. Los que quieren cambiar su realidad «se reconocen desde el principio a partir del mundo que los aplasta, y quieren cambiar este mundo que los aplasta». Lo que une a los moralistas romanos como Catón y a los filósofos radicales como Sartre no es el anticonsumo, sino la crítica a *cómo* se consumen las cosas. Para los romanos, el despilfarro amenazaba el orden social porque disminuía la riqueza heredada, que era un componente clave de la *virtus*, un valor cívico derivado del linaje, la riqueza y el mérito personal. Para Sartre, un consumo desenfrenado solo es posible como resultado de la indiferencia ante la difícil situación de la mayoría.

Durante los últimos miles de años, la abnegación virtuosa ha desempeñado un papel central en el judaísmo. Aunque el ayuno no era desconocido para griegos y romanos, la abstinencia ritual de carne y bebida, junto con la circuncisión y la observancia del Sabbat, eran los rasgos distintivos de los judíos. En la Torá, el ayuno se asocia regularmente con el luto, el castigo a uno mismo y la súplica, y esta tradición ayudó a dar forma a la visión cristiana e islámica del ayuno. Por lo general, el judaísmo no se relaciona con impulsos ascéticos; sus fieles se preocupan por los asuntos del mundo físico y las tradiciones de afirmación de la vida. Las actividades comunitarias y la procreación («Fructificad y multiplicaos») son mandamientos divinos. Un estilo de vida ascético, si se lleva al extremo, podría verse como un alejamiento de la creación divina fruto del orgullo. Adecuándose tanto a la naturaleza deliberativa y fluida del judaísmo antiguo como a las contradicciones del ayuno, algunos eruditos advirtieron de los peligros morales del ayuno: «Demasiados ayunos perturban indebidamente a la comunidad»; «Quienquiera que ayune [en aras de autoafirmarse] es calificado de pecador»; «Cómo podría entonces llamarse santo a un hombre que humilla a Dios (que habita en él) mediante el ayuno». Al mismo tiempo, el dictado rabínico para «el camino de la Torá» suena como la definición misma de una vida ascética extrema: «Comerás pan con sal, beberás agua con moderación, dormirás en el suelo y llevarás una vida de incomodidad mientras te afanas en la Torá». Pero como intento sugerir en estas páginas, hay aspectos del ascetismo y su carácter más visible –el ayuno– que pueden ayudar a centrarnos en cuestiones relevantes para el aquí y el ahora.

Trabajos recientes de Daniel Boyarin y Eliezer Diamond, entre otros, han cuestionado la idea de que no existe el ascetismo en la tradición judía. El Dios judío impregna el mundo y, por lo tanto, una retirada radical del mundo, a diferencia de una renuncia más comedida, equivale a un rechazo de lo divino. Sin embargo, estos eruditos defienden de forma convincente que el ascetismo es inseparable del judaísmo: los elementos comúnmente aceptados de las prácticas ascéticas (entre ellos, la superación personal tanto en términos morales como de conocimiento, el ayuno, la renuncia a los lujos y la veneración de los valores espirituales) resultan familiares a los judíos. La celebración excesiva de lo físico es pecado. Por ejemplo, durante la Pascua judía –una de las fiestas más importantes de esta religión– los judíos leen un libro de oraciones conocido como Hagadá, que contiene un intercambio ritual de preguntas y respuestas en el que intervienen el «hijo bueno», el «hijo malo», el «hijo sencillo» y el «hijo que no sabe preguntar». «En general –escribe Boyarin–, las Hagadás medievales y de principios de la Edad Moderna presentan al hijo malvado como una figura marcial, casi siempre como un caballero de brillante armadura». El hijo sabio llega a sus creencias a través de la contemplación, el análisis y la piedad; el hijo malvado está obsesionado con lo material. El ideal judío es el alejamiento de lo físico inmediato como forma de llegar al significado más profundo de las cosas. Como en el *Zhuangzi* –el texto chino del siglo III a. C. que hemos mencionado–, solo es posible alcanzar la verdadera comprensión utilizando el intelecto para «puentear» el vacío. El hijo que se sumerge en la dura tangibilidad del presente nunca trascenderá lo obvio.

El precursor judío del humanismo liberal, el filósofo de la Ilustración Baruch Spinoza (1632-1677), rechazaba el dualismo cartesiano y consideraba que la incapacidad de controlar los propios deseos era en sí misma una forma de encarcelamiento, una carga aplastante que solo podía aliviarse mediante la imposición de un mínimo de disciplina. Aunque rara vez se asocia a Spinoza con el ascetismo, sus advertencias sobre el comportamiento moral suenan a menudo como las de cualquier Padre o Madre del Desierto. En uno de los pasajes más conocidos de la cuarta parte de su *Ética*, escribió: «Llamo esclavitud a la falta de poder del hombre para moderar y refrenar sus afectos. Porque el hombre que está sujeto a sus afectos está bajo el control, no de sí mismo, sino de la fortuna, a cuyo poder está tan sometido que a menudo, aunque ve lo mejor para sí mismo, se ve obligado a seguir lo peor». A pesar de ser algo muy poco habitual en las comunidades judías, Spinoza fue excomulgado por su propia congregación. También fue apuñalado por un compañero judío, aunque los biógrafos difieren sobre si esto se debió a sus creencias heréticas o a que la persona que lo atacó le debía dinero.

•   •   •

El ayuno aparece tanto en el Antiguo como en el Nuevo Testamento. En la Biblia, al menos tres líderes judaicos (Moisés, Elías y Daniel) demuestran su valía espiritual y también que gozan del favor especial de Dios exhibiendo su capacidad para sobrevivir a un ayuno prolongado a escala mítica. Antes de recibir los Diez Mandamientos, Moisés ayunó durante cuarenta días en el Sinaí. Jesús también ayunó, a manera de eco del supuesto ayuno de cuarenta días de Pitágoras. ¿Por qué cuarenta? El judaísmo considera este número particularmente poderoso. En la Biblia, significa 'poner a prueba'. Tanto en el Antiguo como en el Nuevo Testamento aparece con frecuencia, como, por ejemplo, en los episodios del Diluvio (cuando llovió durante cuarenta días y cuarenta noches), del Éxodo (donde es el número de años que los israelitas vagaron por el desierto) y de los Hechos (donde es el número de días que transcurren entre la resurrección y la ascensión de Jesús). Cuarenta era antiguamente el número aproximado de años de una generación. En el Talmud, a los cuarenta años una persona alcanza un nivel superior de sabiduría. La «cuarentena», el período de tiempo en que las personas son apartadas del resto –igual que ocurre durante el ayuno–, debe su existencia a la creencia en las propiedades místicas de este número: se suponía que, tras cuarenta días de aislamiento, se habían eliminado las impurezas de los cuerpos.

Según la tradición, el descenso de Moisés del monte Sinaí con los Diez Mandamientos bajo el brazo coincide con el único día de ayuno claramente descrito por la Torá, el Día de la Expiación, también conocido como Yom Kippur, que es el día más sagrado del año judío. Yom Kippur marca tanto un período de arrepentimiento por los pecados cometidos en el pasado como un tiempo de purificación. El día también invita a considerar el potencial de cambio, provocado por la entrega de las directivas divinas en forma de tablas de piedra. (La gran anarquista Emma Goldman, a pesar de no considerarse religiosa, sí se identificaba como judía desde el punto de vista cultural y celebraba regularmente el Yom Kippur montando una fiesta: una vez acudió vestida de monja y despejó la pista de baile para interpretar su «tobogán anarquista». Para Goldman, el ayuno religioso era un símbolo de conformidad y fariseísmo.)

Del mismo modo, Elías, después de haber matado a 450 «falsos profetas», recibe la visita de un ángel, que le entrega una comida que le permite soportar cuarenta días y cuarenta noches sin sustento. La conclusión obvia es que los seguidores más devotos y predilectos del único Dios verdadero no necesitan alimentos terrenales. El ayuno se asocia directamente con lo divino. Daniel, más conocido por sus aventuras en el foso de los leones, ayuna dos veces. Primero, rechaza la carne y el vino que le ofrecen sus captores babilónicos (¿la primera huelga de hambre de la que se tiene constancia?) y solo come verduras y bebe agua. El ayuno no tiene por qué ser absoluto para ser eficaz, y como en el caso de Aquiles, la negativa explícita de Daniel a aceptar lo que se le ofrece lo distingue. Más tarde, Daniel emprende tres semanas de duelo, que pone de manifiesto con un ayuno igualmente parcial («ni el pan agradable, ni la carne ni el vino tocaron mi boca»), al cabo de las cuales es recompensado con una visión sagrada. El sueño que Daniel tiene despierto es uno de los más espectaculares de una sección de la Biblia plagada de ellos, y todos son provocados por el ayuno, quizá con un poco de ayuda del cuerpo cetónico beta-hidroxibutirato:

> [...] Había un hombre vestido de lino, cuya cintura estaba ceñida con un cinturón de oro puro de Ufaz. Su cuerpo era como de berilo, su rostro tenía la apariencia de un relámpago, sus ojos eran como antorchas de fuego, sus brazos y pies con el brillo del bronce bruñido, y el sonido de sus palabras como el estruendo de una multitud.

Según cuentan los Evangelios, Jesús es tentado tres veces por Satanás durante su ayuno de cuarenta días en el desierto. Lo reta a convertir las piedras en pan, a demostrar su autenticidad saltando desde el pináculo del templo y, por último, le ofrece todos los reinos de la Tierra si consiente en adorar al diablo. Jesús responde parafraseando Deuteronomio 8:3 («[...] y te hizo saber que "No solo de pan vive el hombre, sino de toda palabra que sale de la boca de Dios"»). Se niega a ponerse a prueba o a renunciar a sus creencias. Desde un punto de vista no religioso, lo interesante aquí es el doble reconocimiento de que un ayuno voluntario hace pasar hambre incluso a los mejor predispuestos –porque si Jesús no tuviera hambre, la oferta del diablo no sería tentadora–, y de que un ayuno puede ser fortificante, como nos recuerdan los filósofos Lerat y Charbonnier:

> Cuando ayunamos, tenemos la oportunidad de descubrir que existen otros tipos de alimento: nos nutre empatizar con los demás, nos nutre contemplar la naturaleza, respirar, tocar. Existen otros sustentos y otras hambres. Cuando comemos, a menudo es con la intención ilusoria –y en parte inconsciente– de aplacar otra hambre.

Este ayuno de cuarenta días era una demostración de que Jesús era el legítimo receptor del manto de Moisés. Pero para muchos cristianos, fue finalmente la aceptación del ayuno lo que ayudó a distinguir las nuevas enseñanzas del judaísmo. Al erudito católico John Dominic Crossan le gustaba decir, citando Lucas 7:33-35, que Juan el Bautista ayunó y Jesús festejó. Era la reaparición en el mundo físico lo que se subrayaba, y no la pureza del ayuno. Crossan sostenía que «se ayuna para prepararse para lo que viene», lo que también se apartaba de la tradición judía.

La tradición judía sostiene que hay tantas formas de interpretar la Torá como judíos salieron de Egipto siguiendo a Moisés, lo que implica que hay cientos de miles de formas de interpretar la ley sagrada. Para las personas de descendencia judía (como yo), una gente heterogénea que generalmente disfruta debatiendo, el ayuno ha sido un punto de unión. Es señal de penitencia y tristeza. «El pasaje bíblico relevante dice que hay que "afligir el alma", lo que los rabinos interpretan como prescindir de comida, agua e incluso de zapatos», me explicó el erudito y rabino Michael Strassfeld. El rabino Strassfeld es especialmente conocido en los círculos judíos, junto con Sharon Strassfeld, por haber organizado y escrito *The Jewish Catalog*, inspirado en el *Whole Earth Catalog*.

En el judaísmo el ayuno es, principalmente, una señal de duelo, pero también se emplea para disculparse ante el Ser Supremo. Se asocia con los días que marcan la apostasía de los israelitas que se apartaron del judaísmo para adorar al becerro de oro. También con la destrucción del Primer Templo de Jerusalén en el año 586 a. C., y luego del Segundo Templo en el 70 d. C. Es un sacrificio a un Dios que prohibió los sacrificios (recordemos a Abraham e Isaac), un acto de duelo y penitencia: es un pago a Dios por lo que se le debe.

«No se rasgan las vestiduras en los días de ayuno ni se ayuna cuando muere un ser querido, pero ambos actos comparten ese aspecto de identificar la tragedia −explica Strassfeld−. Por ejemplo, existe la costumbre de que las personas que están de duelo se sienten en el suelo o en una silla baja. Durante el ayuno que conmemora la destrucción del Segundo Templo por parte de los romanos, cuando se canta en la sinagoga el libro de las *Lamentaciones*, que describe la destrucción de Jerusalén por los babilonios, uno se sienta también en el suelo o en una silla baja. Así que hay cierta coincidencia con las costumbres propias del duelo. Asimismo, ese día es tradición no llevar zapatos de cuero, que se supone que son cómodos. Hay una especie de constelación de costumbres en torno al luto, algunas de las cuales se aplican a lo nacional y otras a lo personal».

Los estudiosos del Talmud −las colecciones de antiguos textos rabínicos que tratan de desentrañar significados ocultos en la Biblia y en el mundo− interpretan a veces la destrucción del Segundo Templo como una manifestación del *tzimtzum*, el repliegue o vacío que hace posible la creación. Mientras el templo estuvo en pie, la erudición judía se basaba en la tradición oral. Solo existía la Biblia. La eliminación del Segundo Templo permitió el desarrollo del judaísmo rabínico y del propio Talmud. El ayuno también puede considerarse una «pequeña destrucción», la imposición fugaz de un vacío que permite que florezca otra cosa. Esto es similar al proceso conocido en las tradiciones cristianas como *kenosis,* que deriva del griego y significa 'vaciarse', como se expone en Filipenses 2:7, donde se dice que Jesús se vació a sí mismo para convertirse en siervo de la humanidad.

Algunos han argumentado que en sus recurrentes referencias a la «decreación» –o abdicación del Ser Supremo– Simone Weil también tomó prestado del concepto de *tzimtzum.* Pero Weil invirtió el principio, así como el de Juan el Bautista «Él debe crecer, pero yo debo decrecer», al conectar la existencia con la imperfección y el vacío con la divinidad: «Yo soy la abdicación de Dios. Cuanto más existo, más abdica Dios. Así que si me pongo de parte de Dios en lugar de la mía, debo considerar mi existencia como una disminución, un decrecimiento». La anulación de uno mismo, aunque inalcanzable si permanecemos en el mundo de los vivos, es un retorno a lo sagrado. Weil escribió que lo divino residía en la *falta* de creación. Esto se parece a lo que el filósofo Arthur Schopenhauer quiso decir en *El mundo como voluntad y representación* cuando se refirió a «la existencia y afirmación sin restricciones del cuerpo» en oposición a «la complicación de las circunstancias». Weil persiguió esta idea suya con creciente intensidad. Es posible que contribuyera a su muerte, a los treinta y cuatro años, a causa de una tuberculosis agravada por una grave desnutrición.

Sin embargo, el decrecimiento nunca fue un argumento a favor de permanecer inactiva: Weil creía y demostró que una persona moral no podía ser cómplice de un comportamiento corrupto. Protestó en favor de los derechos de los trabajadores, tomó las armas en la columna anarquista de Durruti durante la guerra civil española, y se presentó voluntaria a la Resistencia en Francia y a la Francia Libre en Inglaterra durante la Segunda Guerra Mundial. Renunció disgustada después de que el Gobierno en el exilio se negara a permitirle poner en marcha su absurdo plan de organizar el lanzamiento en paracaídas de una brigada de enfermeras en la Francia ocupada, con ella, enjuta y miope, a la cabeza. Aquel episodio llevó a Charles de Gaulle a bromear diciendo que Weil era una *folle.* En cierto modo, lo era; pero «la santa patrona de las anoréxicas del siglo xx», como la ha llamado Francine du Plessix Gray, argumentaba con bastante lógica que las acciones físicas tienen implicaciones morales, y se sentía frustrada ante la perspectiva de quedarse de brazos cruzados mientras el mundo ardía. Los dos impulsos morales de Weil estaban en perpetuo conflicto: por un lado, el imperativo decreativo de «abandonar», de retirarse del mundo y permitir así la presencia divina; y por otro, la obligación moral de levantarse y luchar contra la injusticia. Resulta tentador ver en el conflicto de Weil el arquetipo del ayuno: una acción que señala a la vez determinación y aceptación de la propia vulnerabilidad, una retirada y un compromiso con algo diferente. Como hemos visto, el que ayuna se sale del camino de lo ordinario. Para ayunar, debe rechazar los códigos de conducta convencionales, que en el curso normal de las cosas sirven para protegernos de la realidad. El hábito es un escudo contra lo imprevisible. Alguien que nunca se plantea desafiar «este proceso continuo de consumir y ser consumido», en palabras de W. G. Sebald, no está pensando en el proceso. Esto no quiere decir que sea insensible. Casi todos participamos en el proceso de evasión. El teórico de los nuevos medios Douglas Rushkoff se ha basado en este concepto al proponer la idea del «decrecimiento», que no es una regresión sino avanzar con menos. Es el ayuno a escala de toda la sociedad.

· · ·

Para los creyentes de todo tipo, el ayuno es también una forma de llamar la atención de Dios. En el libro de *Esther*, la reina Esther ayuna durante tres días antes de apelar al rey pidiendo clemencia en nombre de la comunidad judía que planeaba masacrar. Josafat también convocó un ayuno en toda Judea cuando se enfrentó a un ejército aparentemente insuperable de amonitas y moabitas. En ambos casos, los judíos se salvaron, pero el Dios del Antiguo Testamento era voluble: el ayuno no ayudó al rey David cuando su hijo cayó enfermo. El niño murió. A los ojos de los judíos devotos, la diferencia en la respuesta de Dios puede residir en la apelación de David a un beneficio personal, en contraposición a uno comunitario.

«La Biblia no nos dice por qué dice que debes "afligirte", pero creo que es para que te centres en tu alma, en tu espíritu, en la tarea que tienes entre manos, que es arrepentirte –me dice Strassfeld–. En cierto modo, es una técnica de concentración, de prestar atención a lo que se supone que es central. Emprender este proceso de *teshuva*, o arrepentimiento, es un reto. Se trata de cultivar una técnica de concentración y no distraerse con cosas irrelevantes». *Teshuva* significa literalmente 'retorno', y el arrepentimiento se convierte en un retorno al camino que nos trazaron los profetas, el camino que habitualmente perdemos de vista en la niebla de nuestros asuntos cotidianos. Como señala Strassfeld, «si no cometieras el pecado, no necesitarías la purificación». Y parece que ninguno de nosotros, líder religioso o no, está exento de pecar. Para los judíos, el ayuno se convirtió en otra forma de confirmar su judaísmo: los congregantes se veían a sí mismos sufriendo juntos, compartiendo el duelo.

De la ausencia nace la creación: tras la destrucción del Segundo Templo en el año 70 de la era cristiana, cuando los líderes judíos temían que las tradiciones orales se perdieran como consecuencia de la destrucción generalizada provocada por las legiones romanas, se empezaron a recopilar las leyes talmúdicas, que incluyen extensos comentarios sobre el ayuno. El Talmud hace referencia a dos recopilaciones de observaciones y análisis de generaciones de eruditos sobre las prácticas religiosas judías, una recopilada en Palestina hacia el año 200 de nuestra era y la otra unos dos siglos más tarde en Babilonia, que sustituyó a la primera. En la época del Talmud babilónico, el aspecto intelectual del «sacrificio» había sustituido al ritual sangriento de sacrificar a un semejante, el chivo expiatorio. El sacrificio había dejado de recaer sobre un tercero y se había convertido en una cuestión de responsabilidad personal e individual en forma de ayuno.

En el Egipto del siglo XII, el filósofo y médico Maimónides combinó los dos Talmuds con su considerable erudición y escribió su versión de la Mishné Torá, un intrincado código de catorce volúmenes de ley religiosa. Los judíos ortodoxos siguen considerándolo un intérprete fundamental de la ley y las costumbres. Dentro de la Mishné Torá, una importante sección está dedicada principalmente al ayuno (con algunos entretenimientos a lo largo del camino sobre cosas como cuándo es apropiado pedir a Dios que llueva). Mientras que Yom Kippur es el único ayuno exigido por la Torá, el Código Maimónides establece siete días de ayuno adicionales (seis públicos y uno privado o individual, este último solo para el primogénito). Un *ta'anit* ('ayuno' en hebreo) puede ser absoluto: de comida, agua, sexo, lavado de ropa, maquillaje y, hoy en día, incluso de desodorante. En Tish'ah b'Av, en el ayuno dedicado a conmemorar la destrucción del Primer Templo de Jerusalén y del Segundo, «está prohibido lavarse con agua fría o caliente; incluso está prohibido meter el dedo en el agua».

Maimónides escribió que el ayuno es una respuesta a la tragedia. Se hace para iniciar el proceso de *teshuva*, recordándonos los pecados de nuestros antepasados y los nuestros propios. Esta humillación conduce a la apertura y al deseo de mejorar y, ojalá, a una mejora real –lo que se traduce en menos penalidades impuestas desde lo alto–. Una sensación inminente de fatalidad se cierne sobre este tipo de ayuno, proporcionando un vínculo explícito con la naturaleza del ayuno como puerta a la muerte. Durante los ayunos, «toda la gente sale al cementerio después de rezar y llora y suplica, como diciendo: "A menos que te apartes de tus caminos [pecaminosos], serás como estos difuntos"». Según el comentario talmúdico, este pasaje subraya la naturaleza justa del mundo: sufrimos porque se nos castiga por ser poco virtuosos y, además, que los vivos necesitan a los muertos para que intercedan por ellos. Para aliviar el infortunio hay que estar conectado con el pasado, y estas conexiones ocurren durante el ayuno. Los problemas del mundo crean la necesidad del ayuno contemplativo, según el Talmud. «Cuando hay paz en el mundo y el Templo está en pie, estos días serán tiempos de gozo y alegría; cuando hay persecución y problemas para el pueblo judío, estos son días de ayuno; y cuando no hay persecución pero tampoco paz, ni problemas particulares ni consuelo para Israel, la *halajá* es de la siguiente manera: si la gente lo desea, ayuna, y si lo desea, no ayuna».

El ayuno judío no era, sin embargo, una forma de ganarse la misericordia divina, como a menudo lo era para los puritanos. El ayuno venía después de una calamidad y era una inversión en el futuro. Era un acto sagrado, pero no mágico. Una cita de la literatura talmúdica, recordada por la clasicista e historiadora de la alimentación Veronika E. Grimm, subraya que el ayuno judío debía producirse en un tiempo de tranquilidad:

Se prohibía ayunar a los habitantes de una ciudad sitiada o en peligro de inundación, a los que se encontraban a bordo de un barco, «para una persona perseguida por gentiles o por bandidos o por un demonio, para todos estos no está bien afligirse ayunando, de lo contrario no conservarían sus fuerzas». En general, la preocupación por salvar la vida y la salud primaba sobre el deseo de ayunar.

• • •

Durante varios siglos hasta la destrucción del Segundo Templo, floreció en la zona del mar Muerto una secta mística judía de comunitaristas conocida como los *esenios*. Aunque existe un gran debate sobre quiénes eran los esenios y en qué creían, según relatos de contemporáneos como Plinio el Viejo y Josefo, todas las posesiones, incluida la ropa, eran comunes en estos colectivos ascéticos. Todos los ingresos obtenidos por los miembros de la secta se entregaban a un tesorero, cuya responsabilidad consistía en comprar alimentos y cualquier otra cosa que el grupo no pudiera fabricar por sí mismo. Al igual que los Shakers de Nueva Inglaterra del siglo XVIII, vivían con sencillez, valoraban la oración y el ayuno y no mantenían relaciones sexuales.

Los esenios desaparecieron tras la destrucción de Jerusalén por el general romano Tito. Lo más probable es que fueran víctimas del impulso hacia una mayor cohesión por parte de los líderes espirituales judíos supervivientes, los fariseos, que tras el caos provocado por la destrucción del Segundo Templo defendieron una religión unificada. Los fariseos se convirtieron en el rabinato, una confederación laxa. Los habitantes del desierto, antes venerados por su espiritualidad, fueron calificados de renegados y llegaron a ser atacados físicamente. Sus comunidades se disolvieron. Ahora todo el mundo odiaba y temía a estos anarquistas: los primeros cristianos compartían con los rabinos judíos un prejuicio antiesenio, pero por razones diferentes. La secta judía parecía incómodamente cercana a la Iglesia primitiva, que compartía sus creencias, ideales y ritos. Aunque algunos eruditos afirman que Juan el Bautista era miembro de la comunidad esenia, sobre todo por su austeridad y su relación con el ayuno, para muchos cristianos la idea de que el cristianismo era fruto de un grupo de marginados judíos, en lugar de ser una nueva y revolucionaria forma de culto, era la peor de las blasfemias. Los esenios, al igual que los epicúreos, desaparecieron como comunidad viva y como influencia espiritual.

En 1947, en el desierto alrededor de Qumrán, en lo que hoy es la Palestina ocupada, el pastor beduino Muhammad ed-Dib buscaba una oveja perdida cuando descubrió una cueva que contenía varios pergaminos hebreos antiguos. Otra cueva con pergaminos fue descubierta en 1952, también por pastores beduinos, y en los años siguientes se descubrieron muchas más cuevas. La mayoría de los historiadores –con la notable excepción de algunos eruditos rabínicos, que hasta el día de hoy parecen tener un sesgo antiesenio– pensaron que los pergaminos eran los restos de la comunidad esenia mencionada por Plinio el Viejo y otros. El resultado ha sido una explosión de interés por los esenios y su judaísmo prefarisaico.

Aunque los esenios se han convertido en sinónimo entre muchos seguidores New Age de un tipo de estilo de vida ascético, centrado en el desierto, la llamada «dieta esenia» se basa en la notoria falsificación de un psicólogo húngaro de principios del siglo xx. No obstante, los esenios parecen haber seguido una filosofía ascética basada en el ayuno en sus diversas formas de vida religiosa. Al alejarse del mundo material, son el ejemplo de una filosofía del ayuno que ha perdurado y que ejerció una gran influencia en la Iglesia primitiva.

Los primeros cristianos consideraban que la mente y el cuerpo eran una sola cosa. Del mismo modo que el cuerpo influye en la mente a través del dolor o el éxtasis, la mente y el espíritu influyen en el cuerpo. Mortificarse hasta el éxtasis era una forma de acercarse a Dios: además, se decía que la gula conducía a una sexualidad descontrolada. Tertuliano, un teólogo cristiano del siglo ii que declaró que el ayuno era fundamental para su fe (y que elogió a los epicúreos por su confianza en el poder de los sentidos), llegó a declarar que «la comida destruye o daña toda disciplina». El ideal estaba representado por Moisés o Jesús, que persistieron sin comer durante cuarenta días y que, luego, fueron recompensados con una relación de tú a tú con Dios. Además, el ayuno tenía un propósito práctico, argumentaba Tertuliano: «Un cuerpo demacrado pasará más fácilmente la puerta estrecha [del paraíso], un cuerpo ligero resucitará más rápidamente, y en la tumba un cuerpo consumido se conservará mejor». Esta interpretación casi literal de la cita de Jesús sobre el camello y el ojo de aguja («Es más fácil que un camello pase por el ojo de una aguja que un rico entre en el Reino de Dios») era una opinión común. Estar demacrado era sinónimo de divinidad, y la corpulencia, de depravación. Este punto de vista se llevaba a menudo al extremo, reforzado por el razonamiento de Galeno de Pérgamo, activo en el siglo II de nuestra era.

«El carácter del alma –opinaba Galeno– se corrompe por los malos hábitos en la comida, la bebida, el ejercicio, las vistas, los sonidos y la música». Galeno codificó y desarrolló principios médicos inspirados en Hipócrates. Gracias en gran parte a un cuidadoso esfuerzo de promoción –escribió al menos dos libros sobre sus propios libros, que en traducción tienen el título de *Sobre mis propios libros* y *Sobre el orden de mis propios libros*–, sus escritos se hicieron populares y permanecieron en el canon médico durante casi mil cuatrocientos años. Galeno veía el cuerpo como una especie de sistema meteorológico en miniatura, propenso al desequilibrio, cuyo mantenimiento requería una vigilancia extrema. La imperfección era una constante. Por tanto, el ser necesitaba recalibrarse continuamente. Cuando los cuatro «humores» –sangre, bilis amarilla, bilis negra y flema– estaban desequilibrados, los problemas se manifestaban en forma de enfermedad, depresión, ansiedad, libertinaje, etc. Cada humor se asociaba a dos de cuatro características: calor, frío, humedad y sequedad. Para restablecer el equilibrio, los pacientes solían someterse a sangrías y ayunos. Una persona lujuriosa, por ejemplo, podía tener un exceso de sangre y, por tanto, de calor y humedad. Debía seguir un régimen dietético de estricta abstinencia. Su cuerpo se enfriaría y se secaría a medida que comiera menos y evitara el contacto con la carne, y la probabilidad de pecar disminuiría a medida que fuera recuperando la buena salud.

Las teorías de Galeno fueron bien acogidas por la Iglesia primitiva (al igual que por los eruditos árabes posteriores, que ayudaron a preservar y difundir sus enseñanzas) y aún hoy nos influyen: cada vez que alguien se come un tazón de copos de maíz –introducidos en 1898 como forma de frenar los impulsos sexuales de los estadounidenses de sangre caliente– o mastica una galleta Graham está siguiendo involuntariamente los dictados galénicos.

No es casualidad que en la lista básica de Galeno sobre «malos hábitos» que corrompen el alma, la comida ocupe el primer lugar. Desde sus inicios, el cristianismo ha tenido una relación tortuosa con la comida y la alimentación. Como primer pecado, la gula está en el origen de todos los demás pecados capitales, señala el historiador de la alimentación Ken Albala:

La avaricia, o no practicar la caridad con los excedentes de comida; el orgullo, por presumir de la abundancia; la pereza, por el consiguiente letargo que se deriva de comer en exceso; la envidia, por el deseo de obtener los lujos que disfrutan los demás; y, sobre todo, la ira y la lujuria, que eran considerados los subproductos fisiológicos de la glotonería.

Parece apropiado que el inventor del asterisco en el siglo II, Orígenes, fuera un ayunador pertinaz y un número uno en esta práctica. ¿Qué es el ayuno ocasional sino una serie de asteriscos prolongados añadidos al texto de la vida? Y la comida siempre ha estado asociada a la tentación. Aparte de que el consumo de una deliciosa manzana provocó la expulsión del Jardín del Edén, fue durante una cena, escribió Orígenes, cuando el diablo corrompió a Judas Iscariote. En sus escritos, Orígenes se explayó a menudo –sin escatimar en retórica, puesto que se dice que escribió más de seis mil opúsculos, muchos de los cuales aún se conservan– sobre el poder de la fe como medio para mitigar el hambre y la sed, tanto en el plano espiritual como en el físico. «¿Quién padecería de sed si tuviera un manantial en su interior?». El teólogo egipcio era un pacifista con una tolerancia hacia las nuevas ideas poco corriente en la época. Creía que la Biblia estaba llena de alegorías que no debían tomarse al pie de la letra, y que la acumulación de sabiduría –incluida la suya– era un proceso orgánico que se desarrollaba con el tiempo. Salvo en algunos momentos en que expresa su creencia absoluta en el poder de la Iglesia, Orígenes admite a menudo no estar seguro de haber llegado a la solución perfecta de un problema. Su vacilación es lo que hace de él un personaje fascinante más allá de su época. Mucho después de su muerte, la convicción de Orígenes de que el conocimiento evoluciona y, por tanto, de que el cambio es a menudo positivo, le valió la condena de los teólogos cristianos y del emperador bizantino Justiniano I, que quemó los libros de Orígenes por la amenaza filosófica que representaban para el concepto de imperio y de orden eterno e inmutable.

Entre los ascetas ayunadores de la primera mitad del primer milenio figuraban el orgullosamente analfabeto san Antonio, también conocido como Antonio el Grande o Antonio del Desierto, «el Padre de los Monjes». El analfabetismo no era un subproducto de su ascetismo, sino parte integrante de él. En la *Vida de Antonio*, atribuida a un seguidor de Orígenes, se lo describe como el ermitaño del desierto por excelencia, alguien que optó por no aprender a leer y, de niño, por evitar las amistades. Estas decisiones no deben confundirse con un rechazo de la necesidad de aprender o, en el caso del misántropo Antonio, con mera antipatía. Se trataba de un ayuno de conocimientos terrenales. Al comprometerse desde el principio a una vida de ayuno total –rechazando no solo las cantidades convencionales de comida y comodidad, sino también el conocimiento y las relaciones sociales–, Antonio trató de convertirse en el vaso vacío de Filipenses 2, construyendo un vacío que dejara espacio para la iluminación divina. También le permitió participar en una tradición oral que eliminaba cualquier intermediario entre él y lo sagrado. En una anécdota de la *Vida*, cuando unos visitantes griegos le hicieron notar su aparente ignorancia, Antonio les preguntó qué era primero, si la mente o las letras, y si la mente causaba las letras o las letras causaban la mente. Ante la respuesta de que la mente fue lo primero, Antonio llegó a la cuestionable conclusión de que, con una mente sana, no es necesario saber leer. Los griegos se marcharon «asombrados» por la brillantez retórica de Antonio. La escritura está a merced de su autor, les recordó Antonio, y se corrompe al pasar por el defectuoso filtro del entendimiento humano.

La desconfianza hacia el conocimiento escrito es también la base de otro tipo de ayuno, el ayuno de la palabra, reflejado en los votos de silencio de muchos eremitas y, más tarde, de órdenes monásticas como los trapenses. Si la escritura es un paso previo a la comprensión, también lo es el habla. El acto mismo de hablar, la respiración física de pronunciar una palabra, la transforma y la envilece. Sin embargo, para los primeros ascetas cristianos, la disciplina ascética era «una ciencia de la imitación», en la que los mejores estudiantes eran los más cercanos a Dios. La nueva religión atrajo a devotos insólitos, como Simeón el Estilita, venerado por permanecer sentado en lo alto de su columna durante treinta y siete años (y luego por observar impasible cómo se pudría su pierna gangrenada). El control de uno mismo era primordial, pero también lo era la intensidad de la devoción. El ascetismo en el desierto se convirtió casi en una competición: cuando Macario de Alejandría oyó hablar de otros ermitaños que comían menos que él, se limitó a comer «solo unas hojas de col los domingos». Hay que admitir que la imagen de ancianos desecados tratando de superarse unos a otros extremando sus privaciones no es el argumento más atractivo para el ayuno.

• • •

El ayuno extremo, y el ayuno de sociedad, no eran dominio exclusivo de los hombres, ni siquiera principalmente de los hombres. A principios del siglo v, un funcionario de la corte del emperador bizantino Teodosio II encargó un informe sobre los ascetas del desierto, hoy conocido como *Historia Lausíaca.* Su autor, Paladio, estimó que el número de mujeres que vivían una vida ascética superaba al de hombres en una proporción de dos a uno. Sin embargo, hasta hace poco, el papel formativo de las mujeres en el ascetismo cristiano primitivo ha sido, en el mejor de los casos, minimizado y, con mayor frecuencia, ignorado por completo. El hecho de que los historiadores de la Iglesia se centraran en los Padres del Desierto nos hace creer que las mujeres eran consideradas irrelevantes.

De hecho, es posible que sus contribuciones hayan sido metódicamente suprimidas. El *Asketikon* o *Regla* de san Basilio de Cesarea, que estuvo activo en el siglo iv de nuestra era, se ha considerado durante mucho tiempo como la norma del ascetismo en un entorno comunitario. La historiadora Susanna Elm sostiene que Basilio puso por escrito el ejemplo que su madre, Emmelia, y su hermana, Macrina, habían dado varios años antes. Las mujeres, que procedían del estrato más rico de la sociedad capadocia, habían repartido sus posesiones, liberado a sus esclavos y abolido cualquier distinción de clase en su círculo más amplio, planeando un modelo igualitario para una comunidad monástica en la costa sur del mar Negro. Tal acto, aunque no carecía de precedentes en el mundo antiguo (recuérdese la disposición de Epicuro a tratar a los esclavos como iguales), era inusual. Estas Madres del Desierto habían roto una barrera social y transformado «un hogar ascético en una institución ascética».

Aunque algunas mujeres de este período rechazaron abiertamente la norma de ser madres, y escogieron la vida física y espiritualmente exigente que impone el ascetismo en el desierto, otras lo hicieron de incógnito. La Iglesia ortodoxa griega registra diez santas que se vistieron de hombre y vivieron en monasterios exclusivamente masculinos, y otras que seguramente debieron de pasar desapercibidas. De las mujeres monjes reconocidas, una de las más célebres fue Amma Teodora de Alejandría, que en el siglo v d. C. se vistió de hombre y pasó dos años en un monasterio. Vilipendiada por sus compañeros monjes por su extrema piedad, fue expulsada con cargos falsos de fornicar con una mujer de un pueblo cercano, «incluso le presentaron un niño como prueba de su pecado». Su engaño no se descubrió hasta su muerte. Las referencias persistentes, aunque breves, a otras mujeres ascetas demuestran que Teodora, Emmelia y Macrina, aunque no eran ascetas típicas, tampoco eran casos excepcionales. Estas mujeres de mentalidad independiente participaron en todas las prácticas ascéticas, incluido el ayuno extremo:

> Una vez, unos viajeros oyeron en el desierto el gemido de un enfermo. Descubrieron una cueva, donde una «cierta virgen santa» yacía en el suelo. Les dijo: «Escuchad, he pasado treinta y ocho años en esta cueva y he saciado mis necesidades con hierba, pues trabajo con Cristo» [...] Dicho esto, murió en el acto.

Como observa Susanna Elm, «para el asceta perfecto la cuestión de hombre o mujer ya no existe, porque él o ella se han elevado por encima de los límites del cuerpo; ascetismo significa aniquilación de toda distinción sexual. Las "madres" del desierto ofrecen la oportunidad de introducir otro matiz en el desarrollo de este concepto».

Pero la pureza ascética se marchitó por culpa de una profunda misoginia. Uno de los principales ascetas fue el sacerdote e historiador del siglo iv Jerónimo de Estridón, más tarde conocido como san Jerónimo. Aunque Jerónimo conocía la existencia de Buda (Jerónimo se refiere a él como nacido de una virgen), parece ser que no asimiló el mensaje de Buda sobre el camino de en medio. Era un partidario fanático del ayuno, que consideraba un signo del héroe cristiano:

> Vi monjes: uno vivió recluido durante treinta años a base de pan de cebada y agua turbia; otro subsistía con cinco higos secos al día. [...] Estas cosas parecerán increíbles a quienes no crean que todo es posible para los que creen.

El santo, cuya obra se convirtió en piedra angular del pensamiento cristiano primitivo, dedicó gran parte de ella a documentar la depravación sexual de las mujeres y ofreció generosamente sus consejos a sus ricas devotas. Sus exhortaciones están formuladas con desprecio y «hostilidad extrema» hacia las mujeres, que a sus ojos tendían a comer en exceso y a sobrecalentarse en todos los sentidos. En sus numerosas cartas, insta a las mujeres a evitar comer por placer, a mantenerse apartadas y a «ayunar con el único fin de enfriar sus "pequeños cuerpos calientes"». A estas alturas, gracias al emperador Constantino, el cristianismo se había convertido en la religión oficial del Imperio romano. El punto de vista reaccionario de Jerónimo se correspondía con las necesidades imperiales. También relacionaba el ayuno con el odio hacia el propio físico y con el extremismo, algo que sigue influyendo en la visión que mucha gente tiene de esta práctica.

A Jerónimo le fascinaban y le repugnaban las mujeres, al igual que a su antecesor Orígenes, cuya obra anotó y condenó. En su extenso análisis de las partes más procaces de la Sagrada Biblia –el *Cantar de los Cantares* («Que me bese con los besos de su boca, porque su amor es mejor que el vino [...] Mi amante sobre mí es como un cúmulo de mirra; yacerá toda la noche entre mis pechos»)–, Orígenes defendió que *ágape* (amor espiritual) y *eros* (amor físico) eran una misma cosa. Para Jerónimo este argumento rozaba la blasfemia.

De los propios escritos de Jerónimo se desprende que la serenidad le era, en el mejor de los casos, esquiva. Mantenía una lucha constante contra la nostalgia. Ningún gesto o modo de vida era inocente. Su acólita, Paula, ayunaba de la limpieza, sosteniendo que una mente sucia se revelaba en un vestido limpio: demasiada atención a los valores mundanos, incluida la limpieza, era indicio de petulancia. Un cuerpo descuidado, ese era su argumento, revelaba el sacrificio del yo y, por tanto, una gran virtud personal. Esta lógica no es de extrañar, dada la amenaza que representaba la mujer según los teólogos masculinos de la época. Las mujeres eran más que compañeras sexuales, pero menos que compañeras intelectuales, y siempre una amenaza. Representaban los lazos del hogar y la sociedad, del cuerpo y la familia, de todas las cosas que los hombres santos querían dejar atrás. Eran una atracción hacia lo físico. Las mujeres que querían unirse a una comunidad ascética tenían, por tanto, obligaciones particulares. Sabían que debían suprimir la conciencia de sus cuerpos para evitar llamar la atención. Su culpa era especialmente pesada, ya que su antepasada más remota (Eva) había provocado la Caída: estaban manchadas para siempre.

Para Jerónimo, el hambre insaciable de pureza sustituía el hambre insaciable de comida. El ayuno se convirtió en el arma de Jerónimo contra el pecado de fornicar. La comida era la fuente del calor corporal, y el calor generado en el vientre estaba relacionado con el calor generado debajo del vientre, lo que Daniel Boyarin ha llamado acertadamente «las travesuras de la parte inferior del cuerpo». El apetito debía suprimirse en todas las cosas, especialmente el apetito de las mujeres. El punto de vista de Jerónimo no era único en la época, pero promulgó la idea de la fragilidad y maldad innatas de la mujer con una intensidad singular. Su devoción a la necesidad del ascetismo femenino probablemente condujera a la muerte por inanición de al menos una de sus seguidoras, Blaesilla. Jerónimo había convencido a Blaesilla –la hija mayor de Paula, ya mencionada– de que permaneciera viuda tras la muerte de su marido. Solo estaría casada con Jesús, enfriando cualquier pasión latente mediante una severa restricción de su ingesta de alimentos. Cuando murió de hambre a los veinte años, Jerónimo la proclamó «vencedora en la lucha contra Satanás». La sabiduría de sus decisiones se confirmó más tarde, cuando la Iglesia nombró santa a Blaesilla.

Tras la muerte de Blaesilla, muchos romanos se indignaron y culparon a Jerónimo, que se vio obligado a huir de la ciudad junto con algunos de sus seguidores. Años más tarde, otra mujer de su secta, una tal Laeta, cuñada de la infortunada Blaesilla, pidió consejo a Jerónimo sobre la educación de su hija, también llamada Paula. En una amplia respuesta del año 403 d. C., Jerónimo condenó, por un lado, los «ayunos largos e inmoderados» y, por otro, reconoció la cualidad heroica del ayunador perpetuo (véase su «Carta a Laeta»). Para «la virgen y el monje», infatigables guerreros cristianos, no podía haber interrupción del ayuno. Escribió con admiración sobre la «fría castidad [de una virgen cristiana que] busca apagar la llama de la lujuria y sofocar los ardientes deseos de la juventud». Para muchos cristianos de esta época, la importancia del ayuno de los ascetas devotos parecía tener menos que ver con hacerse eco del martirio de Jesús que con purificarse y combatir al enemigo lujurioso y avaro que acechaba en su interior.

A diferencia de los eruditos judíos, que veían el ayuno como una forma de expiación espiritual, para Jerónimo el ayuno era un arma con la que mortificar la carne y preservar la castidad. Su miedo al cuerpo y su obsesión por el sexo se convirtieron en importantes directrices para la Iglesia. Sus enseñanzas fueron suavizadas en cierta medida por las palabras más discretas de su contemporáneo norteafricano Agustín de Hipona, un ayunador para quien la comida era medicina, como escribió en sus *Confesiones*. A diferencia de Jerónimo, Agustín, el más humano de los santos (recogió la oración que elevaba a Dios en su juventud en el libro VIII de las *Confesiones*: «Dame castidad y continencia, ¡pero todavía no!»), insta a comer con moderación como lo ideal (el sexo era otro asunto).

La glotonería era aborrecible, pero como también lo eran todos los excesos. Volviendo a la interpretación judaica clásica, el ayuno era un medio para alcanzar un fin. Agustín era un converso al cristianismo procedente del maniqueísmo, una religión que surgió en Persia en el siglo III de nuestra era y de la que el ayuno era parte integrante. Para los maniqueos, el demonio Ahriman estaba comprometido en una guerra eterna en la que drenaba la luz divina de la deidad suprema Zurvan, atrapando porciones de la luz en la materia física. El ayuno permanente de los líderes espirituales de la religión durante las horas diurnas ayudaba a ralentizar la transferencia de la luz divina a lo corpóreo.

Agustín imagina el cuerpo como el «siervo» del alma, su ama, del mismo modo que el alma es sierva de Dios. Aunque el alma controla los deseos del cuerpo, estos no pueden extinguirse permanentemente, y cualquier intento de hacerlo sería desastroso. El ayuno no consiste en renunciar por completo a la comida, sino en abstenerse de los alimentos que producen placer. Agustín aplica el principio del sacrificio al ayuno: los excesos son malos en cualquiera de sus formas.

• • •

Los dichos de los sabios del desierto, que empezaron a circular ampliamente en los siglos IV y V de nuestra era, tienen algo de zen, de ultraestoico. «Piensa en la pérdida y siente el dolor». «Dondequiera que te quedes, no tengas prisa por moverte». El hombre que «se controla y se obliga a contentarse con lo necesario y nada más, ese hombre es un monje». «Ve y siéntate en tu celda, y tu celda te lo enseñará todo». El filósofo del siglo v Juan Casiano, a veces conocido como Juan el Asceta, era en realidad un cosmopolita para los estándares de cualquier época. Aunque sus orígenes no están claros, pasó temporadas en Belén, Constantinopla y Roma, estudió con varios ermitaños egipcios en el delta del Nilo y fundó un monasterio en Marsella. Sus escritos contribuyeron a difundir las teorías griegas sobre la espiritualidad ascética y se convirtieron en un elemento central de la vida monástica en toda Europa. Aunque era partidario del ayuno, Casiano también defendía comer de manera regular y una dieta equilibrada. Enseñaba que el ermitaño, para él el ejemplo de un modo de vida cristiano, estaba tan motivado como cualquier comerciante: el objetivo inmediato (*skopos*) era la pureza de corazón, y el objetivo final (*telos*) era el reino de los cielos. Aquí cita a uno de los sabios egipcios sobre la vida hermética: «Por este [objetivo final] soporta todo tipo de trabajo incansablemente, incluso con gratitud. Para ello no se cansa de ayunar, disfruta de la fatiga de velar por la noche, no se cansa por la lectura continua de las Escrituras y la meditación sobre ellas, soporta incluso la pobreza y la soledad más absolutas de la vida en este desierto».

El atractivo de automortificarse es evidente: cuanto más se esfuerce un adepto, más se acercará a Dios y al estado edénico «natural» del cuerpo, autosuficiente y con una necesidad mínima de sustento. La excentricidad y el extremismo se convirtieron en gajes del oficio para los devotos de la joven religión, y el ayuno era fundamental en este proceso, valorado sobre todo por su papel de enfrentarse a los deseos de la carne. Los ascetas no buscaban tanto el espiritualismo como una incomodidad y un dolor extremos:

La lectura de las vidas de las santas de los siglos xiv y xv amplía enormemente nuestro conocimiento de los sinónimos latinos de látigo, correa, mayal, cadena, etc. Entre las prácticas ascéticas que se describen en estas *vitae* se encuentran el uso de camisas de pelo, atarse fuertemente la carne con cuerdas, frotarse piojos en las heridas que uno mismo se ha infligido, negarse a dormir, adulterar la comida y el agua con ceniza o sal, hacer miles de genuflexiones, restregarse el pecho con ortigas y rezar descalzo en invierno. Entre los comportamientos femeninos más extraños estaban revolcarse en cristales rotos, meterse en hornos, colgarse de una horca y rezar cabeza abajo.

Nunca se insistirá lo suficiente en la preocupación medieval por la glotonería. Periódicamente se promulgaban leyes suntuarias que prohibían a los plebeyos llevar ciertos tipos de joyas y prendas de vestir, e incluso utilizar velas de cera de abeja. Estas leyes se adoptaron en gran parte por el principio de reducir el consumo excesivo, que se consideraba «anticristiano». Las leyes también servían para reforzar las barreras de clase y asociar la autoridad terrenal con la divinidad. Algunas leyes se describían concretamente como «moral cristiana» y eran vistas como «una forma de frenar los pecados de orgullo, vanidad, gula e incluso lujuria». Incluso algo tan aparentemente inocente como el desayuno era un paso en el camino que conducía directamente al infierno. En su *Suma Teológica*, el filósofo medieval Tomás de Aquino concluye que comer «apresuradamente» (o demasiado pronto) es signo de uno de los pecados capitales: la gula.

Aquino consideraba que despertarse, saltar a la mesa y engullir el desayuno era contrario a una ingesta meditada y controlada de alimentos. Para los primeros ascetas cristianos, la falta de apetito no era tan sintomática de depresión como lo es hoy; el deseo de desayunar era un indicio de apetitos desbocados que no se detenían en el estómago. La supresión de tales apetitos era señal de devoción a un ente superior. En el siglo v, la *Regla* de Benito de Nursia, más tarde conocido como san Benito, especificaba que la comunidad monástica debía realizar generalmente dos comidas, con excepciones en los días de ayuno y Cuaresma, en los que la comida se posponía a la tarde.

Lo que se denominaba *inedia* –ayunar hasta morir– era valorado por la Iglesia y constituía uno de los criterios de canonización. Al instar simultáneamente a la moderación y venerar a personas que morían de hambre, no es de extrañar que la religión fomentara el ayuno entre sus seguidores más devotos. La gente corriente, cuyo compromiso no era absoluto, era incapaz de soportar los rigores de una devoción genuina.

Pasaron varias generaciones antes de que se reafirmara el papel del ayuno como forma de espiritualidad, más que como arma contra los pecados de la carne. Para el Maestro Eckhart, *Gelassenheit*, o 'dejarse ir', y *Abgeschiedenheit*, o 'desapego', eran esenciales para comprender lo divino. A lo largo de su obra, vuelve una y otra vez sobre la idea de que solo vaciándose uno mismo puede acercarse a la «plenitud» espiritual: «Lo inferior siempre está vacío, lo perfecto nunca lo está». Y de nuevo: «Ningún tonel puede contener dos tipos diferentes de bebida», escribió, haciéndose eco de san Agustín. «Si ha de contener vino, entonces necesariamente hay que vaciarlo de agua; el tonel debe quedar vacío y libre [...] Estar vacío transforma la naturaleza; el vacío hace que el agua fluya hacia arriba y otras maravillas de las que no necesitamos hablar ahora». La preocupación de Eckhart por la plenitud era a la vez literal y simbólica. Nos abjura a dejar atrás lo que más tarde se llamaría ego, a observarnos y a desprendernos de nosotros mismos.

El ayuno y el ascetismo cristiano se consideraban ejercicios implícitamente «femeninos». Los ayunantes y ascetas rechazaban lo físico y buscaban impregnarse de una visión espiritual. Los rumores de que Orígenes se había castrado a sí mismo (cosa que él negó) reforzaban esta impresión. Los ascetas cristianos de ambos sexos se llamaban a sí mismos «novias de Cristo» y solo querían llenarse de la Palabra de Cristo: Hildegarda de Bingen tuvo una visión de la «Mujer», vestida como Eva, que recogía la sangre de Cristo y oía una voz que le decía que la comiera y bebiera para anular el pecado de Eva y recibir la luz. Y Eckhart escribió explícitamente que «Para un hombre concebir a Dios en sí mismo es bueno, y en su concebir es una doncella». Eckhart citó como fuente de inspiración al sabio del siglo xi Salomón Ibn Gabirol, un poeta judío que vivió en Al-Andalus. Dada su abierta confianza en un sabio judío, no es de extrañar que Eckhart fuera juzgado como hereje por la Inquisición; murió a la edad de setenta y ocho años antes de que esta emitiera su veredicto. Según el Papa, Eckhart se retractó de sus creencias en su lecho de muerte.

•　•　•

Algunos estudiosos de la religión sostienen que la división tradicional hombre/mujer se vio aún más erosionada por la imagen del propio Jesús, que abrazó el ayuno, el sacrificio y la encarnación; una criatura ligera y sufriente, que incluso se convirtió en mujer: «una madre lactante y paridora, nutridora de los demás». Del mismo modo, argumenta Caroline Walker Bynum, también las mujeres ascetas que ayunaban rechazaban a menudo los papeles maternales tradicionales y se convertían en receptoras espirituales de la sabiduría sagrada. «En unión con Cristo moribundo, las mujeres se convertían en un yo plenamente carnal y nutridor, en armonía con el sufrimiento de Dios. Comer, ayunar y alimentar a los demás eran actos sinónimos para una mujer, porque en los tres la mujer, al sufrir, se fundía en un sufrimiento cósmico que redimía al mundo».

Desde la Edad Media hasta principios del siglo xx, el ayuno extremo no solo era sinónimo de virtud, sino también de acceso al plano espiritual. Los ayunantes eran vistos como emisarios poseedores de un conocimiento especial. A menudo, aunque no siempre, las mujeres que renunciaban a la vida conyugal en favor de tomar a Dios como esposo, las santas que luchaban contra sus cuerpos sin piedad, eran tratadas como sabias que no solo tenían una conexión divina sino que además habían emprendido esta tarea por el bien de toda la humanidad. Como documenta el erudito Rudolph M. Bell en su estudio de las mujeres italianas cuyas hazañas de ayuno se detallan en la *Bibliotheca Sanctorum* de la Iglesia católica, estas mujeres eran consultadas por papas y reyes, elevadas por su conspicuo sacrificio a una prominencia que difícilmente habrían alcanzado de otro modo.

Catalina de Siena, una de las santas ayunantes más conocidas, era confidente del papa Gregorio XI, a quien se dirigía como *dolcissimo Babbo* («dulcísimo papá»). Abundan otros muchos ejemplos: el santo asceta suizo del siglo xv, Nicolás de Flüe, que supuestamente ayunó durante diecinueve años, viviendo únicamente de agua y hostias, es citado a menudo como el inspirador de la Suiza moderna por su capacidad sobrenatural para lograr la paz entre los cantones rurales y urbanos. Pero no siempre se suponía que los ayunantes medievales que rechazaban la rutina diaria y se abrían al reino sobrenatural estaban en contacto con lo divino. A menudo se sospechaba que estaban poseídos o influidos por el diablo, una acusación peligrosa durante el tiempo que existió la Inquisición. Incluso Catalina de Siena fue acusada de ser alimentada por demonios durante la noche. Los constantes denuestos de Jerónimo contra las mujeres contribuyeron a la creencia en la omnipresencia de las brujas, que eran casi exclusivamente mujeres. Este pánico de la gente cobró más fuerza en el siglo xv con la publicación del siniestramente titulado *Malleus Malefi-*

carum (*El martillo de las brujas*), un manual de caza de brujas de 1486 escrito por dos inquisidores para la Iglesia católica. Si en el pasado se consideraba herético creer en las brujas, ahora lo era *no creer* en su existencia. Se consideraba que las brujas formaban parte de «un movimiento satánico internacional cuyo objetivo era la blasfemia y el debilitamiento de la Iglesia católica romana».

Se sabía que tenían poca carne sobre sus huesos; su falta de anclaje carnoso demostraba su conexión con el diablo. Las brujas podían volar porque la buena tierra rechazaba sus pisadas impías.

Este dato estaba en la raíz de un método peculiar para demostrar el embrujamiento: la «prueba del pesaje». El diseño de esta prueba era de una simplicidad asombrosa: si el peso de una mujer en la balanza resultaba ser inferior a lo que cabría esperar teniendo en cuenta su estatura, era prueba de estar embrujada.

Ya fuera por inspiración diabólica o divina, el ayuno extremo era prueba de conexión con lo sobrenatural. Incluso si se consideraba que no era directamente obra del diablo, planteaba un problema. Dado que el suicidio o lesionarse uno mismo eran pecados mortales, la jerarquía cristiana solía asociar el ayuno excesivo con el pecado de orgullo, y recordaba a monjes y monjas que moderaran sus ayunos. Dios había proporcionado alimentos para que la humanidad los disfrutara, y algunos teólogos consideraban que el ayuno extremo demostraba un rechazo infantil de este don divino. La moderación en sí misma, tanto en el ayuno como en la comida, es una virtud antigua; en el arameo original, *Abaddón* ('perdición', también el 'ángel del abismo', el ángel que no conoce la saciedad) se empareja con *Seol*, el lugar de los muertos, en Proverbios 27:20: «Seol y Abaddón son insaciables». Un apetito insaciable por la abstinencia no significaba mayor sabiduría espiritual que un apetito insaciable por el lujo. En la versión King James de la Biblia, este pasaje se traduce como «El infierno y la destrucción nunca están llenos; así los ojos del hombre nunca están satisfechos». Esta modificación del original refuerza la relación de la insatisfacción constante, la búsqueda incesante de más, con la destrucción y el lugar de los muertos. Pero había otras razones más prácticas para oponerse al ayuno extremo, sobre todo en las comunidades religiosas: privaba a los monasterios y conventos de una mano de obra muy necesaria, ya que los ayunantes de larga duración eran demasiado débiles para ayudar a sus hermanos y, además, requerían los cuidades de otros para sobrevivir. Se convertían en una carga.

• • •

Durante el Ramadán, el único período de ayuno exigido en el Corán, los musulmanes observantes consideran que el ayuno diario cumple la promesa del cuarto de los cinco pilares de la religión. (Los otros pilares son la profesión de fe, la oración, la caridad y el *hajj,* o peregrinación a La Meca.) El ayuno, de un mes de duración, exige la abstinencia total de alimentos, líquidos de todo tipo, tabaco y sexo desde el amanecer hasta la puesta del sol. El Ramadán concede el perdón por los pecados del año anterior. A diferencia de las religiones predecesoras del Islam, este período de ayuno es una celebración. Para judíos y cristianos, el ayuno formaba parte de una amenaza divina. En el capítulo 16 del Levítico de la Torá (libro sagrado también en el Islam, conocido como el *Tawrat*), Dios impone a sus seguidores el Día de la Expiación poco después de haber incinerado a los hijos de Aarón, Nadab y Abiú, por el pecado de ofrecer «fuego no autorizado» en el altar sagrado. La gravedad del día se reitera en el capítulo 23 del Levítico, en el que el Señor decreta que los que no ayunen serán rechazados («cortados de entre su pueblo») y que los más obstinados de entre ellos –los que sigan trabajando como de costumbre– serán asesinados («la propia alma destruiré»). En cambio, el ayuno del Ramadán se presenta como una petición más simpática y tranquilizadora. En el Corán, el período sagrado se describe casi como unas vacaciones de las preocupaciones cotidianas:

> Así que cualquiera de vosotros en ese mes debe ayunar, y cualquiera que esté enfermo o de viaje debe compensar los días perdidos ayunando otros días más tarde. Dios quiere tu tranquilidad, no que sufras penurias. Quiere que cumpláis el período prescrito y que Lo glorifiquéis por haberos guiado, para que seáis agradecidos.

El Corán incluso afirma que los creyentes para quienes el ayuno sea demasiado difícil pueden quedar exentos. En ese caso, los musulmanes que no ayunan deben «dar de comer a un necesitado».

Para los musulmanes devotos, el ayuno no es un camino hacia otra cosa, como lo es para los cristianos durante la Cuaresma, la larga travesía previa a la resurrección de Pascua. El ayuno de los musulmanes es un fin en sí mismo. Y no es una carga que haya que soportar como prueba de devoción religiosa o sinceridad de arrepentimiento, como lo es el Yom Kippur (el Día de la Expiación) para la mayoría de los judíos. El Ramadán culmina con el Eid al-Fitr, la «fiesta del final del ayuno», en la que la gente hace regalos, visita a sus familiares y concede bendiciones. Una bendición típica es «Que Alá acepte todas tus oraciones y perdone todas tus faltas». Otra es simplemente *«Eid Mubarak»*: 'Bendita fiesta'. El Ramadán no hace énfasis en el miedo y el sufrimiento, sino en la alegría, el agradecimiento y la contemplación tranquila. Su carácter festivo lo diferencia de los fatigosos temas del arrepentimiento y la culpa que caracterizan los ayunos cristiano y judío. El Ramadán tampoco está asociado a un período concreto del año, como la Cuaresma al final del invierno y el Yom Kippur al otoño. Los musulmanes siguen el año lunar, que es once días más corto que el solar. En un ciclo de treinta y tres años, el Ramadán atraviesa todas las estaciones.

Shaykh Suhaib Webb, académico del Centro Islámico de la Universidad de Nueva York, me dice que considera que la sensación de unidad provocada por el ayuno del Ramadán es una forma de contrarrestar «el hiperindividualismo de la espiritualidad occidental, que exige salir de uno mismo para encontrar el sentido de la vida». Para la mayoría de los musulmanes, Dios se encuentra a través de «las reglas legales del Islam». «A través de esa adhesión a la ley, ahora te comprometes con el conocedor de todo, el Dios trascendente, que te va a dar el *kesh*, la capacidad de levantar los velos», dice. Webb cita al erudito y místico marroquí del siglo XIX Ahmad Ibn Ajiba, que escribió que el estado espiritual más elevado es la libertad, pero un tipo distinto de libertad que se consigue a través de la sumisión a lo divino. Los pasos esenciales en este camino consisten en alejarse del narcisismo y la arrogancia, «vivir vicariamente a través de la fe en lugar de dejar que la fe viva vicariamente a través de nosotros, y dentro de eso se incluye muy claramente el ayuno». Webb me dice que «en árabe, una actitud pasiva inspira admiración; el quid de la cuestión es que, al reducir al mínimo la ingesta para que sea sostenible en lugar de opulenta, te liberas de estar excesiva y enfermizamente apegado a lo material; de hecho, es la vía que te permite ir más allá de lo material, y ese es realmente el objetivo del ayuno». El mundo material en el Islam no es necesariamente malo, pero es pasajero. En árabe, la palabra *dunya* se utiliza para describir el reino terrenal: un lugar de paso para las almas en su camino a otro lugar.

En los últimos años, el ayuno del Ramadán se ha convertido en el centro de atención del Gobierno chino en su propósito de acabar con las tendencias independentistas de las comunidades musulmanas uigures y túrquicas. En la región autónoma uigur de Xinjiang, al oeste de China, una vasta zona de unos veintiséis millones de habitantes, las autoridades han limitado estrictamente el número de personas autorizadas a ayunar en un intento de hacer más chino el islam y evitar «efectos negativos en los niños», según el alcalde de un pueblo. Solo se permite ayunar a un número limitado de ancianos y personas sin hijos. Los infractores pueden ser enviados a uno de los muchos campos de internamiento repartidos por toda la región, donde aproximadamente 1,8 millones de personas han estado sometidas a una reeducación involuntaria desde 2017. Las autoridades han pedido a quienes viven en la región que delaten a cualquier persona que ayune, puesto que el ayuno ha sido tachado de actividad parecida al terrorismo y solo practicada por extremistas. Como es natural, algunos uigures creen que lo mejor es afirmar que ya nadie ayuna durante el Ramadán. «¡Oh, no! Ahora eso ya no existe», dijo un lugareño cuando le preguntaron si tenía intención de ayunar durante el Ramadán. Pero las tradiciones islámicas, y en consecuencia el ayuno, persisten. «Para el Gobierno chino, ayunar no significa comer menos y quedarse tranquilamente en casa –me escribió Shohret Hoshur, periodista uigur expatriado–. Según el Gobierno chino se trata de actividades de carácter religioso, en las que se comparten agravios y se hacen planes para actuar contra los chinos. Por eso el ayuno preocupa y asusta a las autoridades chinas». Hoshur cita dos episodios de la historia reciente como prueba: el incidente de Aykol de 2013, en el que murieron varias personas, y la masacre de Elishku, en la que según algunas versiones murieron dos mil uigures. «Ambos ocurrieron el último día del Ramadán», señala Hoshur. Incluso dentro de un marco religioso tradicional, el ayuno altera la rutina diaria. Si se ayuna, se recapacita. Tal acción es necesariamente contraria a toda dictadura.

• • •

Con la Reforma, el ayuno extremo en Occidente, al menos como doctrina cotidiana, experimentó un declive hasta los inicios de la revolución industrial. Cada vez más, la jerarquía católica fue reprobando la práctica: aparte de los peligros de cometer el pecado de orgullo y de imponer una carga a la comunidad religiosa, la creciente comprensión del funcionamiento del cuerpo, la existencia de ayunos fraudulentos y la amenaza de intérpretes de lo divino ajenos a la Iglesia constituyeron argumentos de peso para su oposición a los santones ayunadores. Al mismo tiempo, aunque los patriarcas de la Reforma –Martín Lutero, Juan Calvino y Ulrico Zuinglio– rechazaban el ayuno como camino de salvación, incorporaron muchos de sus principios al núcleo ascético del movimiento. Para estos reformadores, el ayuno ceñido a ocasiones concretas se consideraba un medio de afirmación de una historia compartida, una forma de crear un sentimiento de comunidad y de enfrentarse a la adversidad. En el protestantismo, el ayuno se convirtió en una preparación simbólica y espiritual para recibir la Palabra divina. No era un camino hacia la salvación, como lo había sido para los católicos: los católicos ayunaban para purificar sus cuerpos en preparación para recibir el cuerpo físico de Cristo.

Para muchos protestantes como los puritanos, el ayuno era un método de superación personal. El académico de Cambridge Thomas Cartwright (1535-1603), líder preeminente de los puritanos en la época de Isabel I, situaba el ayuno riguroso en el centro del culto. Un puritano ayunador se abstenía de la comida, pero también del sexo, de la «ropa elegante» e incluso del sueño. Probablemente influido por Cartwright, el Parlamento inglés de la época convocaba regularmente ayunos civiles en respuesta a todo tipo de crisis. Se cree que Cartwright es el autor (como parecen indicar las iniciales «T. C».) del tratado de 1580 *The Holie Exercise of a True Fast, Described out of God's Word* (*El ejercicio sagrado de un ayuno verdadero, descrito en la Palabra de Dios*), en cuyo inicio observa:

que, como niños recién llegados al mundo, no sabemos cuándo comer y cuándo no, más allá de lo que nos dice la Palabra de Dios. Pero aún es más maravilloso que en un asunto tan pequeño, apenas un centenar de personas, de las que profesan el nombre de

Cristo, saben ya sea cómo entrar en este camino, o cómo proseguir en él una vez que han entrado, para gloria de Dios, o provecho para sí mismas.

Cartwright dedica gran parte del libro a denunciar a los «papistas» y sus hábitos de ayuno, que consideraba insuficientemente rigurosos. Durante los ayunos, los católicos y los miembros de la Iglesia de Inglaterra inventaban sustitutos de la carne elaborados con azúcar, especias, huevos, frutos secos y frutas a los que daban forma de pájaros y de ternera, convirtiendo el ayuno en un período de celebración en lugar de luto, una práctica que Cartwright desaprobaba enérgicamente.

En 1604, el inglés Nicholas Bownde escribió *The Holy Exercise of Fasting (El ejercicio sagrado del ayuno)*, en el que exponía los principios del ayuno para los puritanos. Se ayunaba a dos niveles, el «exterior» y el «interior»:

> El exterior pertenece al cuerpo, y se llama ejercicio corporal, como abstenerse de comer, beber, dormir y cosas semejantes; [...] el otro pertenece al alma, y consiste en las virtudes y gracias interiores de la mente que se fortalecen mediante este ejercicio corporal.

La tradición del ayuno arraigó rápidamente en las colonias de ultramar de los puritanos. Una vez establecida, persistió durante varios siglos, sobre todo en la zona de Nueva Inglaterra. En situaciones difíciles, proporcionaba una forma de apelar directamente a la intervención divina. Apenas tres años después de establecerse en Plymouth, en la primavera de 1623, el asentamiento de los puritanos estuvo al borde del colapso. «Medio desnudos» y «llenos de tristeza», se estaban muriendo de hambre poco a poco, y luego continuaron sus padecimientos a causa de una sequía de dos meses. Los líderes convocaron un día de ayuno y humillación. La historiadora Martha L. Finch describe dramáticamente la escena:

> Durante todo el día de «sequía», hora tras hora más desesperados, se cobijaron bajo el aire cerrado y quieto de la casa de reuniones en ferviente súplica, mientras fuera «hacía un tiempo despejado y muy caluroso, y no se veía ni una nube ni señal alguna de lluvia».

Sin embargo, al anochecer, cuando regresaban a sus casas, «comenzó a nublarse, y poco después a llover, con chaparrones tan dulces y suaves» que «la tierra estaba completamente mojada y empapada, lo que hizo revivir el maíz moribundo y otros frutos, lo que fue maravilloso».

Posteriormente, los colonos ingleses convocaron cientos de días de ayuno en respuesta a toda clase de desastres y penurias (y, alternativamente, como acción de gracias en respuesta a cosechas abundantes). Eran recordatorios constantes de su frágil existencia física y de su inquebrantable dependencia de la providencia divina, una providencia que les era concedida o denegada en función de su piedad. El ayuno era también una condena implícita al egoísmo: «Cuanto más alimento tiene la tierra, peores son las malas hierbas», rezaba un dicho puritano. El reverendo Cotton Mather, predicador puritano de la segunda generación, que junto con su padre, Increase Mather, era un elocuente partidario de la caza de brujas (y defendió los resultados de los juicios por brujería de Salem en su obra *The Wonders of the Invisible World* (*Las maravillas del mundo invisible*) [1693], creía firmemente en los poderes del ayuno (acompañado de la oración) como cura de todos los males, pero también advertía de su lado oscuro: «el ayuno extremo o prolongado no solo es tolerable, sino extrañamente agradable para quienes tienen algo que ver con el Mundo Invisible», es decir, las brujas.

Aunque los colonos de Nueva Inglaterra fueron los más fervientes en su aplicación del ayuno, las congregaciones reformadas holandesas de Nueva York y numerosos grupos desde Carolina del Sur hasta New Hampshire también se comprometieron con la práctica. El ayuno fue adoptado más tarde por los rebeldes de todas las colonias. «Un día de ayuno, humillación y oración» fue la respuesta inmediata que Thomas Jefferson y otros miembros de la Cámara de los Burgueses de Virginia propusieron en 1774 para protestar contra las leyes intolerables impuestas por Jorge III. Aunque como presidente Jefferson sostenía que la oración debía ser una decisión privada y no un mandato nacional, veía el día de ayuno como un medio para despertar «a nuestro pueblo del letargo en que había caído». Una forma tripartita de abnegación («ayuno, humillación y oración») se convirtió en una especie de mantra protestante en América. El Congreso Continental declaraba regularmente días nacionales de ayuno y oración «para frustrar los crueles propósitos de nuestros enemigos antinaturales», como escribió John Hancock en 1776. Todos entendían que el ayuno era un ejercicio *natural*, que procede de nuestra naturaleza más pura y no está contaminado por artificios. Nos devuelve a nuestros orígenes.

Los días de ayuno nacional en la joven nación eran especiales, pero nunca llegaron a ser acontecimientos extraordinarios. Siguiendo con la larga tradición de ayunar en respuesta a las crisis, el presidente James Madison decretó un día de ayuno menos de tres meses después de la destrucción de Washington D. C. por los británicos en 1814 y justo antes de que se iniciaran las conversaciones de paz con los ingleses. Cuando «Old Tippecanoe» –el presidente William Henry Harrison– murió en 1841, apenas un mes después de su toma de posesión, se declaró un ayuno nacional. El presidente Zachary Taylor hizo «una recomendación» para que el 1 de agosto de 1849 se observara como día nacional de «ayuno, humillación y oración» debido a «una temible pestilencia que se está extendiendo por todo el país». Y Abraham Lincoln declaró al menos tres días de ayuno nacional durante su presidencia. En marzo de 1863, pocos días después de que fracasara un intento de la Unión de tomar Vicksburg, Lincoln decretó en su Proclamación 97 «un día de humillación, ayuno y oración», afirmando que los estadounidenses se habían «intoxicado con un éxito ininterrumpido» y se habían vuelto «demasiado autosuficientes para sentir la necesidad de la gracia redentora y preservadora, demasiado orgullosos para orar al Dios que nos hizo». Para Lincoln, la humildad era fundamental.

Aunque el ayuno había sido tradicionalmente una forma de movilizar a los fieles en las iglesias y era una manera rigurosa de recordar las obligaciones patrióticas por parte de las diferentes Administraciones, no fue hasta las sufragistas cuando se empleó como instrumento de protesta. En 1899, el recién creado Consejo Afroamericano declaró el 4 de junio día de ayuno para protestar contra el aumento de los linchamientos en el Sur, pero esto era raro: hasta entonces, el ayuno solo se había empleado como una especie de «señal individual» aunque fuera a escala nacional, una decisión que, se esperaba, traería el favor divino.

Richard J. Foster, popular teólogo cristiano y partidario del ayuno, opina que, junto con la oración y la meditación, el ayuno conduce a una comprensión más profunda de la religión. Escribe que el ayuno se convirtió en una víctima de la aversión moderna al fanatismo medieval, resultado de «la decadencia de la realidad interior de la fe cristiana». El ayuno extremo, la autoflagelación y otras pruebas físicas se veían antaño como prueba de piedad, y «la cultura moderna reacciona fuertemente ante estos excesos y tiende a confundir el ayuno con la automortificación». Culpa de nuestro poco interés por el ayuno a la avalancha continua de propaganda que nos insta a consumir más y más.

Se nos presiona constantemente para que nos atiborremos, como si no hubiera nada peor que no estar saciados. El ayuno parece antinatural en la sociedad de consumo. En cuanto llegamos al mundo, se nos exige comer.

El ayuno tuvo en su día un elemento competitivo que a los estadounidenses les resultaba familiar. Los ayunadores profesionales estaban a la altura de los campeones de levantamiento de pesas en plena época victoriana. El ayuno se convirtió en una extraña prueba de hombría, mientras que entre las mujeres el ayuno se conocía como «enfermedad de desgaste», o anorexia, evidencia de un exceso de nerviosismo o de alguna otra anomalía (y a los ojos de la mayoría de los médicos convencionales, fingimiento o fraude). Pero estas mujeres, o «chicas ayunantes», como Mollie Fancher y Sarah Jacob, también atraían a multitudes para presenciar su extrema vulnerabilidad, que representaba una especie de ideal femenino. La popularidad del ayuno como deporte para espectadores se ajustaba perfectamente a la obsesión de la época por la degeneración moral, las tentaciones y el buen comportamiento personal y público, que se manifestaba en interminables discursos sobre el decoro pronunciados tanto desde el púlpito como en las páginas impresas.

En el protestantismo moderno, el ayuno, antaño en desuso, parece estar volviendo a ponerse de moda. Pero algunas cosas siguen iguales: alcanzar un hito en el ayuno no es para exhibirlo en público, como me explicó el doctor Michael Bos, pastor de la Marble Collegiate Church de Nueva York. E incluso como camino hacia un cambio personal, Bos me dijo que «el ayuno tiene más cabida en las iglesias que proponen una transformación personal». Bos me explicó que «Mateo nos dice que hagamos lo mejor mientras avanzamos, de modo que lo que hacemos quede entre Dios y uno mismo».

Quinto día, jueves

EL RÍO DE LOS REYES:
EL AYUNO COMO PROTESTA

Hoy me siento lúcido y bastante cómodo. Noche decente. Los estiramientos parecen más fáciles. En el senderismo, parece que es en el tramo de vuelta a casa cuando se tienen más accidentes. Ya veremos; las cosas ahora no parecen tan terribles. ¿Qué me gustaría comer? La pregunta me parece cada vez más irrelevante. Pienso en *Un artista del hambre* de Kafka, una extraña historia que no leía desde hace medio siglo. Acabo de releerlo y estaba disfrutando felizmente, inmerso en el mundo de la humillación y lo grotesco, cuando me sacudió el final de la historia: el Artista del Hambre yace moribundo. El Supervisor se acerca y le pregunta por qué ha emprendido un ayuno tan largo. Y el Artista del Hambre susurra que no ha sabido encontrar un alimento de su agrado. Una broma macabra sobre la arbitrariedad, el sinsentido de todo: no tiene sentido comer, no tiene sentido no comer. Hay aquí una conexión con la incapacidad de Bartleby para comprometerse (espero que no sea sintomática de mi propia decisión de ayunar), pero el protagonista de Kafka parece más consciente de sí mismo. Incluso en esta fase de su casi desaparición, el Artista del Hambre reconoce que está encadenado al deseo, a querer desear. Al crear un estado de carencia, un ayuno «saludable» puede indicarnos cómo desear menos. Hoy he escuchado una conferencia de Carlo Rovelli, que hablaba de los fundamentos de la física cuántica. «Las propiedades son relacionales», dijo. Citó la Vía Media de Nagarjuna, y dijo: «Las cosas por sí mismas no existen: todo, de arriba abajo, son relaciones», quizá una referencia al chiste del principio del libro de Hawking *Breve historia del tiempo*: el mundo no está flotando en el espacio, sino que descansa sobre una tortuga gigante, que descansa sobre otra, y así sucesivamente. Son tortugas de arriba abajo. «Ser consciente es estar influido por el mundo exterior», dice Rovelli. Tal vez se equivoque: ser consciente es estar influido por el mundo interior. Lo exterior es mecánico; es de suponer que no está diciendo que las hormigas, las plantas y las rocas sean conscientes. ¿O tal vez sí? Rovelli también mencionó a Alexander Bogdanov, un pionero ruso de la teoría de sistemas, entre otras cosas, que destacaba las relaciones, en oposición a Lenin, que lo tildó de antimaterialista, lo cual, dice Rovelli, era una mala interpretación de su punto de vista. Esta tarde he ido al cine, por primera vez en más de un año. Fui a ver la película *Minari,* para deleitarme con imágenes de deliciosa comida coreana. Exagero: tenía buena pinta, pero me mantuve distante, tranquilo. C. y yo tomamos cada uno un «tónico de cúrcuma» y nuestro acompañante, A., una copa de vino y un pastelito de crema de limón. No tuve ganas de probarlo, y eso me hizo sentir libre.

> *«El poder dependía de la obediencia de la gente, de su*
> *voluntad de someterse».*
>
> VLADIMIR BUKOVSKY, *Para construir un castillo* (1978)

Ha elegido la muerte:
Rehusando comer o beber, para que me deshonre;
porque hay una costumbre,
una vieja y necia costumbre; que si un hombre es agraviado,
o piensa que ha sido agraviado,
y pasa hambre en el umbral de otro hasta morir, la Buena Gente,
por todos los tiempos venideros, se exclamará a gritos
contra ese umbral,
aunque sea el del Rey

W. B. Yeats, *El umbral del rey* (1903)

Cómo oponerse a un poder abrumador, y hacerlo de forma eficaz y pacífica, es un dilema recurrente. Como sostenía el sociólogo estadounidense y activista contra la guerra de Vietnam William Gamson, cuando las autoridades no respetan las reglas del juego, los medios más eficaces para disentir no son los que proporcionan las instituciones. Para los que buscan una alternativa a lo que Gamson defendió como «tácticas callejeras» (aunque se cuidó de colocar la «combatividad» por encima de la violencia), el ayuno puede ofrecer una vez más una solución, pero es una solución que puede tener consecuencias desastrosas para sus practicantes.

∙ ∙ ∙

El río de los Reyes, o *Rājataranginī*, es una crónica del siglo XII sobre los reyes de Cachemira. A lo largo de los ocho libros de la saga (conocidos como «oleadas», o *tarangas*), aparece el loable concepto de *prāya*, un ayuno sostenido hasta la muerte. En sánscrito clásico, *prāya* tiene la connotación de la acción de un guerrero que se lanza a la batalla. Aunque el acto de ayunar pueda parecer un extremo opuesto al comportamiento de un guerrero, existe un vínculo cultural recurrente entre ambos: los yamabushi en Japón –famosos por derrotar a samuráis en combates individuales– y los sannyasi en la India –ascetas hindúes que desarrollaron las artes marciales– valoraban el ayuno extremo. En el siglo XVI, los sannyasi lucharon contra los mogoles y, a finales del siglo XVIII, durante la rebelión de los sannyasi, se alzaron de nuevo contra la Compañía Británica de las Indias Orientales... y perdieron. La rutina de los templarios, guerreros cristianos medievales, consistía en ayunar regularmente. En tiempos bíblicos, los judíos ayunaban antes de salir a combatir contra sus enemigos, lo que algunos conmemoran todavía hoy durante el Ayuno de Esther. Para los antiguos guerreros, el ayuno no solo proporcionaba fuerza espiritual sino también vigor marcial.

Prāya se cita normalmente en las narraciones épicas como una forma de coaccionar a los malhechores para que corrijan su comportamiento. En este contexto, por mal comportamiento se entendían cosas tan habituales como negarse a reconocer una deuda pendiente, o delitos más graves contra uno mismo o contra una persona de la familia.

Lesionarse o suicidarse por estar desesperado es un pecado en el budismo y en el hinduismo, que lo censuran como acto destructivo y de «abandono de uno mismo». Pero, como en las tradiciones cristianas, se hacen excepciones para los hombres y mujeres santos, ascetas y mártires.

Cuando otros medios habían fracasado, los brahmanes (sacerdotes) de mayor importancia, o los miembros de la realeza, recurrían a *prāya*. Convertían una disputa privada en un acto público: la persona agraviada iba a casa del culpable y allí se tumbaba de lado, ayunando a su puerta hasta que la queja quedaba satisfecha. Los espectadores establecían una conexión inmediata con el Buda recostado. Según el dogma, Buda se recostó sobre su costado derecho durante su enfermedad final, antes de abandonar el ciclo kármico y alcanzar el *paranirvana* –que en el hinduismo, el jainismo, el sijismo y el budismo tiene una connotación distinta de nuestro término *paraíso*–. En su sentido religioso original, el nirvana es un lugar de ausencia donde se ha alcanzado el *sunyata*, o vacío. Para una comunidad cristiana, el equivalente a *prāya* habría sido alguien bloqueando la puerta con los brazos extendidos, evocando en silencio la Crucifixión. Pero *prāya* no era simplemente un arma moral; era una amenaza muy real con resultados potencialmente serios. Un ayuno potencialmente mortal abría la puerta a un reino místico. Aquellos que ignoraban a los suplicantes que ayunaban y les permitían morir de hambre pasarían la eternidad en el infierno.

Esta tradición aparece en los escritos más venerados de la época, como el *Mahābhārata*, el *Rāmāyana* y las Leyes de Manu, y se remonta a los años 600 a 300 a. C. En cuanto al ayuno, como ha detallado el sanscritista John Nemec, lo peculiar de *El río de los reyes* es que contiene varios casos de sacerdotes y nobles que ayunan en beneficio de otros y, por tanto, son ayunantes que se arriesgan por el bien de una comunidad. Los brahmanes que aparecen en la epopeya practicando este ayuno lo hacen para cambiar el régimen en Cachemira, «a menudo por el bien de los súbditos cachemires en general y no simplemente con fines limitados a determinados individuos». En un episodio de la saga, los brahmanes entran en *prāya* mientras debaten a quién elegir como próximo rey de Cachemira. En términos prácticos, ayunan contra *ellos mismos*, ya que morirían de hambre si no llegaran pronto de acuerdo sobre a quién nombrar. *Prāya* en estos casos es manifiestamente altruista. Es lo que ahora llamaríamos una huelga de hambre.

• • •

He intentado indicar que el ayuno no es apartarse de algo, sino una intensificación de la experiencia, un acercarse a algo. Cuando se carece de las herramientas habituales para demostrar una disidencia, por estar prohibidas o simplemente ser ineficaces, solo queda el cuerpo para pregonar nuestro desacuerdo. Cuando se utiliza como medio de protesta, el ayuno se convierte en una huelga de hambre. Es una huelga doble, tanto por su negativa a participar como por su ataque a la pasividad de la autoridad. Este tipo de ayuno no solo proclama el rechazo al dominio de otro, sino que también afirma que existen otras opciones. Es una forma de forzar el debate cuando quienes ostentan la autoridad lo han dado por terminado. Como metáfora, la huelga de hambre es una poderosa herramienta de protesta: al pasar hambre y a menudo sed, los disidentes hacen palpable una injusticia, trasladando una noción abstracta («estáis cometiendo una injusticia») al ámbito físico. Hoy en día aquellos que son los objetivos de una huelga de hambre suelen decir que se sienten «asediados», como si el compromiso de no comer del huelguista fuera un asalto físico y la parte perjudicada no fuera el huelguista (que a menudo está encarcelado), sino las autoridades a las que desafía.

Al igual que el ascetismo, las huelgas de hambre probablemente han estado presentes desde el inicio de las sociedades humanas organizadas. En la Roma imperial, la huelga se utilizaba regularmente como herramienta de manipulación, o como declaración de rectitud, en los niveles más altos de la sociedad. Por poner un ejemplo destacado, la vida profesional del emperador Tiberio estuvo salpicada de ayunos. Siendo un hombre de mediana edad, el futuro emperador emprendió una huelga de hambre en el año 6 a. C. Esta decisión llegó tras años de una carrera repleta de éxitos como general al mando de legiones en Germania, Armenia y otros lugares, durante la cual Tiberio expandió las fronteras de Roma hasta el río Elba. Tiberio se había retirado entonces a la isla de Rodas, desafiando los deseos de su padrastro, el emperador César Augusto, y de su madre, Livia Drusila, quienes tenían grandes planes para su heroico hijo.

Según el historiador romano Suetonio, cuando sus padres presionaron a Tiberio para que regresara a Roma, este inició un ayuno en señal de protesta, negándose a ingerir alimento alguno. Se trata de un eco en miniatura del gran ayuno de Buda, que también emprendió uno justo cuando se suponía que iba a acceder al trono. Sin embargo, aparte de su breve ayuno, Tiberio compartía pocos atributos con Buda, incluido su compromiso con el ayuno. Tras solo cuatro días, la pareja imperial cedió, como suelen hacer las autoridades ante una determinación tan clara.

Pero la victoria del general fue solo temporal. Tiberio acabó abandonando Rodas y, a pesar de sus reticencias anteriores, se convirtió en el segundo emperador de Roma en el año 14 d. C. tras la muerte de su padrastro, tal y como habían planeado sus progenitores. Irónicamente, una de las primeras muertes por huelga de hambre de las que se tiene constancia se produjo durante su reinado. El historiador romano Aulo Cremucio Cordo se mató de hambre en el año 25 d. C. por aparente indignación moral tras ser acusado de cometer un crimen contra el emperador y, por tanto, de violar la *lex maiestas*. La intensidad con la que defendió sus ideas, que le llevó a ofrecer su vida como prueba de su sinceridad, constituyó un argumento elocuente a favor de su inocencia, como era su intención. A propósito de la muerte de Cordo, el historiador Tácito escribió: «Así uno se siente aún más inclinado a reírse de la estupidez de los hombres que suponen que su despotismo actual puede realmente borrar los recuerdos de la siguiente generación. Por el contrario, la persecución de un genio fomenta su influencia; los tiranos, y todos los que han imitado su opresión, no han hecho más que conseguir su infamia y la gloria de sus víctimas». Del mismo modo, Marco Coceo Nerva, «un hombre siempre al lado del emperador, un maestro de la ley tanto divina como humana, cuya posición era segura y cuya salud era sólida», siempre según Tácito, también se declaró en huelga de hambre en esta época. Nerva, abuelo del emperador epónimo, decidió morir de hambre para protestar por «las miserias del Estado»: la corrupción y la violencia que veía a su alrededor, en particular la perpetrada por la Guardia Pretoriana. Tiberio se apresuró a acudir a su lecho, rogando a Nerva que desistiera de su protesta, alegando que su muerte dañaría la reputación imperial, pero fue en vano, y el jurista murió de hambre en el año 33 de la era cristiana, cuatro años antes del final del reinado de Tiberio.

En general, los historiadores coinciden en que, a pesar de las probadas habilidades de Tiberio como general y su prometedor comienzo como emperador, su gobierno acarreó el caos. Cuando Tiberio fue asesinado a la edad de setenta y ocho años, asfixiado por uno de sus criados, las masas lo celebraron en las calles. El pobre hombre debería haberse quedado en Rodas.

En Irlanda, la historia del ayuno de protesta es muy anterior a la llegada del cristianismo a la isla y constituye una poderosa práctica conocida como *troscead* o *cealachan* que antaño contaba con su propio conjunto de normas codificadas. Este ayuno se practicaba «contra» los infractores de la ley, y en particular los morosos, que se exponían a la ignominia y al peligro sobrenatural de una huelga de hambre a su puerta. Lo más importante es que el ayuno solo se utilizaba contra una persona poderosa y suponía una vergüenza pública. Al igual que con la institución india del *prāya*, si la disputa continuaba, se producía una especie de «duelo de ayunos». Si el deudor, ya fuera un cacique o un rico agricultor, negaba la deuda, se le obligaba también a ayunar hasta que ofreciera comida a su acreedor y se comprometiera a saldar la deuda o se sometiera a la decisión de un tercero sobre el asunto. Según el *Senchus Mór*, o *Gran Libro de la Ley Irlandesa*, recopilado en el siglo v d. C. a partir de tradiciones orales, el ayuno se consideraba una prueba de rectitud moral. Por tanto, no ayunar no solo era antisocial, sino que además revelaba una cierta depravación moral. Los que estaban decididos a no ayunar perdían sus derechos legales: «El que no se compromete a ayunar es un evasor de todo; el que hace caso omiso de todo no será pagado ni por Dios ni por los hombres». Al igual que ocurría con *prāya*, quien desdeñara a un ayunador a las puertas de su casa era un renegado integral, una persona que no tenía en cuenta los valores morales ni el imperio de la ley. El ayuno era tan apreciado y venerado como una especie de arma mística, que «ayunar ilegalmente» comportaba una multa.

Cuando el cristianismo arrasó en la isla durante la primera parte del siglo v, destruyendo cualquier rastro de los ritos druídicos, el *troscead* se mantuvo y adquirió un nuevo rango. Como hemos visto, el ayuno fue esencial en el cristianismo primitivo como prueba del compromiso ascético con los principios de la religión, y la centralidad preexistente del ayuno en la cultura irlandesa facilitó sin duda la conversión de los celtas. El ayuno –y, en particular, el ayuno como herramienta de cambio– estaba estrechamente asociado nada menos que a una autoridad como san Patricio.

A la edad de veintitrés años, secuestrado en Gales por piratas irlandeses incluso antes de haber comenzado a hacer proselitismo, el santo afirmó haber oído una voz que lo alababa por su ayuno. Tírechán, un obispo irlandés que escribió en el siglo VII, relató que el santo ayunó durante cuarenta días, mientras «era atacado por grandes pájaros» en la cima de lo que hoy es Croagh Patrick. Tírechán no explicó por qué había ayunado; es de suponer que quería asociar a su antepasado con la distinguida línea de ayunadores de cuarenta días de la Biblia, en particular con Moisés, que ayunó tras ascender al monte Sinaí.

La mitología posterior, recogida en la colección del siglo IX conocida como el *Libro de Armagh*, sostiene que Patricio, furioso por la obstinación de los paganos irlandeses, emprendió este ayuno épico directamente contra Dios. Según la leyenda, Patricio exigió el derecho a juzgar a los irlandeses en el Juicio Final y solo volvió a comer cuando tuvo la certeza de que Dios había capitulado. El *Lebor na gCeart*, o *Libro de los Derechos*, del siglo XII, atribuye la «caída de Tara» –antigua sede de los antiguos reyes de Irlanda– al ayuno de Patricio. Y en la *Vida tripartita de san Patricio*, de principios de la Edad Media, se describe a Patricio ayunando contra reyes y herejes para convencerlos de su sinceridad y de la doble necesidad de compasión y conversión. Ayunó contra el rey Trían del Ulster para obligarlo a tratar a sus esclavos con misericordia, y ayunó contra los seguidores irlandeses de la herejía pelagiana (Pelagio era un asceta del siglo IV que sostenía que no estamos manchados por el pecado original y que es posible alcanzar la perfección a través de la gracia divina).

Los irlandeses paganos y los misioneros cristianos encontraron un terreno común en el ayuno, que se utilizaba como palanca legal en las tradiciones irlandesas y como prueba de devoción a Cristo y penitencia ante Dios en las cristianas. Una vez muerto Patricio, el *troscead* conservó su temible poder durante siglos, y los sacerdotes cristianos continuaron recurriendo a él tal como lo habían hecho antes los druidas. Se dice que Máel Ruain, un obispo y santo que murió en el año 792 de la era cristiana, ayunó tres veces contra uno de los reyes de Irlanda: «Tras el primer ayuno, la pierna del rey, según consta, se partió en dos; tras el segundo, el fuego cayó y lo quemó de arriba abajo; tras el tercero, el rey murió».

Empezando en 1875 con sir Henry Maine –un funcionario que había estado destinado en la India en la década de 1860–, una sucesión de observadores culturales estableció la conexión con tradiciones similares en continentes distintos y a siglos de distancia. En la India, con el paso de los siglos, el *prāya* se había transformado en *dharna*, una herramienta similar pero menos exigente para lograr justicia, derivada de una palabra sánscrita que significa 'piadoso' y 'obediente'. Incluso hoy en día, la gente «se sienta en *dharna*», o los malhechores son «puestos en evidencia con una *dharna*». La *dharna* no implica necesariamente ayunar. Es una sentada que obstruye el curso normal de los acontecimientos y constituye una poderosa declaración pública. Al igual que otras formas más comunes de ayuno –que consisten en tomar distancias para participar mejor–, la *dharna* debe hacerse al aire libre, y puede ponerse en práctica ante la puerta de una persona o institución, o incluso en medio de una carretera. Es significativo que la *dharna* fuera prohibida por los británicos desde los primeros días de su ocupación de la India, a principios del siglo XVIII. Sin embargo, las autoridades coloniales no consiguieron erradicar esta práctica y, en toda la India contemporánea, activistas de todo tipo «escenifican una *dharna*» o «se unen a una *dharna*» para protestar por cualquier cosa, desde el mal estado de las carreteras hasta la corrupción y cosas peores.

La huelguista de hambre más conocida de la India después de Gandhi es la «Dama de Hierro» Irom Sharmila. En noviembre de 2000, días después de que el ejército indio masacrara a diez civiles en Manipur, en el noreste de la India, esta joven de veintiocho años, trabajadora en una organización de derechos humanos, se sentó en *dharna* en el lugar del tiroteo. Su objetivo era derogar la Ley de Poderes Especiales de las Fuerzas Armadas (AFSPA, por sus siglas en inglés) de 1958, que permitía al ejército utilizar medidas extremas –incluido disparar a la gente– para aplastar una insurrección antigubernamental. Al amparo de esta ley, los soldados habían ejecutado, torturado y violado a ciudadanos de Manipur durante décadas, sin sufrir ninguna consecuencia. Rápidamente se reunió una multitud. Tras seis días sentada en *dharna*, Sharmila fue detenida y acusada de intento de suicidio. Mantuvo la huelga de hambre y, al cabo de dieciséis días, fue alimentada a la fuerza. Aunque la política de la prisión establecía que tenía que ser alimentada a la fuerza a través de un tubo insertado en la garganta, ella convenció a las autoridades para que le pusieran el tubo a través de un conducto nasal. «Si la alimentaban a la fuerza por la nariz –escribió un observador–, ella decía que cumplía su promesa de no comer hasta que se derogara la AFSPA». Cuando se arrancó el tubo de la nariz, le pusieron un gota a gota intravenoso de glucosa.

Sharmila fue mantenida en aislamiento y alimentada a la fuerza tres veces al día durante dieciséis años. La policía copió la estrategia inglesa de captura y liberación que se había aplicado a las huelguistas de hambre del movimiento sufragista a principios de siglo: una vez al año la liberaban, y luego la volvían a detener por los mismos cargos para no incumplir la ley que limitaba la detención de un preso sin juicio a un año. Siempre sola, «se levantaba en mitad de la noche para caminar en círculos por los pasillos. Mantenía posturas de yoga durante horas. Luchaba contra la enloquecedora sequedad de su boca –había renunciado también al agua– chupando bolas de algodón para que fluyera la saliva».

Mientras ayunaba, los más fervientes partidarios de Sharmila llegaron a considerarla una santa o una encarnación divina, una mujer santa que se sacrificaba por la comunidad. Pero ella estaba tan frustrada con ellos como con el Gobierno indio: los manipuris parecían conformarse con su estatus de deidad remota en lugar de considerarla ejemplo que imitar. No llegaron a sublevarse. Y las autoridades simplemente siguieron alimentándola, en lugar de entablar un diálogo para buscar un acuerdo. Cuando en julio de 2016 el Tribunal Supremo indio exigió por fin una investigación sobre las ejecuciones extrajudiciales en Manipur, Sharmila vio la oportunidad de poner fin a su ayuno con dignidad. Al mes siguiente, tras 5.574 días de ayuno, dio por terminada la huelga. Cuando Sharmila abandonó el ayuno, quienes la habían venerado se indignaron. Había vuelto al nivel de los mortales. En lugar de ser aclamada como una valiente líder, fue acusada de haber llevado a cabo «una gran burla» y calificada de «prostituta», y se vio obligada a abandonar Manipur.

La *dharna* persiste. Por poner uno de los muchos ejemplos, en el sur de la India, en la primavera de 2022, Mamata Banerjee, una destacada aspirante política, se sentó en *dharna* para protestar por la negativa de las autoridades electorales a permitirle hacer campaña. Un periodista local comentó con aprobación que el hecho de que se sentara en *dharna* inclinaba a «sentir simpatía por ella», resaltaba «su faceta de luchadora callejera» y subrayaba «su imagen de defensora de Bengala».

La conexión indo-celta se entreteje a lo largo de la historia del ayuno, ya que este ha servido de vínculo cultural duradero entre las dos naciones: Gandhi, Jawaharlal Nehru y otros se inspiraron conscientemente en la historia de la lucha por la independencia irlandesa, que se convirtió en un modelo de cómo resistir a una fuerza bien establecida que, en apariencia, gozaba de una superioridad abrumadora. Los lazos culturales e históricos entre las distantes naciones pueden parecer sorprendentes a veces, pero la conexión se consolidó al compartir su condición de colonia británica. Poco después de su rendición a las fuerzas aliadas francesas y estadounidenses en Yorktown en 1781, lord Cornwallis fue nombrado gobernador general de la India. Allí, como administrador de la Compañía de las Indias Orientales, promulgó el Acuerdo Permanente, basado en los principios del arrendamiento rústico angloirlandés. Cornwallis facultó a una élite de terratenientes indios, conocidos como *zamindars*, para recaudar tasas e impuestos de los agricultores arrendatarios, creando así tanto una fuente de ingresos para la compañía como el establecimiento de un intermediario privilegiado entre los gobernantes ingleses y sus súbditos. Para Cornwallis, su nombramiento como lord teniente de Irlanda en 1798 fue un ascenso natural. Mientras persistió el legado colonial, los ingleses confundieron ambos países. «Los ingleses que conocen algo de la India son los que mejor entienden Irlanda», escribió el filósofo y economista John Stuart Mill en 1868. «Las personas que conocen ambos países han observado muchos puntos de semejanza en el carácter irlandés y en el hindú».

Tanto en la India como en Irlanda, las hambrunas masivas y prolongadas bajo el régimen colonial inglés deben atribuirse, al menos en parte, a la burocracia, que presionaba para que se cultivaran cosechas de elevado valor comercial (para asegurarse el cobro de los arrendamientos y otras deudas). Estas políticas privaron de sus derechos a los pequeños agricultores/arrendatarios locales, convirtiéndolos en poco más que siervos en deuda perpetua con los terratenientes absentistas. El muy denostado funcionario responsable de la ayuda británica en Irlanda durante la Gran Hambruna de la década de 1840 fue Charles Trevelyan, que había servido al imperio en la India antes y después de su paso por Irlanda. Después de que un millón de irlandeses murieran de hambre y otro millón emigrara, provocando un descenso de la población del 20 %, Trevelyan insistió en continuar con las exportaciones de grano. Sus acciones sentaron inadvertidamente las bases de un tipo de ayuno que hacía peligrar al régimen, una negativa a participar bajo las reglas imperantes, un nuevo avance en la tecnología del ayuno que acabó por conocerse como «el boicot».

El boicot, otra forma indocelta de protesta no violenta que más tarde adoptaron Gandhi y muchos otros, sigue siendo una variante del ayuno en el sentido de que requiere acciones físicas concretas de autocontrol. Al igual que el ayuno tradicional, proporciona un impacto social y económico a personas que carecen de poder, es no violento y a menudo resulta enormemente eficaz. El boicot, un ayuno sin contacto, es en esencia obstruccionista y emplea perfectamente la doble narrativa propia del ayuno: pone de relieve el poder de la entidad boicoteada y la condición de oprimidos de quienes la boicotean. El boicoteado depende de los boicoteadores para sobrevivir, y estos le niegan su apoyo. La primera vez que se dio nombre a esta táctica fue a finales del siglo XIX, cuando los campesinos del condado de Mayo, inspirados por el patriota irlandés Charles Stewart Parnell y la Liga Irlandesa de la Tierra, rechazaron al agente del arrendador inglés, el capitán Charles Boycott, en 1880. Boycott era conocido por ser un recaudador de rentas especialmente despiadado en nombre del terrateniente ausente, el honorable John Crichton, tercer conde de Erne. Con la devastadora Gran Hambruna de 1847 a 1851 todavía viva en la memoria —las zonas del oeste de Irlanda, como el condado de Mayo, habían sido las más afectadas—, los irlandeses privados de derechos y sumidos en la pobreza acogieron con entusiasmo la idea de Parnell, que encajaba perfectamente con las antiguas tradiciones celtas, de nuevo con ecos o paralelismos con las del subcontinente indio: «No hay otra medicina contra un mal rey que rechazarlo».

Las tiendas se negaron a servir a Boycott y los campesinos se negaron a realizar las tareas que les habían sido asignadas. «Fue abucheado en los caminos, silbado y abroncado por multitudes hostiles en Ballinrobe, y necesitó protección policial». Boycott alertó a la prensa inglesa, quejándose amargamente de que lo estaban llevando a la ruina financiera, con el resultado de que se recaudaron miles de libras para ayudar a la supuesta «víctima». Voluntarios angloirlandeses, escoltados por mil soldados, se desplazaron para ayudar a recoger la cosecha. Pero el movimiento fue un éxito a los ojos de los nacionalistas, en el sentido de que la aparentemente insaciable codicia de los terratenientes ingleses quedó de nuevo al descubierto, al igual que la obstinada decisión de los campesinos irlandeses de no someterse a sus colonizadores.

•   •   •

A lo largo de los siglos, una huelga de hambre ha sido señal de pureza en la intención y de llamada a la acción. Pero si bien demuestra la voluntad de sentar unos principios, también indica una ruptura de la comunicación: si dos partes proponen ideas razonables, no hay necesidad de medidas tan drásticas. Y como alguien en huelga de hambre pone en juego su bien más preciado –su cuerpo–, el acto indica la base moral del desacuerdo, algo que una mera discusión no puede transmitir. Es un intento de reorientar los parámetros de un enfrentamiento, de centrar definitivamente el debate.

La precariedad de una huelga de hambre reside en su apelación a valores compartidos, a que compartimos una humanidad común y merecemos ser escuchados. Si al bando contrario simplemente no le importa si el huelguista vive o muere, la huelga puede causar un daño permanente o matar a la persona que la emprende. Normalmente, una huelga de hambre busca cambiar algo; la muerte no suele ser su objetivo, pero puede acabar siendo su resultado. Este tipo de ayuno voluntario y letal fue puesto en práctica en numerosas ocasiones – no sabemos con certeza en cuántas– por los africanos secuestrados: cuando querían dejar claro que preferían la muerte a la esclavitud, se negaban a comer. El uso documentado del *speculum oris*, un instrumento utilizado originalmente por los médicos y adaptado por los esclavistas para evitar que los africanos murieran de hambre, demuestra que estas huelgas ocurrían con regularidad. Un relato abolicionista de 1836 describía el dispositivo: «Se abre [...] mediante un tornillo inferior con un pomo en el extremo. Este instrumento lo utilizaban los cirujanos para abrir la boca en caso de trismo. Se utiliza en los barcos de esclavos para obligar a los negros a comer, ya que sus intentos persistentes de morir supondrían una pérdida para los propietarios». Lo que un estudioso ha denominado «resistencia sutil» (en contraposición a la rebelión activa o resistencia abierta) se convirtió en un medio eficaz de protesta ante los horrores indecibles que los esclavos se veían obligados a soportar.

En el año 1989 tuvo lugar una de las respuestas más brutales a una protesta pacífica. Tras la muerte de Hu Yaobang, un político favorable a la democratización de China, muchos chinos esperaban que se produjera un cambio en el partido en el Gobierno. Un numeroso grupo de activistas de todo el país se reunió en Tiananmén a mediados de abril. Las manifestaciones llevaban casi un mes en marcha cuando 160 estudiantes anunciaron una huelga de hambre el 13 de mayo, declarando explícitamente su lealtad al Gobierno chino y que con la huelga no perseguían la muerte sino el diálogo. Aunque las manifestaciones habían sido, por supuesto, el foco de preocupación del Gobierno, la huelga de hambre hizo que más gente simpatizara con la causa e hizo saltar las alarmas. «En China existe una fijación con la comida, debido a las hambrunas que ha padecido el país durante miles de años –explica la periodista canadiense Jan Wong–. Cuando los estudiantes iniciaron la huelga de hambre, la gente lloró de emoción». Al cabo de seis días, tras fracasar las negociaciones con las autoridades, los estudiantes desconvocaron la huelga. Pero habían logrado una victoria moral. El 2 de junio, un día antes de que las autoridades enviaran tanques y soldados para desalojar la plaza –lo que causó la muerte de, como mínimo, tres mil personas–, el poeta Liu Xiaobo y otros activistas convocaron una segunda huelga de hambre. «¡Hacemos un llamamiento! ¡Nos arrepentimos! ¡Estamos en huelga de hambre! ¡Protestamos! –comenzaba el texto–. No buscamos la muerte; buscamos la verdadera vida».

> Debemos hacerlo porque el odio solo puede producir violencia y tiranía. Debemos adoptar un espíritu tolerante. Debemos empezar a construir la democracia china con un espíritu democrático y guiados por la idea de cooperación. Una política democrática es una política basada en el respeto, la tolerancia y el compromiso mutuos a través de la consulta, el debate y el proceso electoral.

•   •   •

A medida que la lucha por una constitución representativa cobraba impulso en la Rusia imperial, empezaron a conocerse fuera del país historias de huelgas de hambre de activistas encarcelados que protestaban contra el trato inhumano del régimen del zar. Aunque no están claros los antecedentes de las huelgas de hambre en Rusia, para cualquiera que conozca la cultura rusa una huelga de hambre es algo natural, ya que la Iglesia ortodoxa rusa cuenta con más de doscientos días de ayuno. El ayuno está ligado con la santidad.

A los ortodoxos rusos devotos, durante los cuarenta días de Cuaresma solo se les permiten platos vegetarianos hervidos, y todo lo demás –carne, dulces y productos lácteos– está prohibido. Para cualquier observador de la realidad rusa, una huelga de hambre habría transmitido instantáneamente un mensaje de unidad con la más alta autoridad moral. Pero eso no aseguraba el éxito.

De vez en cuando, los huelguistas rusos se salían con la suya. La mayoría de las veces eran apaleados, o algo peor, por la policía. Los prisioneros llamaban a su huelga *golodovka*, una palabra que en tiempos prerrevolucionarios significaba «hambruna» o «necesidad». En 1906, el periodista estadounidense George Kennan (primo del célebre historiador George F. Kennan, una generación después) escribió que «incluso los guardianes rusos más "brutalmente insensibles" estaban alarmados por la "pobre arma" de los "huelguistas de hambre políticos" debido a su potencial para desatar una tormenta de indignación pública y violencia». Kennan escribió que, a pesar de los esfuerzos de la policía secreta y de las autoridades penitenciarias por suprimir las noticias sobre las huelgas de hambre, estas se filtraban fuera de las prisiones, dando lugar a «levantamientos, asedios a las prisiones y amenazas de muerte dirigidas a los funcionarios y guardias de prisiones». Y no solo amenazas. En 1878, los presos políticos de San Petersburgo de un notorio grupo conocido como el Grupo de los 193 –formado por 193 estudiantes que habían sido acusados de traición y condenados a trabajos forzados y al exilio siberiano– iniciaron una huelga de hambre para protestar por las condiciones en que estaban recluidos. Al cabo de tres días, las familias de los presos pidieron clemencia al jefe de la policía secreta del zar, el general Nikolai Mezentsev. Al parecer, Mezentsev dijo: «Que mueran, ya he ordenado ataúdes para todos ellos». Más tarde, ese mismo año, Mezentsev fue apuñalado a muerte en las calles de San Petersburgo por un revolucionario, Sergius Kravchinsky. Kravchinsky huyó a Londres, donde fundó una revista llamada *Rusia Libre*, cuyo primer número destacaba las huelgas de hambre protagonizadas por mujeres presas en Siberia.

• • •

La publicidad que rodeó las huelgas de hambre rusas se combinó con los recuerdos de las antiguas tradiciones del *troscead* para inspirar algunas de las tácticas más eficaces del movimiento sufragista angloamericano. Londres había sido durante mucho tiempo un refugio de revolucionarios de todo tipo. En 1849, Karl Marx se exilió a Londres y pasaba los días trabajando en *Das Kapital* en las salas de lectura del Museo Británico. Una década más tarde, el anarquista ruso Mijaíl Bakunin colaboró con el socialista Alexander Herzen en un periódico londinense. Tras su huida de Siberia en 1902, León Trotsky (que había promovido una huelga de hambre entre sus compañeros, presos políticos, mientras estaba recluido en la cárcel de Kherson en 1898) entró en contacto con Lenin en Londres. Durante su exilio, estos activistas y muchos otros dieron a conocer la difícil situación –y las tácticas– de sus hermanos rusos. Puede que los huelguistas de hambre rusos estuvieran condenados al fracaso al no existir un Gobierno receptivo a sus demandas, pero llamaron la atención sobre una alternativa moralmente poderosa a las protestas callejeras, las bombas y los asesinatos.

El «método ruso de la huelga de hambre», como lo describió una activista inglesa por el derecho al voto de las mujeres, resultó ser un arma poderosísima en su lucha. En Inglaterra, la combinación de un público receptivo, unas activistas decididas a declararse en huelga de hambre y una tradición de prensa relativamente libre creó un potente relato que ayudó a transformar la sociedad. Tras un despertar político que coincidió con las revoluciones sociales y filosóficas de la década de 1840, las mujeres inglesas y estadounidenses hicieron campaña con creciente intensidad a partir de la década de 1860. El debate cortés que habían sostenido durante décadas no había derivado en ningún avance significativo, y el movimiento estaba en declive. A principios del siglo xx, apareció en escena una nueva generación de sufragistas. (La primera vez que se usó la palabra *suffragette* [sufragista] fue en el tabloide británico *Daily Mail*, que ya en 1906 era llamativamente reaccionario. El periódico convirtió la palabra en un diminutivo, para mofarse: «No es de extrañar que [el líder del Partido Conservador, el ex primer ministro Arthur] Balfour haya recibido a una representación de las *suffragettes*». Posteriormente, las activistas inglesas adoptaron el insulto, aunque en Estados Unidos se continuó usando la forma *suffragist*.) Estas potentes mujeres comenzaron a impacientarse con lo que la gran sufragista inglesa Sylvia Pankhurst llamaba los métodos «incorregiblemente relajados» de sus predecesoras victorianas. Estaban físicamente comprometidas con la consecución de cambios sustanciales rápidos en el seno de la sociedad.

Volcaron coches, rompieron ventanas, quemaron el muelle de Great Yarmouth, azotaron al entonces ministro del Interior Winston Churchill en el andén de una estación de tren y, como mínimo una vez, intentaron asesinar al primer ministro. También llevaron a cabo huelgas de hambre con efectos duraderos.

La primera defensora del derecho al voto que se declaró en huelga de hambre fue una artista y escritora aristócrata, Marion Wallace-Dunlop, nacida en un castillo escocés y emparentada con el legendario rebelde William Wallace. Veterana sufragista, en 1909 fue detenida por tercera vez en nombre de la causa, en esta ocasión por haber estampado con tinta violeta una frase de la Declaración de Derechos inglesa de 1689 en una pared de la Cámara de los Comunes: «Es derecho del súbdito hacer peticiones al rey, y toda persecución de tales peticiones es ilegal». Estaba a punto de pintar la cita cuando fue detenida y puesta en libertad ese mismo día. Volvió para completar el texto y fue detenida de nuevo. (Wallace-Dunlop dijo más tarde que había pintado las palabras en la pared porque existía el «peligro de que los legisladores las olvidaran».) En su segunda comparecencia ante el juez, se le exigió el pago de una multa. Se negó a pagarla y fue condenada a un mes de prisión, en «segundo grado» penitenciario, y fue llevada presa. Al igual que otras generaciones de activistas, Wallace-Dunlop pidió que la consideraran presa política. Su petición fue denegada y se declaró en huelga de hambre. Wallace-Dunlop escribió al director de la prisión de Holloway:

> Reivindico el derecho reconocido por todas las naciones civilizadas a que una persona condenada por un delito político reciba un trato de tercer grado penitenciario; y como cuestión de principios, no solo por mi propio bien sino también por el de otros que puedan venir después de mí, me niego ahora a comer hasta que este asunto se resuelva satisfactoriamente.

Fue un experimento por su parte, y sentó un precedente para las siguientes generaciones de activistas. «Me pregunté qué podía hacer para ayudar a la causa desde la cárcel y decidí hacer una huelga de hambre», escribió más tarde. El primer día de huelga, tiró por la ventana «pescado frito, cuatro rebanadas de pan, tres plátanos y una taza de leche caliente». Las amenazas de alimentarla a la fuerza no hicieron más que darle ánimos: «"Pueden darme de comer por la nariz o por la boca", les dije; "pero imaginen que traen aquí a 108 mujeres el viernes y todas exigen que las alimenten por la nariz". Al oír esto, la expresión de la doctora cambió».

Paciente del hospital de la prisión debido a su mal estado de salud, Wallace-Dunlop fue puesta en libertad tras una huelga de hambre que solo duró noventa y una horas. Aunque sus cartas a los funcionarios para que la reconocieran como activista política y no como delincuente común habían sido ignoradas, cuando puso su propio cuerpo en juego las autoridades se vieron obligadas a responder. Las activistas a favor de los derechos de la mujer se dieron cuenta de inmediato de la eficacia de la estrategia seguida y decidieron aplicarla colectivamente con la mayor frecuencia posible: al día siguiente de la liberación de Wallace-Dunlop, catorce mujeres encarceladas iniciaron intervalos escalonados de huelgas de hambre, coordinando cuidadosamente su protesta para maximizar la cobertura informativa. Unas semanas más tarde, tras haber logrado una gran presencia mediática, las mujeres fueron puestas en libertad.

Las autoridades también cambiaron rápidamente de táctica. Se decidió someter a las mujeres a una alimentación forzada. Irónicamente, la alimentación forzada era una innovación de la Ilustración en la Francia de finales del siglo XVIII. Philippe Pinel, precursor de la psicología moderna, fue el primero en abogar por la alimentación forzada de los pacientes con trastornos mentales, argumentando que necesitaban suficientes nutrientes para recuperarse. En aquella época prevalecía la opinión de que los locos no sentían hambre y necesitaban pocos alimentos. Un siglo después, el médico alemán Adolf Kussmaul, tras experimentar con un tragasables profesional, introdujo el antídoto despiadadamente directo de la sonda gástrica. Los médicos de los manicomios adoptaron rápidamente el método como una forma de impedir cualquier intento de ayuno y quebrar la determinación de sus pacientes.

Para alguien que no esté familiarizado con este proceso, la alimentación forzada no parece un abuso terrible. Al fin y al cabo, solo se hace para mantener a alguien con vida. Podría parecer que se hace por el bien de la persona en huelga de hambre. Pero la alimentación forzada es física y mentalmente devastadora, y se emplea para suprimir la rebeldía, el empoderamiento y el sentimiento de estar concentrado en uno mismo que engendra el ayuno. Para cualquiera que haya observado el procedimiento, la alimentación forzada es un abuso, un castigo coercitivo extremo.

La alimentación forzada cumple los requisitos de cualquier definición razonable de tortura. Suele exigir la inmovilización de todo el cuerpo y el uso de un aparato de metal o plástico pesado para forzar la apertura del orificio correspondiente. En la alimentación forzada, se introducen tubos en la boca, las fosas nasales o el recto para transportar nutrientes. Si una sonda no se introduce correctamente en la garganta, los alimentos pueden entrar en los pulmones y provocar asfixia o infección. Los tejidos blandos pueden resultar dañados. Incluso si se acepta voluntariamente, pasar comida por una sonda es un proceso doloroso: a pesar de haber experimentado algunas de las peores torturas imaginables, los reclusos del campo de concentración de Bergen-Belsen consideraron que las sondas de alimentación que les implantó el personal de socorro tras la liberación eran «una nueva forma de tortura», a pesar de que se procediera así con las mejores intenciones. Cualquiera que sea el método empleado, la alimentación forzada requiere el sometimiento físico total del prisionero. Y, sin embargo, paradójicamente, puede reforzar el impacto de una huelga de hambre: su brutalidad realza los argumentos del huelguista. Como señaló un médico en su momento, las autoridades reconocieron tácitamente la crueldad del proceso llamándolo «alimentación artificial», que suena mucho mejor y parece un procedimiento médico razonable.

En el invierno de 1909, la sufragista estadounidense Alice Paul fue enviada a prisión durante un mes a raíz de su intento de causar disturbios en un banquete celebrado por el alcalde de Londres. Siguiendo el precedente de Wallace-Dunlop, se negó a llevar ropa de prisión y se declaró en huelga de hambre durante veinticuatro días. Al segundo día, la obligaron a comer. Escribió:

Durante esta operación, la celadora más grande de Holloway se sentó a horcajadas sobre mis rodillas, sujetándome los hombros para evitar que me inclinara hacia delante. Otras dos celadoras se sentaron a ambos lados y me sujetaron los brazos. Luego me colocaron una toalla alrededor de la garganta y un médico, a mis espaldas, me obligó a echar la cabeza hacia atrás, mientras otro me introducía un tubo por la fosa nasal. Cuando llegó a la garganta, me empujaron la cabeza hacia delante. En dos ocasiones el tubo atravesó mi boca y lo mordí con mis dientes. Entonces me abrieron la boca con un instrumento. A veces me ataban a una silla con sábanas. Una vez conseguí soltar las manos y agarré el tubo, rompiéndolo con los dientes. También rompí una jarra, pero no cedí.

En solo seis meses, entre febrero de 1913 y julio de 1914, la formidable Sylvia Pankhurst fue detenida ocho veces y alimentada a la fuerza otras tantas.

Los detalles de la alimentación forzosa se dieron a conocer a la opinión pública inglesa. El Gobierno se vio en un dilema: había que mantener el orden. Dejar morir de hambre a una inglesa, aunque fuera sufragista, era inaceptable. Lo que evidentemente era una tortura continuada de las presas tenía mala prensa, sobre todo por el origen gentil de muchas de las sufragista. La solución fue la llamada Ley del gato y el ratón, de 1913, la Prisoners (Temporary Discharge for Ill Health) Act, de 1913, que permitía liberar temporalmente a las presas cuando los médicos determinaban que su huelga de hambre las había debilitado demasiado para mantenerlas en prisión. Una vez recuperada, la presa debía volver para cumplir su condena y el ciclo volvía a empezar.

Las manifestantes se ganaron cierto respeto en los medios de comunicación, y a los políticos de ambos lados del Atlántico les resultó cada vez más difícil tolerar los duros métodos de la policía y los funcionarios de prisiones. Por el contrario, los activistas masculinos de la Industrial Workers of the World (IWW), «los Wobblies», no consiguieron que la gente los apoyara cuando iniciaron sus huelgas de hambre. El mismo año que Alice Paul fue encarcelada, cientos de miembros de la IWW organizaron una huelga de ayuno en Spokane, Washington, para luchar contra la explotación de los trabajadores itinerantes. Sin embargo, tanto desde la Administración como desde los medios de comunicación se negaron a concederles la dignidad de otros ayunantes, y se referían a su iniciativa como una «huelga de pasar hambre». Una huelga *de hambre* era considerada una decisión intelectual, algo que podía hacer una persona moralmente recta. Pero *pasar hambre*, como ha señalado el historiador Nayan Shah, se asociaba con la pobreza y el caos social. «Los periódicos ridiculizaron la "huelga de pasar hambre" masiva de Spokane y la tildaron de lamentable, un esfuerzo desesperado por no trabajar ni pagar las multas».

• • •

La primera en utilizar una huelga de hambre como herramienta política moderna en Irlanda fue la activista inglesa Elizabeth «Lizzie» Barker en Dublín, para interferir en la tumultuosa visita del primer ministro Herbert Asquith en 1912. Durante su visita, Asquith se libró por poco de que le abrieran la cabeza con un hacha lanzada por la sufragista Mary Leigh (el proyectil hirió levemente al jefe del Partido Parlamentario Irlandés, John Redmond). Barker era una sufragista veterana y una de las firmantes de la petición de sufragio femenino de 1866. Fue liberada pocos días después de declarar su ayuno. A partir de ese momento, la huelga de hambre se convirtió en una herramienta esencial en el arsenal de los rebeldes irlandeses, tanto mujeres como hombres.

Las sufragistas conocían bien la rica historia del ayuno, tanto desde el punto de vista religioso como político. Doris Stevens, una líder estadounidense del movimiento, citó las Leyes de Brehon y la regla de *troscead* en sus memorias de 1920, *Jailed for Freedom (Encarcelada por la libertad)*. En la antigua Irlanda, escribió, «se convirtió en el deber de toda persona perseguida, cuando todo lo demás fallaba, infligirse el castigo directamente, por el mal que se le hacía» y utilizar el ayuno «como coacción para exigir una demanda». Al igual que en Inglaterra, las estadounidenses recurrieron a las huelgas de hambre en 1917 después de que se les denegara la categoría de presas políticas, a pesar de haber cometido su delito a favor del interés general y no en beneficio propio.

Al principio, despertó una tremenda indignación. «Que se mueran de hambre», decía el irreflexivo, que no se daba cuenta de que eso era precisamente lo que menos podía permitirse un Gobierno. «Locas fanáticas», comentó un crítico algo más amable. La opinión general era que la huelga de hambre era una tontería. Pocos se dan cuenta de que el recurso de negarse a comer es casi tan antiguo como la propia civilización. Siempre ha representado un deseo profundo de alcanzar un fin.

Fue en el contexto de lo sagrado donde las sufragistas invocaron la tradición del ayuno en Estados Unidos. Muchas decidieron documentar las penurias a las que se las sometían para destacar la obsesión de las autoridades por mantener el control frente a la amenaza que (acertadamente) intuían bajo la decisión de ayunar. Después de todo, si los presos se convertían en mártires, tanto mejor.

• • •

El movimiento por la independencia de Irlanda cobró intensidad en los primeros años del siglo XX, impulsado por la valentía de las sufragistas (y la intensa cobertura mediática de la lucha de las mujeres contra la autoridad). La lucha cobró fuerza por la historia irlandesa de ayunos. Era natural que los patriotas irlandeses adoptaran la huelga de hambre, una táctica que exigía compromiso pero poco más y, sin embargo, servía para poner de relieve la crueldad de quienes tenían la autoridad. Varias disidentes destacadas, como Charlotte Despard, Constance Markievicz (la única mujer condenada a morir fusilada por su papel de líder en el Alzamiento de Pascua de 1916, pena de la que se salvó solo por su género) y Hanna Sheehy-Skeffington participaron activamente tanto en el movimiento sufragista como en el independentista, y el uso de la huelga de hambre siempre estuvo presente entre los republicanos. Los primeros en revivir la tradición del ayuno-protesta en nombre de la independencia de Irlanda fueron los Voluntarios Irlandeses, una organización paramilitar creada en 1913. Los Voluntarios no tenían duda de que iban a ser detenidos y condenados. Uno de sus principios era «desfilar en público en presencia» de la Real Policía Irlandesa, y cuando eran condenados «declararse en huelga de hambre para conseguir la categoría de preso político». Entre 1913 y 1923, aproximadamente diez mil presos irlandeses hicieron huelga de hambre. Aunque la prensa irlandesa no simpatizaba mucho con los rebeldes, el ayuno pasó factura al personal que trabajaba para el Gobierno: en 1916, un médico de un campo de internamiento de Gales «se arrojó a una cantera, al parecer debido al estrés que le producía tratar con hasta doscientos prisioneros irlandeses en ayunas».

El año siguiente tuvo lugar un episodio que supuso un sombrío punto de inflexión tanto para la independencia de Irlanda como para el papel que desempeñaban las huelgas de hambre en la causa. Thomas Ashe, un director de escuela dublinés de treinta y cinco años, fue detenido junto con otros treinta y nueve miembros de los Voluntarios. Ashe, que era miembro fundador de los Voluntarios y había participado en la Rebelión de Pascua, fue encarcelado por un discurso que había pronunciado. Acusado de «intentar causar desafección entre la población general», inició una huelga de hambre para respaldar su exigencia de ser juzgado como preso político o bien ser puesto en libertad. Tras una semana de alimentación forzada, Ashe sufrió un colapso. Murió cinco horas después de haber sido hospitalizado. Su muerte en la prisión Mountjoy de Dublín, el 25 de septiembre de 1917, apenas fue noticia fuera de Irlanda, pero tres mil miembros uniformados de los Voluntarios Irlandeses acudieron a acompañar el cortejo fúnebre, y «decenas de miles» de simpatizantes ocuparon las calles. El líder revolucionario Michael Collins pronunció la oración fúnebre y los periódicos irlandeses destacaron la «fuerza y virilidad» de Ashe para subrayar la crueldad de la alimentación forzada.

El efecto fue que los simpatizantes del movimiento llegaron a la conclusión de que, puesto que Ashe no era ni un suicida ni especialmente débil, el sistema lo había asesinado. Tras la muerte de Ashe, los presos detenidos con él fueron puestos en libertad y se suspendió temporalmente la alimentación forzada. Aunque los huelguistas de hambre no necesitaban morir para que su decisión fuera eficaz, sus muertes amplificaron su mensaje: como escribió Yeats en *El umbral del rey,* «El hombre que muere tiene el papel principal en la historia».

Después de Ashe y hasta la muerte de diez miembros del IRA en 1981, el sacrificio más notorio en Irlanda fue el del alcalde de Cork, Terence MacSwiney, fallecido en octubre de 1920. El discurso de aceptación de MacSwiney cuando se convirtió en alcalde en abril de ese mismo año, poco después del asesinato de su predecesor, encarna la ética de la huelga de hambre: «Esta contienda nuestra no es por nuestra parte un deseo de venganza, sino de resistencia; no vencerán los que más daño puedan causar, sino los que más puedan soportar». Detenido en el Ayuntamiento de Cork mientras presidía un tribunal de arbitraje, MacSwiney fue acusado de sedición y condenado a dos años de prisión. Murió en el septuagésimo cuarto día de huelga de hambre.

La muerte por inanición de MacSwiney fue la primera de la que se informó ampliamente fuera de Irlanda e inspiró una notable simpatía mundial por la causa irlandesa, en particular por parte de Gandhi. También prestó mucha atención a las noticias sobre MacSwiney cierto inmigrante vietnamita en Inglaterra, en aquel momento lavaplatos del Hotel Carlton de Londres, que más tarde cambió su nombre por el de Ho Chi Minh. «Una nación que tiene semejantes ciudadanos nunca va a rendirse», se dice que escribió al enterarse de la muerte de MacSwiney. Otros huelguistas de hambre irlandeses murieron de inanición con mucha menos fanfarria: Liam Lynch y, el mismo día de la muerte del alcalde, otro miembro de los Voluntarios Irlandeses, el estadounidense Joseph Murphy, que falleció en el septuagésimo sexto día de ayuno en la cárcel de Cork. En su momento, su muerte quedó eclipsada por la de MacSwiney. Pero Murphy no ha caído en el olvido; en el centenario de su muerte, dignatarios y familiares recordaron su compromiso con la causa.

¿Estaban los huelguistas de hambre irlandeses desafiando a la Iglesia al buscar objetivos que tenían pocas probabilidades de alcanzarse y, por tanto, en realidad, suicidándose? Tanto los partidarios como los detractores reconocieron que los huelguistas muertos se habían convertido en mártires de la causa. La posición del Gobierno fue mejor articulada por Bonar Law, líder conservador de la Cámara de los Comunes en ese momento (y más tarde primer ministro), quien se burló: «Sería una tontería liberar a unos hombres simplemente porque hayan decidido negarse a comer». El aparente desdén por los huelguistas de hambre persistió durante décadas entre las autoridades, concretamente hasta la década de 1980 (como dejó claro explícitamente la primera ministra Margaret Thatcher). Pero desde el principio, el clero católico reconoció una actitud profundamente tradicional y celta en el comportamiento de los huelguistas de hambre, y no quiso condenar a los rebeldes por suicidas. Incluso el capellán católico de la prisión de Mountjoy vio la huelga como «una eficaz arma política». Escribió, en el *Irish Ecclesiastical Record* de 1918, que la determinación de los huelguistas de hambre era «invencible»: «Su obstinación se derivaba, en gran parte, de su convicción de que existía una autoridad teológica que los apoyaba».

* * *

En la tradición hindú clásica, el *sannyasi* (varón) y la *sannyasini* (mujer) han renunciado a los atractivos materiales. A partir del segundo siglo a. C., estos «renunciantes» realizaban sus propios ritos funerarios como forma de dejar claro su rechazo al *dharma* mundano, o deberes ordinarios. Aunque procedían de los estratos sociales más altos, estos hindúes estaban socialmente muertos, vestían harapos y no poseían nada más que un cuenco para mendigar. La palabra sánscrita *sannyasa* significa literalmente "renuncia al mundo, profesión de ascetismo, abstinencia de alimentos". Aunque Gandhi sea la encarnación moderna más conocida de un *sannyasi* –se identifica con el concepto en todos sus escritos–, ha habido renunciantes de este tipo en muchas culturas a lo largo de la historia.

«Para el hinduismo moderno, y para alguien como Gandhi, el ayuno forma parte de un conjunto más amplio de prácticas que se definen negativamente», me dice Faisal Devji, profesor de estudios indios en la Universidad de Oxford. «La no violencia es el término más amplio que engloba todas estas prácticas. Incluyen la no cooperación, la no posesión, el ayuno, el celibato e hilar como trabajo manual. Aunque para muchos hilar pueda considerarse un acto positivo, Gandhi lo veía como una forma de *retraerse*. Hilar era una actividad destinada a transformarte interiormente, a servir de ejemplo, precisamente por tratarse de un acto arcaico y no moderno». El abrazo de Gandhi a la rueca tenía sentido precisamente porque este mecanismo era incapaz de proporcionar tela a la población de la India a escala industrial. El suyo era un llamamiento a rechazar la industrialización y el crecimiento capitalista (y la dependencia de los textiles británicos importados a expensas de los fabricantes indios).

Mis recuerdos se dirigen al rey del retraimiento de Melville, Bartleby, el escribiente, y su consabido «preferiría no hacerlo», que tanto fascinó al filósofo Gilles Deleuze. La trama de la historia es en sí misma magníficamente mínima: tiene como escenario las banales oficinas de un abogado en Wall Street. Su protagonista es, como su autor, un escritor fracasado: en el caso de Melville, porque el éxito crítico y comercial le fue esquivo hasta décadas después de su muerte, y en el caso de Bartleby, porque el sinsentido de cualquier acción lo abruma.

Bartleby se repliega en la fortaleza inexpugnable del ni/ni. Al principio sorprende, luego frustra y después horroriza al narrador de la historia, que es un respetable abogado. La fórmula «desactiva aquellos actos de habla mediante los cuales un jefe puede dar órdenes, un amigo bienintencionado puede hacer preguntas o un hombre de fe puede prometer», escribió Deleuze. «Si Bartleby se negase a algo, aún podría ser reconocido como un rebelde o un contestatario, y recibir en condición de tal un estatuto social. Pero la fórmula desactiva todo acto de habla al mismo tiempo que convierte a Bartleby en un mero excluido a quien no cabe ya atribuir situación social alguna».

Es crucial para la personalidad de Bartleby que, a diferencia de otros en la oficina del abogado, nunca salga a comer y sobreviva a base de puñados de nueces, un alimento elemental y sin procesar. No se considera parte del grupo de los empleados, y este distanciamiento desestabiliza a toda la oficina, provocando finalmente la huida del abogado, en teoría el hombre con todo el poder, la respetabilidad social y el dinero. Y cuando Bartleby pasa de «preferiría no…» a «prefiero no hacerlo», Melville quiere que le tomemos la palabra. Bartleby prefiere activamente *no preferir algo* a preferirlo irreflexivamente. Ha alcanzado el ideal de un ayuno absoluto de la mente, del *Zhuangzi*. Su ayuno lo ha llevado más allá de la palabra, más allá de la toma de decisiones, a un estado de alteridad búdica en el que prefiere la nada.

•　•　•

Si un oponente se niega a reconocerse como tu oponente o incluso se concibe como irrelevante para ti, es muy difícil hacerlo cambiar. Del mismo modo, una huelga de hambre, al desviar el tema del conflicto, puede convertirse en una herramienta eficaz para los disidentes. No es un acto necesariamente agresivo y solo puede extender sus efectos más allá del círculo inmediato de quien la mantiene si una fuerza exterior se interesa por su acción. Aunque Gandhi sostenía que no era posible llevar a cabo una huelga de hambre eficaz contra un tirano, un preso en ayunas exige una intervención y fuerza a la autoridad a la capitulación o a la violencia, ya sea abierta –por ejemplo, en forma de alimentación forzada– o sutil –en forma de indiferencia–. En lugar de un súbdito cumplidor y obediente, el ayunante, furioso ante lo que percibe como una injusticia, se convierte en la causa del caos y el desorden.

Precisamente a Gandhi le interesaba la cuestión de cómo lograr un cambio positivo sin recurrir a la violencia, o la imposición. Si bien en su infancia se había familiarizado con el ayuno, poniéndolo en práctica, por ejemplo, en días señalados de la tradición hindú como el *ekadashi*, escribe en su autobiografía que lo hacía por rutina, sin tener conciencia de su importancia. «La idea –dice Faisal Devji– era conseguir el cambio mediante la retirada, la no cooperación, y hacer que tu enemigo se derrumbara por sí mismo. El ayuno puede servir como rechazo a la violencia, y resultar persuasivo, no porque estés haciendo sufrir a los demás, sino porque tú mismo estás sufriendo. Así que el ayuno se dirige hacia dentro, en lugar de hacia fuera».

Aunque Gandhi sostenía que no se debía «jugar con la religión convirtiendo el ayuno en un espectáculo», lo utilizaba regularmente para influir en los británicos. Gandhi consideraba que tanto el ayuno como el boicot eran manifestaciones de *satyagraha,* un término derivado de las palabras sánscritas *satya* ('verdad') y *agraha* ('insistencia'), que él definía como «determinacion por la verdad». *Satyagraha* era la resistencia activa (por oposición a la pasiva). Gandhi recuperó el uso del boicot, una antigua práctica india, primero a principios del siglo XX en Sudáfrica y luego como parte de su espectacular campaña de 1930 contra el impuesto sobre la sal de las autoridades británicas. Trató de presentar esta práctica como una especie de guerra, aunque librada sin armas. Los activistas del boicot eran valientes luchadores en contraste con los ciudadanos «asustados», más obedientes:

Podemos hacer piquetes en las tiendas de licores y de ropa extranjera. Podemos negarnos a pagar impuestos si tenemos la fuerza necesaria. Los abogados pueden dejar de ejercer. La gente puede boicotear los tribunales absteniéndose de litigar. Los funcionarios pueden dimitir de sus cargos. En medio de la desesperación que reina en todas partes, la gente tiembla de miedo ante la posibilidad de perder su empleo. Tales hombres no son aptos para el *Swaraj* [autogobierno].

• • •

«Conocía la antigua tradición del ayuno en Irlanda», me dijo Pat Sheehan, antiguo miembro del IRA, el Ejército Republicano Irlandés. En el momento de nuestra entrevista, Sheehan era representante del Sinn Féin por Belfast Oeste en el Parlamento irlandés, pero en 1980 había sido encarcelado junto con varios independentistas irlandeses, entre ellos Bobby Sands. «Ya sabes. Si alguien cometiera una injusticia contra ti, irías rápidamente a la puerta de su casa para intentar que corrigiera el error y ejercer presión moral sobre él». Sheehan citó no solo las muertes de MacSwiney y Murphy, sino también las de muchos republicanos que fallecieron en huelgas de hambre en las décadas de 1940 y 1970. «Tradicionalmente, los republicanos irlandeses han reivindicado su derecho a ser tratados como presos políticos, y la huelga de hambre siempre ha sido una de las armas de nuestro arsenal, no para ser utilizada a discreción sino como una especie de último recurso». Diez presos, entre ellos Sands, murieron de inanición en lo que se convirtió en una de las huelgas de hambre más importantes del siglo XX.

Las tensiones aumentaron a medida que los unionistas empezaron a mantener su control sobre Irlanda del Norte mediante restricciones del voto y la manipulación de los distritos electorales, mientras que la policía se negaba a proteger a los católicos que protestaban pacíficamente. A principios de la década de 1970, cerca de un millar de presos estaban en prisión sin juicio, en virtud de la Ley de Poderes Especiales, en el Centro de Detención de Long Kesh, una antigua base aérea a las afueras de Belfast más conocida como el Laberinto o las Esclusas H. El punto de inflexión se produjo cuando los soldados británicos atacaron una manifestación no violenta el 30 de enero de 1972, lo que provocó una masacre de catorce civiles desarmados, en lo que pasó a conocerse como el Bloody Sunday (o Domingo Sangriento). A finales de ese mismo año, mediante una huelga de hambre, los presos del IRA obtuvieron una «categoría especial», que les daba derecho a ser tratados como presos políticos a efectos prácticos (si bien no se los denominaba así). Se les permitía llevar su propia ropa, tener una visita a la semana, recibir paquetes de comida, y se les concedían otros privilegios distintos de los de los presos comunes. Cuando en 1976 se les retiró este estatus y dejaron de pertenecer a esta categoría especial, se produjo un recrudecimiento de las huelgas de hambre, que culminó en las huelgas de 1980 y 1981.

En ese momento, el Gobierno británico era muy consciente de los peligros que las huelgas de hambre suponían para su prestigio ante la opinión pública. Cuando los detenidos del IRA declararon otra huelga el 27 de octubre de 1980, los políticos conservadores se alarmaron. Humphrey Atkins, secretario británico de Estado para Irlanda del Norte, había advertido antes a la primera ministra Margaret Thatcher de que una huelga de hambre era «un acto de determinación total». El Gobierno necesitaba proclamar en voz alta cuál era su propia determinación, y así, unas semanas más tarde, en una versión algo más sutil de la declaración del general Mezentsev, Thatcher dijo a un entrevistador de radio que «si esta gente continúa con su huelga de hambre, no tendrá ningún efecto. Solo acabarán con sus propias vidas, lo que lamentaré profundamente, porque creo que es ridículo». El 18 de diciembre, la primera huelga «terminó en fracaso», según Sheehan, sin que las autoridades concedieran nada.

Entonces, Bobby Sands, de veintisiete años, decidió jugarse la vida. Como «oficial al mando» de los miembros del IRA recluidos en el Laberinto, Sands se declaró en huelga de hambre por segunda vez, haciendo caso omiso de las objeciones de otros presos del IRA. Para entonces, Sands era un representante local legalmente reconocido: había ganado las elecciones al distrito de Fermanagh (en la candidatura «Anti H-Block/Armagh Political Prisoner»). «Eso marcó la diferencia», me dijo Sheehan. La huelga de hambre y la posterior muerte de Sands el 5 de mayo de 1981, tras sesenta y seis días de ayuno, supusieron el reconocimiento mundial de las protestas de los presos. Otros nueve huelguistas murieron por las mismas fechas, pero fue la muerte de Sands la que tuvo más repercusión. Se convirtió en una especie de «ventriloquismo (literalmente: 'hablar con el estómago') *post mortem*», como dijo un estudioso. Nada menos que la BBC calificó la muerte de Sands de momento crucial en el largo y sangriento conflicto irlandés. ¿Acaso los presos eran suicidas? Después de todo, varios rebeldes irlandeses encarcelados habían muerto de hambre en un relativo olvido (o solo habían alcanzado cierta notoriedad local). Sheehan respondió con rotundidad a la pregunta. «Éramos jóvenes sanos, con la vida por delante –me dijo–. Nunca fue nuestra intención morir».

Si no llega a convertirse en un espectáculo público, una huelga de hambre resulta mucho menos eficaz. Por ese motivo, en octubre de 1988, el Gobierno británico prohibió las entrevistas en los medios de comunicación controlados por el Estado no solo a los miembros del IRA, sino también a los de su ala política legal, el Sinn Féin. El Gobierno dijo que quería negarles el «oxígeno de la publicidad». Lo que las autoridades ganaron en tranquilidad, sin embargo, lo perdieron en credibilidad, ya que las organizaciones pro derechos humanos, los defensores de la libertad de expresión y los políticos de la oposición –muchos de los cuales no estaban de acuerdo con los republicanos irlandeses– expresaron su rechazo a esta decisión.

• • •

La activista radical más conocida de Estados Unidos, Angela Davis, fue detenida en Nueva York en 1970, cuando trataba de huir tras haber sido acusada de asesinato en relación con un intento fallido de liberar al «Soledad Brother» George Jackson. Fue encarcelada en Manhattan, en la prisión comúnmente conocida como Las Tumbas, donde fue recluida en régimen de aislamiento. A Davis le dijeron que la aislaban para evitar que fuera atacada por otras presas. Pronto quedó claro que a las demás presas no les molestaba en absoluto su presencia y que el objetivo era, más bien, evitar que radicalizara a otras reclusas. Davis decidió ayunar para «dramatizar la situación, declarándome en huelga de hambre mientras me mantuvieran aislada». Otras reclusas se unieron a su huelga en señal de solidaridad. Al décimo día, cuando ya estaba «convencida de que podía continuar indefinidamente sin comer», los tribunales dictaminaron que estaba siendo penalizada por sus ideas políticas y que debía reunirse con el resto de las reclusas, por lo que puso fin a la protesta.

Un ayuno masivo, no religioso, que no llegue a ser una huelga de hambre puede ser una forma colectiva de señalar una injusticia, y en eso se ha convertido en Estados Unidos el ayuno anual conocido como Agosto Negro. Llevado a cabo por primera vez en 1979 por un grupo de reclusos de San Quintín en honor de George Jackson (muerto a tiros por un guardia de la prisión en 1971), pretende servir de «recordatorio constante de las condiciones a las que nuestro pueblo ha tenido que enfrentarse y se enfrenta aún hoy. El ayuno a veces es incómodo, pero ayuda a recordar a todos los que nos han precedido». A partir de entonces, la idea fue adoptada por una serie de activistas negros, que cada agosto ayunan entre el amanecer y el anochecer «para honrar y solidarizarse con todos los presos políticos negros, aquellos que hemos perdido a causa de la violencia racial, el racismo sistemático y los asesinatos extrajudiciales».

El ayuno y las huelgas de hambre han sido una parte esencial de la lucha por los derechos civiles en Estados Unidos desde la época de la esclavitud hasta la actualidad. En 1960, Eroseanna Robinson, una veterana activista y miembro de los Peacemakers, una organización pacifista estadounidense que colaboraba con el Catholic Worker Movement de Dorothy Day, se negó a pagar impuestos a un Gobierno que consideraba inmoral por perpetuar el racismo y el belicismo. Robinson, campeona de atletismo (tenía el récord femenino de salto de altura), había liderado a principios de la década de 1950 la lucha por la abolición de la segregación racial en la pista de patinaje Skateland de Cleveland, corriendo un gran riesgo personal. Fue atacada repetidamente por patinadores blancos. Continuó insistiendo en su derecho a patinar y sufrió «lesiones importantes», como la fractura de un brazo. Detenida por impago de impuestos, optó por una resistencia total, siendo llevada ante un tribunal por la policía y condenada a un año de cárcel, donde se negó a comer. Ayunó durante ciento quince días, y en ese tiempo se la sometió a peligrosos episodios de alimentación forzada antes de ser finalmente liberada. Su extraordinaria autodisciplina y sus dotes como atleta le permitieron soportar una prueba ante la que el común de los mortales habría capitulado.

En este momento, hay docenas, quizá cientos de personas en huelga de hambre en todo el mundo. Muchas de estas huelgas pasan desapercibidas, pero son un aglutinante para los grupos que las emprenden. La diferencia entre el ayuno como protesta y la huelga de hambre es en gran medida semántica. Una huelga de hambre se inspira en el lenguaje de los movimientos obreros para evocar un paro laboral, una acción colectiva. El ayuno, por su parte, persigue un objetivo moral. Sin embargo, en realidad hay poca diferencia entre ambos. Más que una protesta contra determinadas circunstancias o una llamada de atención, el ayuno como protesta suele expresar solidaridad, y la solidaridad suele crear problemas incluso al adversario más poderoso. Ayunar en grupo demuestra un poder temible. Afirma elocuentemente que los encarcelados y sus aliados están unidos en un objetivo común.

Incluso privados de derechos, quienes lleven a cabo una huelga de hambre pueden conseguir difundir los argumentos para la disidencia. A medida que los temas en torno a la inmigración se han vuelto más urgentes, el trato a los refugiados se ha endurecido deliberadamente. En 2014, en un centro de detención de Tacoma (Washington), los inmigrantes detenidos estaban sometidos a condiciones inhumanas e insalubres. Se les decía que no estaban presos, sino que solo estaban en «retenidos por razones cívicas». Sin embargo, se les imponía el aislamiento como castigo, la comida tenía gusanos y los guardias controlaban todos los aspectos de la vida personal de los detenidos. En una clase de estudio de la Biblia, surgió la idea de iniciar una huelga de hambre, a la que se sumaron 1.200 de los 1.575 detenidos, procedentes de todo el mundo, principalmente de México pero también de Filipinas, Canadá y casi todos los países del planeta. Operando por relevos, los huelguistas mantuvieron su protesta durante cincuenta y seis días, exigiendo comida decente y un mejor trato por parte de los guardias. Uno de los detenidos escribió en una carta: «Tenemos un profundo respeto por la comida, la honramos, sabemos que es vital y necesaria para muchos aquí y en el resto del mundo, pero esta parece la única alternativa para hacer saber que existimos, para decir: "Estamos aquí"». Sandy Restrepo, abogada experta en inmigración que representó a varios de los huelguistas, describió la huelga de hambre como «un ejercicio profundo: expusieron sus cuerpos, diciendo: "Creemos firmemente que nuestros derechos están siendo violados y esta es la única manera en que podemos protestar, negándonos a comer"» Restrepo dijo que a dos de sus clientes, que habían ayunado más de cuarenta días cada uno, se los incomunicó y fueron amenazados con ser alimentados a la fuerza. Finalmente fueron deportados –Restrepo cree que su activismo «los perjudicó ante los jueces»–, pero «se levantó un velo y pudieron crear una línea directa de comunicación con el mundo exterior. Realmente tuvo un efecto dominó en cómo se ven aquí las detenciones».

Muchos de los huelguistas fueron deportados, pero algunos fueron liberados y pudieron reunirse con sus familias. La semana siguiente al fin de la huelga, el presidente Barack Obama ordenó una revisión de las políticas de inmigración de su Administración y se reunió con activistas defensores de los inmigrantes. Desde entonces, los inmigrantes recluidos en el centro de Tacoma han realizado huelgas de hambre periódicas (la última, de 115 detenidos en la primavera de 2023), que siguen dando publicidad a su difícil situación.

Puede que la posibilidad de una huelga de hambre nos afecte a todos, pero es un arma extraña porque solo la esgrime la parte más vulnerable. Funciona en una dirección: hacia arriba, hacia la autoridad. Puedes emprender un ayuno de protesta contra el Gobierno, contra tus padres, contra la empresa e incluso contra aliados con los que discrepas (como fue el caso de Mahatma Gandhi y el sindicalista César Chávez), pero es difícil imaginar una huelga de hambre dirigida hacia abajo, hacia personas carentes de poder. Es más que un símbolo. Una huelga de hambre se convierte en parte de un proceso de cambio, aunque acabe fracasando. Sus resultados siempre son inciertos, pero en situaciones aparentemente desesperadas, obligar a reconsiderar la situación puede dar lugar a un cambio en positivo.

A pesar de sus drásticas consecuencias, las huelgas de hambre suelen ser reacciones casi espontáneas ante acontecimientos que nos superan y contra una autoridad inflexible. Parecen estar inscritas en la psique humana de forma innata, pues se producen en una gran variedad de situaciones y han sido llevadas a cabo por personas de todas las edades, aunque la gente suele desconocer la larga historia de huelgas de hambre que preceden a la propia. En otoño de 2021, varios jóvenes activistas del grupo ecologista Sunrise Movement iniciaron una prolongada huelga de hambre contra el cambio climático frente a la Casa Blanca. Inmediatamente después de su ayuno de once días, entrevisté a Paul Campion, de veinticuatro años, uno de los miembros más veteranos del grupo, y me dijo que lo había llevado a cabo con una preparación mínima. Los jóvenes activistas se sentían sin opciones. «Biden no luchó a favor de su propia agenda, y ver cómo los demócratas hacían pedazos el Nuevo Pacto Verde fue terrible. Así que algunos de nosotros estuvimos hablando sobre qué podíamos hacer, cómo podíamos alejar el debate de los detalles presupuestarios y la política de comités, y señalar realmente lo que estaba en juego. Queríamos hacer patente que la valentía que necesitábamos ver en Biden era más de la que estaba demostrando». Los Sunrisers hablaron por videollamada con *zoom* un jueves, viajaron a Washington D.

C. el lunes siguiente y comenzaron el ayuno ese mismo miércoles, menos de una semana después de que se les ocurriera la idea. Campion confesó que los manifestantes sentían que no tenían muchas alternativas. «En realidad, la idea surgió en forma de pregunta: ¿podría una huelga de hambre ser oportuna en este momento?». Obviamente, pensaron que sí: «Sabíamos que no éramos los primeros en hacerlo», me dijo. Campion afirmó que todos habían «leído algunos artículos» sobre la historia de las huelgas de hambre, pero que en ningún momento les motivó seguir con esa tradición. Para ellos la huelga era una herramienta eficaz y elegante para poner de su parte a los medios de comunicación, la simpatía de la opinión pública y, tal vez, de algunos políticos.

Sahar Francis, directora de la Asociación Addameer de Apoyo a los Presos y Derechos Humanos en Israel, señala que los palestinos tienen una larga historia de huelgas de hambre, que comenzó en la década de 1960. Me contó que los presos utilizaron primero las huelgas «para reclamar cosas básicas para sus necesidades diarias, como un colchón o lápiz y papel». Francis, que lleva más de veinte años dedicada a reivindicar los derechos de los presos, dijo que la primera huelga de hambre palestina importante y políticamente dirigida tuvo lugar contra la propia Autoridad Palestina, tras la firma del Acuerdo de Oslo en 1993, cuando se excluyó del debate la cuestión de los cientos de presos recluidos sin cargos por «detención administrativa» en cárceles israelíes.

Casi todos los palestinos encarcelados en prisiones israelíes –en aquel momento, unos ocho mil en total– participaron en una prolongada huelga de hambre en 2004 para exigir mejores condiciones. Al Gobierno la huelga le preocupó lo suficiente como para intentar romperla «asando carne en los pabellones y poniendo a presos civiles israelíes, que no estaban en huelga de hambre, entre los palestinos». Además, filmaron en secreto a uno de los huelguistas comiendo en un intento de desacreditarlo. Después de dieciocho días, la huelga terminó con el Gobierno israelí negando que hubiera capitulado a las demandas de los huelguistas, pero con los palestinos afirmando que la mayoría de sus demandas habían sido atendidas. Tanto si la huelga podía interpretarse como un éxito como si no, los palestinos habían conseguido obligar a sus carceleros a mirarlos y entablar un diálogo, aunque fuera breve. La medida a la que llegó el Gobierno para minimizar el impacto de la huelga indica la importancia que concedía a su fracaso.

Los palestinos, ya sean veteranos activistas o civiles atrapados bajo los amplios poderes concedidos al Ejército israelí, siguen empeñados en recurrir a la huelga de hambre como respuesta a una detención arbitraria. Khader Adnan, panadero de Cisjordania afiliado al ala política del Movimiento de la Yihad Islámica Palestina, fue detenido doce veces a lo largo de diecinueve años y nunca se le acusó de actos de violencia. En su decimotercera detención, inició una huelga de hambre de solo agua. Tras casi tres meses en huelga de hambre, murió el 2 de mayo de 2023 en la prisión israelí de máxima seguridad de Ramla. Adnan había pasado ocho años recluido, casi seis de ellos en prisión provisional sin juicio. Su muerte provocó la condena internacional por el trato recibido, y la Unión Europea pidió «una investigación transparente» sobre su muerte.

● ● ●

En la década de 1970, en la Unión Soviética, el escritor disidente Vladimir Bukovsky fue encarcelado en repetidas ocasiones por desórdenes públicos, como lecturas de poesía no autorizadas. La experiencia de Bukovsky fue similar a la de las sufragistas mencionadas anteriormente: las autoridades penitenciarias se sentían a la vez enfurecidas y desconcertadas por sus acciones; sabían que tenían que responder, pero no estaban seguras de cómo hacerlo. En varias ocasiones, Bukovsky protestó contra las restricciones degradantes de la prisión con huelgas de hambre, lo que no dejaba de disgustar a los funcionarios, que solían reaccionar con más brutalidad. En sus memorias, *Construir un castillo*, Bukovsky describe vívidamente la alimentación forzada. «Las autoridades siempre se vuelven salvajes cuando se las arrincona», escribió.

Pero ese es precisamente el momento de romperles el espinazo […] me pusieron una camisa de fuerza, me ataron a una cama y se sentaron sobre mis piernas para que no pudiera moverme. Otros me sujetaban los hombros y la cabeza. Tengo la nariz un poco torcida hacia un lado: de niño boxeaba y me la rompieron. La sonda de alimentación era gruesa, más gruesa que mi fosa nasal, y no entraba ni a la de tres. La sangre me salía a borbotones por la nariz y me caían lágrimas por las mejillas […] Pero continuaron empujando hasta que mis cartílagos reventaron y algo estalló –lo suficiente como para hacerme aullar como un lobo–. Pero había pocas posibilidades de aullar cuando el tubo estaba en tu garganta y no podías inspirar ni espirar. Resollaba como si me estuviera ahogando, con los pulmones a punto de estallar. La doctora que me observaba también parecía a punto de echarse a llorar, pero seguía empujando el tubo cada vez más hacia abajo. Luego vertió una especie de baba en el tubo a través de un embudo; de haberse salido, me habría ahogado. Me sujetaron durante media hora más para que el estómago absorbiera el líquido y no pudiera vomitarlo, y luego empezaron a sacarme el tubo poco a poco […]. La noche del duodécimo día, las autoridades se rindieron.

Con el tiempo, la obstinada determinación de Bukovsky de emprender huelgas de hambre fue conocida en todo el sistema penitenciario ruso. «Los directores de las prisiones temían a Bukovsky. Creían que su mera presencia provocaría el amotinamiento de otros reclusos». Los soviéticos resolvieron el problema deportando a Bukovsky, a su madre y a su sobrino a Suiza.

• • •

En los Estados Unidos de la posguerra, pocos grupos han sufrido peores humillaciones que los trabajadores inmigrantes, cuyo agotador esfuerzo permite que las frutas y verduras frescas lleguen a las mesas estadounidenses. Tras la Gran Depresión, en la década de 1930 se promulgaron nuevas normativas laborales de protección al trabajador, pero muchas de esas leyes no se aplicaron a los trabajadores agrícolas inmigrantes, que trabajaban en condiciones peligrosas y a cambio de un salario bajísimo. Tenían poco dinero y aún menos influencia sobre los políticos locales, que estaban en deuda con los agricultores y empresarios que los empleaban, a menudo ilegalmente. César Chávez, cofundador del sindicato United Farm Workers y uno de los grandes activistas sindicales del siglo XX, recurrió repetidamente al ayuno para llamar la atención sobre los trabajadores agrícolas y sus reivindicaciones.

En 1968, Chávez emprendió su primera huelga de hambre para protestar no contra los patronos, sino para convencer a sus compañeros de trabajo del poder de la no violencia. En aquella época, algunos huelguistas abogaban por la violencia contra los esquiroles y sus patronos. Chávez insistió en la necesidad de controlarse. A la vista de la creciente oposición a sus planteamientos, emprendió un ayuno de solo líquidos, que logró a la vez acabar con los deseos de violencia y llamar la atención sobre «la difícil situación de los trabajadores agrícolas».

Chávez comenzó su ayuno en privado, y no lo comunicó hasta el tercer día. Entonces solo bebía Diet-Rite Cola. Al día siguiente se pasó al agua, y se comprometió a continuar con la huelga aunque su familia y amigos le dijeran que estaba loco y que quería suicidarse. Otros estaban convencidos de que lo hacía para conseguir notoriedad. A medida que su ayuno continuaba, sus partidarios se fueron volviendo más exigentes en sus demandas de que volviera a comer. Debilitado como estaba, Chávez se mantuvo firme. En el perfil de Peter Matthiessen sobre Chávez, *Sal si puedes*, Chávez cuenta una divertida anécdota que le ocurrió después de varios días de ayuno. Nunca se había sentido mejor –su sinusitis, dolores de cabeza crónicos y dolores de espalda habían desaparecido–, pero a muchos trabajadores agrícolas les preocupaba que estuviera causando daños en su salud, o incluso buscando la muerte. Un comité de trabajadores de Merced, a cincuenta millas de distancia, mandó a un hombre para salvar a Chávez. El hombre les había convencido de que si el grupo pagaba su viaje, obligaría a Chávez a comer. El trabajador se presentó una noche, borracho, con un cubo lleno de tacos «y todo tipo de cosas tentadoras», según contó Chávez a Matthiessen.

Intenté explicárselo, pero abrió la fiambrera y sacó un taco, aún caliente, uno grande, e intentó obligarme a comerlo. Sin embargo, yo no quería que mis labios tocasen la comida, es decir, en aquel momento, la comida no representaba una tentación. Simplemente pensaba que si tocaba mis labios, estaría rompiendo el ayuno, ya ves, y que yo estaba demasiado débil para luchar contra él… Primero me soltó un sermón pero eso no funcionó, luego se puso amenazador pero eso tampoco funcionó. Luego lloró y no funcionó, finalmente rezamos juntos y tampoco funcionó.

Durante todo el episodio, el trabajador borracho se había sentado sobre el pecho de Chávez, que estaba tumbado. Finalmente, el hermano de Chávez y otras personas lo apartaron del líder sindical, momento en el que Chávez volvió a explicarle sus motivos. Cuando Chávez rompió su ayuno tras veinticinco días, seis mil personas, entre ellas el senador y aspirante a la presidencia de EE. UU. Robert F. Kennedy, se reunieron con él para celebrarlo.

Calificar este ayuno de «castigo» de Chávez hacia sí mismo o hacia sus seguidores, como han hecho algunos, demuestra una profunda incomprensión de la situación. La huelga comenzó como una decisión íntima y privada, y se convirtió en una forma de galvanizar a sus compañeros huelguistas: de demostrar convincentemente tanto la sinceridad de sus creencias como su propia fuerza frente a las acusaciones de que tenía miedo a los enfrentamientos violentos. Chávez no condenaba la violencia porque temiera sus consecuencias; lo hacía porque consideraba que las acciones violentas eran peor que ineficaces, que socavaban el movimiento. Tanto los simpatizantes como los propios trabajadores consideraron que el ayuno había constituido «un momento decisivo para el sindicato», en el que su líder afirmaba los principios básicos de no violencia, decisión y dignidad para todos.

Chávez conocía la huelga de hambre que Gandhi había emprendido en 1924 como llamamiento a los obreros de una fábrica en huelga, dispuestos a las acciones violencias. Chávez era un devoto lector de los escritos del Mahatma. Sabía que cuando la gente habla de cometer actos violentos, va en serio. Ambos líderes utilizaron la no violencia como herramienta para reformar un sistema injusto, y ambos estaban convencidos de que los trabajadores socavarían su propia causa si se apartaban del camino de la *ahimsa* (la no violencia), un concepto que se halla en el centro del hinduismo, el budismo y el jainismo clásicos. En el caso de Chávez, el concepto de *ahimsa* encajaba perfectamente con su propio catolicismo. Chávez también se inspiró en el ejemplo de Gandhi para llevar a cabo el boicot de mayor éxito de la historia de Estados Unidos: el boicot de la uva en California en 1968.

Para Chávez, el boicot de la uva se convirtió no solo en una forma de que los trabajadores agrícolas presionaran directamente a los empresarios, sino también en un medio que permitía a los simpatizantes de todo el país mostrar su apoyo a los huelguistas, y hacerlo activamente ayunando de uvas. El boicot, que comenzó cuando los viticultores se negaron a proteger a los trabajadores de pesticidas como el DDT –con el que se rociaban habitualmente los viñedos, estuvieran o no presentes los trabajadores–, recabó el apoyo de otros sindicatos, de algunos famosos y de políticos. En todo el país, no comer uva se convirtió en una señal de solidaridad. A medida que los trabajadores agrícolas ganaban aliados, políticos de derechas como Ronald Reagan –entonces gobernador de California– expresaron su simpatía por los empresarios agrícolas. Finalmente, tras cinco largos años de lucha, los trabajadores y los empresarios llegaron a un acuerdo.

El ayuno se convirtió en una herramienta esencial para Chávez. Funcionó a varios niveles: como medio para informar de su lucha, como forma de empoderamiento, y como herramienta práctica para presionar a los empresarios y atraer simpatizantes externos. La huelga permitía desenmascarar que el sistema tal y como funcionaba era insostenible y, sin embargo, que los trabajadores agrícolas rechazaban los métodos violentos. Era un escudo y una espada. Chávez realizó tres ayunos públicos importantes, de más de veinte días cada uno. Su último ayuno fue en 1988, cuando tenía sesenta y un años. Ayunó durante treinta y seis días, de nuevo como respuesta a la presión de los trabajadores del campo para manifestarse violentamente, esta vez contra el uso arbitrario de pesticidas en los campos. (Como en el caso de los viñedos, a menudo los agricultores fumigaban sus campos mientras en ellos trabajaban obreros que carecían de protección.) Al final del ayuno, dijo:

> Un ayuno es, ante todo, un acto personal. Es un ayuno para purificar mi propio cuerpo, mente y alma. El ayuno es también una oración sincera a favor de la purificación y el fortalecimiento de todos los que trabajan a mi lado en el movimiento campesino. El ayuno es también un acto de penitencia para quienes ocupan puestos de autoridad moral y para todos los hombres y mujeres activistas que saben lo que está bien y es justo, que saben que podrían y deberían hacer más. El ayuno es finalmente una declaración de no cooperación [...]

• • •

Las huelgas de hambre de los presos recluidos sin juicio en Guantánamo –un campo de prisioneros estadounidense de notoria brutalidad– comenzaron apenas fue inaugurado en 2002 por la Administración Bush. (Los presos tuvieron que rechazar nueve comidas consecutivas para que los militares declararan oficialmente que se estaba produciendo una huelga de hambre.) Poco después, los militares implantaron la alimentación forzosa como norma. Puede parecer extraño que una huelga de hambre obligue a menudo a los que tienen el poder a intervenir e intentar detenerla; una huelga de hambre está pensada precisamente para llamar la atención. Pero si las autoridades penitenciarias dejan que una huelga llegue a su conclusión lógica, para librarse así de una actitud irritante, ceden el control. Dejar que un preso decida su propio destino priva al Estado de su función objetiva, y hace que el preso pase de estar tutelado por el Estado a ser árbitro de su propio destino.

En un momento dado, 131 de los 500 presos de Guantánamo estaban siendo alimentados a la fuerza, lo que constituyó la mayor alimentación forzosa de la historia. El método preferido por las autoridades militares estadounidenses era insertar tubos a través de las fosas nasales de los prisioneros. El doctor en bioética Jacob M. Appel escribió sobre el procedimiento: «La alimentación forzosa a través de una sonda nasogástrica figura entre las experiencias más desagradables y francamente horribles que un ser humano puede infligir a otro». Alternativamente, como parte del esfuerzo por someter a sus detenidos en huelga de hambre, el personal penitenciario de la CIA inyectaba proteínas líquidas en el cuerpo de los prisioneros a través del ano. En su testimonio de 2023, Sondra Crosby, doctora en medicina y profesora de las facultades de Medicina y Salud Pública de la Universidad de Boston, afirmó que los prisioneros «lo vivían como una violación, como una agresión sexual», y cuestionaba el endeble argumento de que la administración de alimentos de esta forma tuviera solo como objetivo la nutrición. «No existe ningún beneficio desde el punto de vista médico en administrar alimento a través del recto«, declaró. Crosby explicó que los seres humanos digieren los alimentos a través del estómago, y que «no puede hacerse a la inversa».

• • •

Al mismo tiempo que se practicaba la alimentación forzosa en Guantánamo, las autoridades militares impidieron a algunos presos ayunar durante el mes sagrado musulmán del Ramadán, obligándolos a romper sus votos religiosos y a violar una de las premisas básicas del Islam. Mohamedou Ould Slahi es un excluso de Guantánamo que ahora vive en Mauritania. Slahi es un *hafiz*, una persona que ha memorizado el Corán. Es una hazaña que además de devoción religiosa exige unas prodigiosas facultades de memoria, ya que el libro sagrado consta de 77.430 palabras en árabe. Slahi nunca fue acusado formalmente y al final fue puesto en libertad en 2016 tras pasar más de catorce años en la cárcel. Su tortura quedó documentada en su libro *Guantánamo Diary,* que fue un éxito, y también en la película *The Mauritanian,* basada en sus experiencias. Slahi habló conmigo desde Dubái, donde asistía a una conferencia. Me dijo que seguía desconcertado por la determinación de sus carceleros de impedirle ayunar, que en su manera de actuar había «un propósito de humillación, un esfuerzo por cortar la única conexión espiritual que te da fuerza». Añadió que él «mantenía estos lazos espirituales a través de la oración y el ayuno, así que me prohibieron rezar y ayunar». Y tras una pausa, concluyó: «Creo que la cuestión era que debía confiar completamente en ellos, que debía verlos como la única vía de escape. Lo básico que quieren que veas en tus interrogadores, en tus captores, la única salida, que son los que te dan comida y ayuda, que son la fuente de todo, la fuente de tu dolor y tu consuelo».

•   •   •

El ayuno como protesta puede ser el último recurso de los presos, pero personas de todos los rincones del planeta lo emplean como táctica para defender bosques, detener el cierre de escuelas, exigir garantías procesales, denunciar la contaminación, exigir reparaciones por la esclavitud… en resumen, para hacer oír su voz e invocar el antiguo derecho de *troscead/dharna.* El poder del ayuno se ha empleado incluso para proteger el derecho de los jardineros a utilizar sopladores de hojas que funcionan con gasolina, una cuestión no tan frívola como pueda parecer, porque los jardineros en cuestión eran trabajadores en situación precaria que veían amenazado su sustento. (Aquella huelga de hambre en cuestión tuvo lugar en enero de 1998 y, tras una semana, terminó con el compromiso del ayuntamiento de Los Ángeles de estudiar la cuestión.)

Algunos ejemplos más:

> Dick Gregory, activista de los derechos civiles y cómico, recurrió por primera vez al ayuno en 1967 para protestar contra la guerra de Vietnam. Se dice que desde el Día de Acción de Gracias de 1967 hasta el 9 de enero de 1968 solo consumió agua y se mantuvo activo, ya que «viajó a 57 ciudades y dando 63 conferencias». Más tarde, en 1968, tras ser detenido y condenado a tres meses de cárcel por participar en una manifestación en el estado de Washington –convocada para protestar contra las leyes estatales que restringían los derechos de pesca de los nativos americanos–, declaró que iniciaría un ayuno de pan y agua en la cárcel. El trigésimo noveno día de ayuno, Gregory fue ingresado en un hospital debido a su deteriorado estado físico. Le dieron el alta para que cumpliera el resto de su condena en casa. A lo largo de los años, Gregory llevó a cabo docenas de huelgas de hambre para llamar la atención sobre otras cuestiones, desde la Enmienda por la Igualdad de Derechos, el *apartheid* sudafricano, la reforma penitenciaria, las opresivas leyes sobre drogas y la brutalidad policial, hasta el ayuno en apoyo del cantante Michael Jackson cuando este fue procesado por abusos sexuales en 2004.

> En diciembre de 1978, cuatro mujeres bolivianas del Comité de Amas de Casa (Nelly de Paniagua, Angélica de Flores, Aurora de Lora y Luzmila de Pimentel) iniciaron un ayuno en respuesta a las duras políticas antisindicales y antidisidentes del régimen boliviano. Los sindicalistas y otros activistas recibían palizas y eran encarcelados o asesinados. La huelga de hambre fue adquiriendo notoriedad y ganando adeptos en toda Bolivia, y algunos grupos religiosos y organizaciones de defensa de los derechos de la mujer también se sumaron a ella como muestra de solidaridad. Al final, 1.380 personas ayunaron durante un total de veintidós días. Aunque no todas las reivindicaciones de las mujeres fueron atendidas, el ayuno consiguió la amnistía de diecinueve mil presos, exiliados y refugiados políticos.

> Theresa Spence, jefa de la Primera Nación Attawapiskat en el norte de Ontario, inició una huelga de hambre de seis semanas en diciembre de 2012 para forzar una reunión entre el primer ministro Stephen Harper y los líderes de las Primeras Naciones. «Hasta el

último momento Spence parecía notablemente optimista, teniendo en cuenta que estuvo viviendo a base de caldo de pescado y té durante cuarenta y tres días», informó la Canadian Broadcasting Corporation. «Mi corazón todavía está bien», dijo Spence al final de su huelga. Aunque el primer ministro no accedió a reunirse, la cobertura mediática de la huelga fue positiva. La Asamblea de Primeras Naciones, que según la CBC «cerró filas» en esta ocasión, le rindió homenaje por su activismo y presentó al Gobierno una lista de sus reivindicaciones.

➤ Luaty Beirão, rapero angoleño conocido por su nombre artístico «Ikonoklasta», fue detenido en junio de 2015 tras participar en el debate de un club de lectura sobre *De la dictadura a la democracia*, de Gene Sharp, un libro sobre la resistencia no violenta que trata ampliamente sobre el ayuno. Tras una huelga de hambre de treinta y seis días, finalmente fue llevado a juicio. Tras ser condenado a cinco años y medio de prisión, su pena se redujo a arresto domiciliario y fue puesto en libertad. «Seguí poniendo a prueba mis límites, para comprobar hasta qué punto mantendría mis convicciones –dijo–. Imaginaba que las autoridades adoptarían las medidas necesarias para que aquello no les estallara en la cara; sin embargo, eso fue exactamente lo que ocurrió». Cuando fue trasladado a una habitación de hospital y constató la amplia cobertura mediática que estaba recibiendo su huelga, Beirão se dio cuenta de que no estaba protestando en vano.

➤ En otoño de 2019, Extinction Rebellion en el Reino Unido y activistas de 28 países de todo el mundo emprendieron una huelga de hambre limitada para protestar a favor del medio ambiente. Participaron 520 personas.

➤ Leyla Güven, diputada encarcelada del Partido Popular Democrático en Turquía, comenzó el 8 de noviembre de 2018 lo que se convirtió en una huelga de hambre de setenta y nueve días, durante los que únicamente consumió líquidos y vitaminas, en protesta por el aislamiento de Abdullah Öcalan, el líder del Partido de los Trabajadores del Kurdistán. Fue puesta en libertad bajo fianza el 25 de enero de 2019, y poco después fue detenida de nuevo por motivos que incluían, entre otras cosas, «ideas matriarcales». En el momento de escribir este artículo sigue en prisión, esta vez cumpliendo una condena de once años y siete meses, acusada de pertenencia a una organización terrorista.

➤ El 29 de enero de 2020, el profesor de la Boston University Nathan Phillips inició lo que se convirtió en una huelga de hambre de dos semanas para llamar la atención sobre lo que calificó como «una emergencia de salud pública» relacionada con la futura construcción de una estación de compresión de gas natural. «El Estado había aprobado el proyecto, así que no había otra forma de detenerlo», dijo. Puso fin a su huelga de hambre cuando el Estado accedió a instalar monitores de aire permanentes.

➤ Durante veinticinco días del verano de 2020, los huelguistas de hambre de Louisville, Kentucky, exigieron que se despidiera a los tres agentes implicados en el asesinato de Breonna Taylor y que se les retiraran sus pensiones, antes de convertir su huelga en una «huelga rotatoria» e invitar a todos los miembros de su comunidad a unirse a ella. «Con el corazón rebosante y la cabeza bien alta ponemos fin a nuestra huelga de hambre de veinticinco días. La reciente aprobación de una ordenanza que prohíbe el derecho a manifestarse y protestar en la calle ha sido un acicate para poner fin a nuestra huelga, hacer acopio de fuerzas y volver a las calles».

➤ Alekséi Navalny, líder encarcelado de la oposición rusa, inició una huelga de hambre de tres semanas entre marzo y abril de 2021 para exigir tratamiento médico por lo que él y otros afirmaban que era un envenenamiento, resultado de un intento fallido de asesinato. Navalny puso fin a la huelga cuando dijo que sus exigencias se habían cumplido parcialmente. También dijo que había puesto fin a su ayuno porque «algunos simpatizantes anunciaron huelgas de hambre en solidaridad y él no quería poner en peligro la salud de nadie».

➤ Una mujer de Chicago de setenta y tres años, Rachelle Zola, hizo una huelga de hambre de cuarenta días en el verano de 2021 para exigir reparaciones por la esclavitud. No consiguió su objetivo (la aprobación de la ley H. R. 40), pero recibió la atención de los medios de comunicación y consiguió que muchos ciudadanos de Chicago que no se habían interesado antes por este tema apoyaran su causa. «Mi voz es cada vez más fuerte», dijo Zola a la prensa.

➤ El 1 de febrero de 2022, dos profesores anunciaron que iniciaban una huelga de hambre de duración indefinida para protestar contra el cierre de sus escuelas por parte del Consejo Escolar de Oakland (California). El director del coro de la Westlake Middle School, André Sánchez, comunicó al Consejo Escolar: «Si muero, quiero que la

Junta sepa que mi muerte fue por su culpa». Sánchez hizo un ayuno de solo líquidos durante un total de veinte días, y aunque no consiguió sus objetivos, la Junta aplazó la mayoría de los cierres de escuelas. «Creo que esta comunidad ya ha sufrido bastante, y no estoy seguro de que la gente entienda este sufrimiento», me dijo unos meses después del ayuno. «La idea surgió en mi cabeza de la nada, sabía que había que hacer algo». Como muchos huelguistas de hambre, sabía de Chávez y Gandhi, pero además Sánchez es titulado en teatro musical, por lo que, según dijo, se sentía cómodo con la idea de actuar en público. La acción no se hizo simplemente para llamar la atención, dijo. Pero «la gente no entiende un problema hasta que puede visualizarlo, hasta que se manifiesta físicamente *en* algo». Su muestra pública de vulnerabilidad pretendía conmocionar a la opinión pública. Y así fue, aunque el Consejo Escolar se negó finalmente a cambiar su decisión. Aunque Sánchez me dijo que la huelga le pareció un fracaso, «también sirvió como herramienta de empoderamiento, no solo para mí sino espero que para toda la comunidad, porque solo nos tenemos a nosotros mismos. Tenemos nuestra voz, tenemos nuestro cuerpo y, mediante una combinación de ambos, tenemos nuestras acciones. Un individuo puede tener un poder tremendo, y yo quería que la gente se diera cuenta de ello».

➢ Alaa Abd El Fattah (a veces escrito Abdel-Fattah), bloguero y experto en *software*, se dio a conocer por sus escritos durante la revolución egipcia de 2011 y ha pasado más de siete años en cárceles egipcias. En abril de 2021, mientras estaba encarcelado en la prisión de máxima seguridad número 2 de Tora, en El Cairo, inició una huelga de hambre que duró más de siete meses, subsistiendo a base de té con leche y miel. En diciembre de 2021 fue condenado a otros cinco años por «organizar una manifestación ilegal». En el momento de escribir estas líneas, el hombre al que a veces se hace referencia como «el preso político más conocido de Egipto» aún no está en libertad, pero en gran parte debido a su huelga de hambre ha atraído la atención internacional hacia su causa.

Sexto día, viernes

AYUNO, FRAUDES Y MODAS

Cerca de la recta final, deseando que esto acabe. Noche irregular la de ayer. Me he sentido débil y delicado esta mañana, mejor por la tarde, pero todavía nervioso, como el segundo día. Tal vez sea la ansiedad por terminar el ayuno. ¿Por qué quiero que termine? Es un plazo que se cierne sobre mí, y no me gustan los límites ni los plazos. Me gusta estar en medio de un viaje sin fin. Sorber zumo de limón diluido y caldo claro me pareció delicioso. Un reto para concentrarme. Está la presencia de una ausencia: estoy deseando llenar el vacío que deja en mi vida no preparar comidas, no ir a restaurantes, no mordisquear un bocadillo. Hice una reserva en un restaurante para la semana que viene y, por primera vez, al mirar los menús y las fotos de los platos, me encontré realmente deseando comer. *Dumplings* coreanos: ¿por qué nunca antes había apreciado la textura fina como el papel de la masa que envuelve estos sabrosos rellenos?

Cuando se menciona la palabra *ayuno* la gente suele reaccionar como si uno pensara echarse a dormir sobre una cama de clavos o dejarse chupar la sangre por sanguijuelas. En virtud de su dimensión mágica o espiritual –su *rareza*–, el ayuno se ha asociado durante mucho tiempo con el extremismo. Sectas, fanáticos anticientíficos y simples estafadores que venden una cura forman parte de su fascinante historia.

Durante milenios, el ayuno fue aclamado como una forma de abrir la puerta a otro reino. Con la llegada de los ascetas cristianos se convirtió en un instrumento para despojarse de las capas innecesarias del propio cuerpo.

En las últimas décadas, lo que la feminista Kim Chernin ha calificado de forma memorable como la «tiranía de la delgadez» se ha convertido en un tema de discusión, y con razón. Cuando la esbeltez se convierte en una imposición del *marketing*, se convierte en otra forma de consumo, en parte de un imperativo social, como diría Max Weber. Este impulso hacia una belleza inalcanzable beneficia a innumerables empresas y profesionales de la salud. Últimamente, no basta con estar bien: empresas como Restore Hyper Wellness, con cerca de doscientas franquicias en Estados Unidos, promueven nociones como la *hiper-wellnes* y el *hiper-wellness* conceptos sorprendentes que nos recuerdan una versión humana del *Oso de la cocaína*.

La idea de que el cuerpo puede recuperar un estado edénico de salud perfecta se remonta a uno de los primeros libros de autoayuda, el *Trattato de la vita sobria*, escrito en 1558 por un noble veneciano, Luigi Cornaro, cuando tenía ochenta años, en una época en la que era raro vivir más allá de los sesenta. Es difícil exagerar su importancia para entender la versión moderna del ayuno como práctica reparadora: podemos agradecer a Cornaro que sacara el ayuno de la iglesia y lo llevara al hogar. Pero también nos puso en una senda por la que aún andamos perdidos, la del ayuno como cura milagrosa de casi todas las dolencias.

Acosado por numerosos achaques, los médicos le advirtieron de que se encaminaba a una muerte prematura. En ese momento, Cornaro se diagnosticó a sí mismo, según los principios galénicos, que el origen de sus males era poseer un «estómago excesivamente frío y húmedo». A los cuarenta años, había dejado de depender de medicinas y médicos, había reducido enormemente su ingesta de comida y bebida –apenas tomaba un huevo al día– y se sentía revitalizado. Finalmente, decidió compartir con el mundo su fórmula para la longevidad. ¿Su secreto? Comer menos es la clave para vivir bien. No se necesita ningún otro conocimiento especial para gozar de buena salud. Además conviene mantenerse lejos de los médicos. El libro fue un éxito inmediato e inició una oleada de proyectos editoriales y comerciales que no ha remitido en casi quinientos años. Su mensaje simple y universal sigue siendo su principal atractivo. Tres cosas nos alejan del paraíso terrenal, según Cornaro: el «luteranismo», la adulación y la falta de moderación. Aunque la pasión con la que Cornaro lanza su alegato contra la gula podría, de hecho, haber complacido a Martín Lutero:

¡Oh desdichada e infeliz Italia! ¿No ves que la falta de moderación mata cada año a más súbditos tuyos de los que podrías perder por la peste más cruel, o por el fuego y la espada en muchas batallas? Esos banquetes verdaderamente vergonzosos, ahora tan de moda, y tan intolerablemente profusos que no hay mesas lo bastante grandes para contener los platos, hasta el punto de que se hace necesario amontonarlos unos sobre otros; esos banquetes, digo, son otras tantas batallas: ¿y cómo es posible conservar la propia naturaleza con tal variedad de alimentos nefastos y malsanos?

El cuerpo de Cornaro, abandonado a su suerte, se curaba solo, lo que él supuso que era un principio universal. Este sigue siendo un mensaje atractivo para cualquiera que haya sufrido los consejos condescendientes y a menudo mal informados de un médico arrogante.

Es más, prestando la debida atención a lo que he dicho, cualquier hombre se puede convertir en su propio médico, y, de hecho, en el mejor que podría tener; ya que, en realidad, ningún hombre puede ser un médico perfecto para nadie más que para sí mismo. La razón de ello es que cualquier hombre puede, mediante repetidas pruebas, adquirir un perfecto conocimiento de su propia constitución y de las cualidades más ocultas de su cuerpo, y de qué vino y qué comida le sientan bien a su estómago.

Con el paso de los siglos, los entusiastas de las dietas elevaron a Cornaro a la categoría de héroe legendario. Incluso Benjamin Franklin, que era un glotón notorio, era admirador suyo. Franklin afirmaba que saberse contener había permitido a Cornaro vivir hasta los ciento veinte años; en realidad, Cornaro murió en 1566 a la –de todas maneras impresionante– edad de 91 años.

Las preocupaciones de Cornaro fueron recogidas con pasión por un miembro de la profesión que él despreciaba. Santorio Santorio era un médico italiano que compartía la pasión de Cornaro por regular la ingesta, y lo hizo con el enfoque obsesivo de un alquimista. A Santorio le chiflaban los números: colocando una escala graduada detrás de un termoscopio, creó el primer termómetro sellado que podía medir tanto la temperatura del aire como del cuerpo humano. También inventó un anemómetro, un higrómetro, un pulsímetro (para medir pulsaciones) y otros instrumentos. Se le atribuye el mérito de ser uno de los primeros defensores de la investigación científica sobre el metabolismo del cuerpo. Se dice que su pulsómetro inspiró a su amigo Galileo y estuvo en el origen de muchos experimentos en la Europa del siglo XVII. Pero a Santorio se le suele citar sobre todo por convertirse en el primer controlador compulsivo del peso del mundo, gracias a la invención de un elaborado mecanismo para estar pesándose a cada momento: la silla de pesar. La silla estaba suspendida de una báscula y, a lo largo de treinta años, Santorio se pesó regularmente a sí mismo y a otras personas. Se dice que reunió diez mil registros, incluidos los de Galileo. Se pesaba antes y después de las comidas, las relaciones sexuales, las visitas al baño, el sueño y el ejercicio. El motivado médico determinó que lo que Galeno había denominado *perspiratio insensibilis* ('transpiración insensible') explicaba la pérdida de peso no mensurable en las excreciones corporales normales. Estos cambios sutiles servían de guía para la verdadera salud, o la falta de ella. Con su descubrimiento del papel crucial de esta pérdida invisible, el médico había encontrado su piedra filosofal, y continuó con sus mediciones hasta que murió a los setenta años de una infección urinaria.

Santorio y Cornaro representan lo que el historiador cultural Hillel Schwartz identificó como los dos afluentes del caudaloso río de las dietas: el «romance de las dietas» y el «ritual de las dietas». Gracias a Cornaro, el peso llegó a relacionarse con ideas de valía personal: había sido puesto a prueba y vio la luz, entrando en un dichoso reino de la *hiper-wellness* que le permitió vivir hasta una edad provecta con la moral alta y sus facultades intactas. Para Santorio, una vida equilibrada era lo más importante, y podía cuantificarse mediante la tecnología punta.

●　●　●

El ayuno persistió más allá de la era de los milagros, aunque su influencia transformadora se hizo más célebre por su efecto sobre el organismo humano que como puerta de acceso al mundo espiritual. A finales del siglo XVII, su importancia recaía menos en lo sagrado que en lo profano: la obra del vicario Nathaniel Wanley *The Wonders of the Little World: Or, a General History of Man* (1678), una especie de *Ripley's Believe It or Not!* de la época, está repleto de maravillas del ayuno. Los ayunadores siguieron siendo celebrados por las baladas de la época, venerados menos por sus intuiciones divinas que por ser la prueba de los asombrosos tiempos modernos. El ayuno hizo la transición a la era científica primero de forma vacilante y luego a bombo y platillo, pasando de una práctica predominantemente devocional a considerarse un talento ejemplar.

Multitudes y eruditos se maravillaban ante los extremos del ayuno perpetrado por civiles ajenos a las órdenes religiosas. Estos laicos, en su mayoría mujeres jóvenes o muchachas que a veces mostraban signos de lo que hoy llamaríamos anorexia, se convirtieron en celebridades de su época. Recibían visitas de líderes eclesiásticos, clérigos y, a menudo, estudiosos escépticos. Un ejemplo de este trasiego fue la «Virgen holandesa» Eva Fleigen Vliegen (nacida en 1575), que durante catorce años vivió del «aroma de las flores» en Meurs, una ciudad que entonces pertenecía a los Países Bajos (y ahora a Alemania). Según algunos informes, Fleigen consiguió negarse a la llamada de la naturaleza en cualquiera de sus formas:

> Muy extraño era ver su vientre tan plano,
> Los agujeros estaban cerrados, no se encontró ninguna entrada.
> Ella no hacía nada, nada en absoluto comió.
> Sus partes privadas estaban limpias, de ahí nada cayó al suelo.

Al parecer, la celebridad de Fleigen despertó los celos de algunos nobles locales, que intentaron seducirla para que «probara frutas exquisitas de los árboles cercanos. Pero en cuanto Fleigen arrancó una cereza, la probó y la ingirió, enfermó y estuvo a punto de morir». Wilhelm Fabry von Hilden, hoy conocido como el padre de la cirugía alemana, le hizo una respetuosa visita en 1612, describiéndola como piadosa pero deprimida. Persistió durante treinta años convenciendo a la gente de que vivía sin comer ni beber, cosechando tributos antes de que se descubriera el fraude cuando el olor a heces la delató. Fue condenada a ser flagelada en público, pero recibió un indulto real debido a su avanzada edad.

La idea de que la mejora del físico conducía a la perfección moral era aceptada por los luteranos, que Cornaro había visto como una amenaza para la moral colectiva. El mensaje de templanza de Cornaro encontró sus más fervientes adeptos entre los predicadores protestantes del siglo XVII, que vinculaban la salud espiritual a la física y para quienes, después de la oración, no había mejor expresión de santidad que el ayuno. Este período vio el auge de lo que llegó a conocerse como «higiene natural», que tiene su origen tanto en el reconocimiento protestante del sentido común (frente al conocimiento especializado e inaccesible reservado a las élites) como en la repugnancia por la degeneración del hombre. «Las semillas de la Debilidad y el Dolor, la Enfermedad y la Muerte, están ahora alojadas en nuestra más íntima Sustancia [...] Los Cielos, la Tierra y todas las cosas que contiene conspiran para castigar a los rebeldes contra su Creador», tronó el predicador John Wesley en el libro sobre salud de 1747 *Primitive Physick*. Su llamamiento a «todo hombre de sentido común», junto con su escasa consideración por la comunidad médica, lo hicieron pasar como amigo del pueblo. Los pecadores enfermaban y los enfermos eran pecadores, y el ayuno (junto con la oración) era el antídoto. El libro de Wesley, una guía para quienes no podían permitirse un médico o no confiaban en la medicina, fue uno de los libros más populares publicados en la Inglaterra del siglo XVIII. Hasta 1840 se habían publicado en Inglaterra 36 ediciones. En Estados Unidos se publicó una edición revisada en Boston en 1858. El atractivo duradero del metodismo wesleyano residía en su perspectiva fundamentalmente democrática. El ayuno era un medio para devolver la atención de los pecadores a lo divino. En un famoso sermón de 1748 («Sobre el Sermón de la Montaña de Nuestro Señor»), Wesley defendió que el ayuno «no lo es todo» y aunque «no es el fin, es un medio precioso para conseguirlo».

• • •

El fraude y el ayuno son a la vez opuestos y compañeros naturales. Aunque el número de santos ayunantes disminuyó con la modernización, el ayuno mantuvo su relación con los milagros. El aspecto performativo del ayuno, junto con su persistente aire sobrenatural, atraía a estafadores dispuestos a timar a un público dispuesto a pagar. Los ayunadores extremos daban fama y fortuna a sus familias e incluso a sus ciudades; a menudo atraían la atención y el mecenazgo de la realeza, como en el caso de Eva Fleigen. El ayuno extremo era un timo tentador, pero muchos de los condenados

como estafadores comparten características con los que hoy califi-
caríamos de anoréxicos.

Hacerse famoso por no comer era arriesgado. Si se descubría que
los ayunantes eternos comían, por poco que fuera, la venganza de los
lugareños y las autoridades estaba garantizada. En 1512, por ejemplo, se descubrió que una mujer ayunaba milagrosamente en Augs-
burgo (Alemania). Aclamada en un primer momento por su piedad,
resultó que consumía alimentos terrenales. Fue sumariamente aho-
gada. Otra alemana, Margaretha Ulmer, se enfrentó a consecuencias
igualmente terribles tras ser descubierta en 1546: fue condenada a
cadena perpetua después de que le marcaran la cara con un hierro
candente, mientras que su madre fue torturada y quemada por ser
su cómplice.

Aunque posteriormente los «farsantes» recibieron castigos menos
severos, como mínimo fueron condenados a pagar multas y a cumplir
penas de prisión (como le ocurrió a Catalina de Veltlin a mediados del
siglo XVII, que fue condenada a diez años de cárcel tras afirmar haberse alimentado solo de la Eucaristía durante doce años). Algunos se
vieron obligados a huir de sus hogares, como le ocurrió a Ann Moore,
«la ayunadora de Tutbury», en 1813. Durante varios años «sostuvo no
haber ingerido ningún tipo de alimento sólido, salvo unas pocas gro-
sellas negras». En 1808 se sometió a un ayuno supervisado de dieciséis
días, que proporcionó «pruebas concluyentes de que decía la verdad».
Ese año también se animó a dejar de beber líquidos. Después de que
numerosos visitantes acudieran a Tutbury –muchos de ellos con regalos y donativos–, se creó una comisión compuesta por dignatarios
locales, clérigos y médicos para verificar sus afirmaciones. El segundo
ayuno supervisado, de un mes de duración en 1813, determinó que
Moore tenía «la mente endurecida en el pecado y la insensibilidad
moral» y que había cometido fraude bebiendo té con un poco de leche
y azúcar. Se le hizo firmar una confesión, que decía:

> Yo, Ann Moore, de Tutbury, pido humildemente perdón a todas las
> personas a las que he intentado engañar y, sobre todo, con el más
> sincero dolor y contrición imploro a la Divina Misericordia el Per-
> dón de ese Dios a quien he ofendido tan grandemente, y declaro
> muy solemnemente que en ocasiones he tomado sustento durante
> los últimos seis años.

Se publicaron varios relatos del engaño de Ann Moore, que la describían como «un notorio personaje inmoral» que se había aprovechado de la credulidad de quienes la visitaron. Las múltiples ediciones de estos panfletos parecen indicar que se vendieron a buen ritmo.

En el caso de la famosa «niña ayunadora» galesa del siglo XIX, Sarah Jacob, los niños ofrecían a los turistas sus servicios como guías para visitar su casa. Jacob acabó muriendo de hambre a los doce años mientras intentaba demostrar su valía. Se vio atrapada entre el orgullo local por su «milagro» –la gente del pueblo defendía indignada su honor– y unos investigadores muy diligentes. Sus padres fueron condenados por homicidio involuntario.

A mediados del siglo XIX, el ayuno se convirtió menos en una prueba de santidad que de fortaleza ante el deseo o la compulsión, y el ayuno como espectáculo ganó popularidad, convirtiéndose en muchos aspectos en la antítesis de lo que los antiguos ayunadores de mentalidad espiritual esperaban conseguir mediante esta práctica. La ética estaba ahora ligada a la salud. Para muchos, el ayuno era una prueba de resistencia mental y de capacidad para vencer los impulsos naturales, pero también empezó a indicar un impulso consumista. Ayunar sin otro propósito que conseguir un cuerpo más fuerte se convierte en otro tipo de adquisición. El auge del ayuno a finales del siglo XIX coincidió con la industrialización masiva. En un período en el que la máquina se hizo cada vez más notable e ineludible, mucha gente ansiaba más que nunca encontrar alguna prueba de que los seres humanos eran capaces de cosas asombrosas. El ayuno resurgió como prueba del poder mágico de la humanidad, especialmente de los hombres, para conquistar la naturaleza.

●　●　●

En 1833, se publicó una traducción inglesa del libro de Cornaro acompañada de una introducción de un pastor presbiteriano, el mismo Sylvester Graham, inventor de la famosa galleta Graham. Aunque Graham elogiaba la abstinencia de Cornaro, condenó sus preceptos. «Todo el sistema de gobernar la cabeza desde el estómago, en lugar de gobernar el estómago desde la cabeza, es absolutamente erróneo», escribió. Graham era conocido en la época como «el Doctor Aserrín» por su recomendación galénica de tomar los alimentos insípidos y sosos. «Haz que tu estómago sea el ministro saludable de tu cuerpo, y no todo tu cuerpo el mero apéndice locomotor de tu estómago. Trata a tu estómago como a un niño al que debe educarse […]». A Graham se le atribuye el primer libro moderno de dietética, escrito en 1837. Posteriormente publicó el *Graham Journal of Health and Longevity*, que recogía las opiniones protestantes sobre la inseparabilidad de la salud y la virtud. La glotonería era un subproducto de la civilización, que seducía el apetito natural. El hambre tenía menos que ver con los jugos digestivos del estómago que con una moral deficiente. Una vida buena y limpia –sin especias, por favor– daba lugar a un hombre americano de temperamento ecuánime y valiente. Evitar los venenos artificiales y confiar en las capacidades naturales del cuerpo, dadas por Dios, se convirtieron en las máximas centrales del movimiento higienista que se desarrolló en América y Europa.

Que debieran evitarse los métodos «antinaturales» no significaba que la gente no debiera hacer nada en caso de enfermedad. Todos los verdaderos cristianos reconocían que el cuerpo era el contenedor del alma. De ello se deducía que la vida higiénica y el conocimiento de la fisiología eran obligaciones morales. Pero las concepciones de la fisiología diferían enormemente. Algunos higienistas equiparaban la ingestión con la introducción de impurezas en el cuerpo dado por Dios, sosteniendo, como Graham, que la mayoría de los alimentos eran un impedimento para la salud física y moral. Lo que distinguía aún más a los higienistas de los científicos era su desdén por el empirismo, y lo que propulsó a los higienistas al primer plano del imaginario estadounidense fue la labor de Graham y de otro autodenominado reformador, William Andrus Alcott, «el más ilustre defensor de la abstinencia» (y primo de la escritora Louisa May Alcott). Para estos dos reformadores de la salud, Estados Unidos se abocaba a un rápido declive.

Las enseñanzas de Graham fueron difundidas por su discípulo Isaac Jennings, licenciado en 1812 por la Facultad de Medicina de Yale, que las llevó a un nivel superior. Al igual que a Graham, a Jennings le irritaban las curas convencionales de la época (un planteamiento muy razonable en una época anterior a la anestesia y a los antibióticos y en la que, por ejemplo, el opio se recetaba habitualmente para prevenir la tuberculosis). Jennings decidió que lo mejor era dejar siempre que el cuerpo se curase a sí mismo. Los estimulantes de cualquier tipo, incluidas las medicinas y las especias, restaban vitalidad y corrompían el organismo. El mejor tratamiento era la ausencia de tratamiento. A mediados de siglo, Jennings puso nombre a esta filosofía y fundó lo que llamó «ortopatía». En su tratado de 1867, *The Tree of Life, or, Human Degeneracy: Its Nature and Remedy*, explicó el apelativo: «Afecto verdadero. De *orthos*, correcto, verdadero, erecto; y *pathos*, afecto. La naturaleza siempre está erguida: se mueve en la dirección correcta». Con su convicción de que los «degenerados» humanos solo podían salvarse con una dieta adecuada y escasa, su rechazo de todo tratamiento médico organizado y, finalmente, su invención de un nuevo sistema de atención sanitaria, Jennings abrió el camino a los excesos posteriores de los movimientos de salud alternativa.

• • •

Mientras que las dietas se popularizaron en Estados Unidos después de la Guerra Civil, el ayuno como antídoto (y, por tanto, compañero) de la codicia ha sido un villano habitual en el imaginario nacional. La extraña pareja del capitalismo y el calvinismo nunca han podido reconciliarse. Es una máxima corriente en EE. UU. que nada vale la pena a menos que se esté expandiendo: ¡el progreso por encima de todo! La fiesta estadounidense por excelencia, Acción de Gracias, ejemplifica el dilema: es una bacanal para conmemorar el mito del rescate de los hambrientos puritanos a manos de los bondadosos nativos americanos; la fiesta moral en la que nos atiborramos hasta aletargarnos. Maud Ellmann escribe: «La importancia que se da a la "fibra" parece indicar que la decaída fibra *moral* de Estados Unidos podría ser rescatada mediante la masticación heroica de unos indigestos tegumentos vegetales».

En 1866, un periodista independiente poco conocido de un periódico californiano hizo un perfil de los supervivientes del naufragio del Hornet, una catástrofe que dio lugar a un experimento de ayuno involuntario similar al de la Biosfera 2. Décadas después del incidente, Mark Twain rememoró el episodio en su ensayo *My Début as a Literary Person*. El Hornet, un clíper que batía récords en el circuito de Nueva York a san Francisco y viceversa, había doblado la punta de Sudamérica por el cabo de Hornos y navegaba a más de mil millas de tierra cuando se incendió en el Pacífico. Los treinta tripulantes se refugiaron en tres pequeños botes. Cuarenta y tres días y cuatro mil millas después, llegó a Hawái una lancha con catorce «supervivientes delgados y fantasmales». Los hombres habían sobrevivido con raciones de comida para diez días. Twain se encontraba entonces en Honolulú, postrado en cama por unas llagas que se había hecho montando a caballo. Cuando oyó rumores sobre la historia, cayó en la cuenta de que aquello podía ser un filón. Se hizo llevar en camilla hasta el puerto para recibir a la tripulación. Twain escribió algunos de sus primeros despachos sobre el desastre para el *Sacramento Daily Union*, más tarde recicló la historia ese mismo año para el *Harper's New Monthly Magazine* y después de nuevo para el *Century Illustrated Monthly Magazine* en 1899, y aún de nuevo en su autobiografía de 1906. Lo que asombró a Twain tanto como la supervivencia de la tripulación fue cómo después del desembarco, los hombres «recobraron fuerzas rápidamente, y en ese momento estaban casi como nuevos». Twain escribió (el énfasis es suyo):

> Dejar de comer durante un tiempo puede hacer más por el enfermo medio que las mejores medicinas y los mejores médicos. No me refiero a una dieta restringida, sino a la abstención total de alimentos durante uno o dos días. Hablo por experiencia; la inanición ha sido mi médico para el resfriado y la fiebre durante quince años, y ha logrado mi curación en todos los casos [...] Había cuatro marineros enfermos cuando el barco se incendió. Siguieron veinticinco días de inanición despiadada, y ahora tenemos este curioso registro: «Todos los hombres están sanos y fuertes; incluso los que estaban enfermos están bien», excepto el pobre Peter [un marinero del Hornet que murió]. Cuando hace unos meses escribí un artículo en el que instaba a la abstención temporal de alimentos como remedio contra la falta de apetito y las enfermedades, se me acusó de bromear, pero iba en serio. «¡Todos estamos maravillosamente bien y fuertes, en términos comparativos!». El primer día, la poca comida les hizo apretarse el cinturón un par de agujeros: la ración de pan se redujo del habitual trozo del tamaño de un dólar de plata a la mitad y se suprimió una comida de las tres diarias. Esto debilita físicamente a los hombres, pero si les queda alguna enfermedad corriente, esta desaparece.

Que Twain decidiera evitar la palabra *ayuno* no fue un descuido. En aquella época, la palabra tenía un aura de respetabilidad por su relación con la religión y las «muchachas ayunadoras» de la época. Pero sobrevivir a un régimen de ayuno era una proeza física digna de cualquier pionero en la construcción de un imperio.

El doctor Edward Hooker Dewey, cuyas publicaciones de la década de 1890 reciclaban el argumento de Cornaro de que nada era tan bueno para el cuerpo como pasar hambre, se sumó a esta moda que no dejaba de ganar adeptos de ayunar para estar sano. Al igual que el alegato de Cornaro, sus libros se basaban en su experiencia personal y en principios morales, todos ellos presentados de una manera grandilocuente que ocultaba la falta de sustancia tras pura palabrería y, en palabras de un historiador, «permitía hacerlos pasar por ideas profundas ante los ojos de los menos críticos». Un veterano de la Guerra Civil que había visto de primera mano cómo los pacientes que no fueron atendidos por médicos –como él mismo– mejoraban, se convirtió en proselitista del ayuno y del sistema «revolucionario» del higienismo.

El núcleo de la tesis de Dewey era que el origen de la enfermedad se encontraba en que los procesos corporales se veían sobrecargados por el exceso de comida. Al igual que ocurría con gran parte del movimiento higienista, algunas migajas de verdad científica –comer demasiado no es saludable y un tratamiento incompetente es peor que la ausencia de tratamiento– fueron arrastradas por un tsunami de entusiasmo desmedido. En tres publicaciones que suman más de novecientas páginas, Dewey sermoneaba para divulgar su «Programa de eliminación del desayuno», y a favor de una *ciencia moral* de la energía digestiva» que prometía no solo fortalecer los cuerpos estadounidenses, sino también aumentar su productividad, liberando a las mujeres estadounidenses para realizar más tareas domésticas.

Su combinación de moralismo cristiano con la práctica de comer menos o no comer nada se convirtió en un principio rector del movimiento higienista. El higienismo permitiría distinguir a los estadounidenses de otras culturas y pueblos inferiores. El ayuno, en concreto, era «la clave largamente esperada para la salud perfecta, la vitalidad, la resistencia y la longevidad tanto para los enfermos como para los sanos».

• • •

Los victorianos pagaban regularmente por asistir a un espectáculo de ayuno, y los ayunadores extremos de treinta días o más atraían a un público dispuesto a pagar. Estos «artistas del hambre» eran casi siempre hombres. Uno de los primeros en exhibir su ayuno viril a escala nacional fue el doctor Henry S. Tanner, graduado del Instituto Médico Ecléctico de Cincinnati (promoción de 1859), que entusiasmó a las multitudes de Nueva York dejando de comer.

La actuación en público de Tanner en 1880 sirvió de modelo a los ayunadores profesionales de las generaciones venideras. Su acción fue el resultado, según Tanner, de hacer un valiente esfuerzo por defender las reivindicaciones de otra celebrada ayunadora, Mollie Fancher, frente a un grupo de médicos encabezados por el doctor William A. Hammond, antiguo cirujano general del Ejército de la Unión. El ayuno de Fancher, por supuesto, tuvo lugar en el respetable entorno de la casa de un pariente rico. Tras una serie de calamidades personales que le habían provocado parálisis y ceguera, Fancher se había transformado en «el Enigma de Brooklyn». Compensaba sus «sufrimientos indescriptibles» con poderes milagrosos: podía leer un libro pasando la mano por su cubierta, predecir acontecimientos, oír conversaciones a ochenta kilómetros de distancia y, ocasionalmente, podía ver a través de un portal que se le abría en la frente. Lo más importante es que afirmaba que había perdido la capacidad de tragar (aunque aún podía hablar) y, por tanto, vivía sin comer ni beber. En 1879, hacía unos catorce años que supuestamente vivía así. «Ella dice que es un milagro, y yo sé que lo es», declaró un entusiasta.

En 1879, Hammond publicó *Fasting Girls: Their Physiology and Pathology,* en el que analizaba una serie de casos de ayunadoras famosas, entre ellas Eve Fleigen, Ann Moore y Sarah Jacob. Las protagonistas de estos episodios eran ante todo «niñas», que para Hammond eran el eslabón más débil de la sociedad. Aunque citó como uno de sus ejemplos de falso ayuno a Nicolás de Flüe, los hombres escapaban a las críticas de Hammond: «No soy consciente de que el ayuno se haya hecho en su pleno desarrollo para el varón de la especie humana». Hammond sostenía que la abstinencia completa y prolongada de comida era un fraude, aunque se declaraba dispuesto a que se le presentaran pruebas de que era posible que los humanos sobrevivieran sin comer. En aquella época, el límite generalmente aceptado de una abstinencia completa de alimentos era de quince días (hoy en día, la abstinencia de alimentos de unas pocas semanas se considera el límite para la mayoría de las personas, dependiendo de su cuerpo). La ira de Hammond se centró especialmente en Mollie Fancher, y en el apéndice de su libro reprodujo una carta que había escrito en diciembre de 1878 al *New York Daily Herald*, en la que le proponía dos retos: si podía leer los datos bancarios de un cheque «superior a 1.000 dólares» (aproximadamente el equivalente a 30.000 dólares de hoy) a través de un sobre cerrado, se lo regalaría; y si se sometía al seguimiento de un mes de ayuno por parte de miembros de la Sociedad Neurológica del estado de Nueva York, le daría otros 1.000 dólares. Fancher declinó aceptar «por decencia». Henry Tanner se presentó como su defensor, declarando que ayunaría durante cuarenta días y demostraría que Hammond estaba equivocado. Hammond accedió a supervisar el evento ayudado por un grupo de médicos neoyorquinos, y el Colegio Médico de Estados Unidos –una institución naturópata privada– apoyó a Tanner. El desafío representó un choque de culturas: los rebeldes populistas y naturópatas contra la élite «alopática». El enfrentamiento cautivó a los periodistas.

Varios cientos de personas estaban presentes cuando Tanner comenzó su ayuno el 28 de junio de 1880, listos para presenciar lo que los periodistas describieron como «la extraordinaria batalla de una voluntad humana contra un estómago humano». La entrada era gratuita al principio, pero después de diez días se cobraron veinticinco centavos. «Desde el principio despertó gran interés, y en el este de Estados Unidos causó verdadera sensación», escribió Herbert Asbury en el *New Yorker* más de medio siglo después. Tanner recibía entre trescientas y quinientas cartas diarias de todo el país, acompañadas de regalos variados. Un museo de Maine se ofreció a disecar el cuerpo de Tanner si moría durante el desafío. Fue agasajado por numerosos admiradores y se las apañó para aplaudir «la actuación de una dama que se había ofrecido a entretenerlo cantando baladas con bastante más energía que los médicos, que evidentemente se habían reunido para presenciar su muerte». Al cabo de un mes de ayuno, Hammond reconoció su derrota y pidió a Tanner que cediera, cosa que este prometió hacer si empezaba a tener hipo. No tuvo hipo, y así continuó hasta el cuadragésimo día, cuando, debilitado pero triunfante, anunció el fin del espectáculo.

Médicos de todo el mundo le escribieron largas cartas aconsejándole la manera de romper el ayuno sin dañarse el estómago. Uno le aconsejó que tomara cinco gotas de leche y nada más durante veinticuatro horas, y otro le sugirió que oliera un plato de tostadas con mantequilla durante media hora antes de intentar comer nada. No siguió ninguno de estos consejos.

Un niño le ofreció un melocotón, «que él sostuvo en alto durante un momento y que luego se comió con evidente fruición». A continuación, se comió un filete de medio kilo y abundante fruta. Lo bebió todo con leche de arroz sin quejarse ni sufrir del síndrome de realimentación. Siguió dándose atracones y en tres días recuperó 10 de los 36 kilos que había perdido. Parecería fisiológicamente imposible darse un festín tan descomunal después de cuarenta días de ayuno completo, o al menos hacerlo sin sufrir un colapso metabólico en forma de síndrome de realimentación, y de hecho en aquel momento hubo acusaciones de fraude por parte de miembros de la Sociedad Neurológica del estado de Nueva York. Pero Tanner hizo caso omiso de las críticas. Estados Unidos buscaba un nuevo héroe (aunque Tanner había nacido y crecido en Inglaterra), y a sus fans no les preocupaba si se había saltado o no las normas. Al final, la policía tuvo que impedir que la bulliciosa multitud traspasara las barricadas para verlo más de cerca, y debió de parecer como si, al salir de un interludio ascético, Tanner hubiera reafirmado el impulso estadounidense de consumir. Había dado la vuelta al imperativo del ayuno: lo había convertido en una competición de resistencia, no en un espacio para la contemplación o la renovación espiritual. Era una prueba de hombría y de un hambre de consumir a escala colosal, digna de las ambiciones de un imperio.

Los científicos de mentalidad cerrada habían sido derrotados, Tanner había salido victorioso, y Mollie Fancher continuó ayunando y ejercitando sus habilidades. Rechazó una petición de P. T. Barnum para exhibirse. En 1894 se publicó un libro en el que detallaba sus asombrosos poderes, incluido un relato de sus múltiples personalidades (Rayo de Sol, Ídolo, Capullo de Rosa, Perla y Rubí), y murió en 1916, todavía ocupada ayunando y leyendo la mente. Aunque la celebridad de Tanner fue efímera, el agua que bebía durante el ayuno procedía de un estanque de Central Park que hasta hoy se conoce como «Tanner's Spring». Tras el ayuno, se exhibió durante varias semanas (por un precio de cincuenta centavos), y después se supo poco más de él. Décadas más tarde, volvió a aparecer en las noticias cuando defendió que los neoyorquinos más pobres podían sobrevivir a los inviernos entrenándose para hibernar.

En 1913, a la edad de ochenta y tres años y entonces residente en Los Ángeles, Tanner hizo una proposición de matrimonio a larga distancia a la destacada sufragista inglesa y veterana huelguista Emmeline Pankhurst (madre de Sylvia), al parecer sin conocerla. Pankhurst rechazó la propuesta por «insolente e insultante».

A finales del siglo XIX, Giovanni Succi, un italiano de la región de Emilia-Romaña, en el norte de Italia, se convirtió quizá en el ayunador más famoso del mundo, y su carrera se considera la inspiración del relato de Kafka *Un artista del hambre*. En 1886, tras varios viajes a «una remota aldea de África», donde afirmó haber encontrado a un hechicero que le dio un elixir mágico, unas gotas del cual le permitían sobrevivir sin comer durante mucho tiempo, Succi empezó a ayunar públicamente durante semanas. (Se ha especulado que el «elixir» era una especie de opiáceo que suprimía las punzadas del hambre.) La fama de Succi fue creciendo a medida que viajaba por Europa, presentando un espectáculo de ayuno en varias ciudades y vendiendo su poción. En París, ayunó durante un mes y recibió un premio de 15.000 francos, unos 100.000 dólares actuales. Aclamado como el Hombre del Ayuno en *Scientific American*, llegó a Manhattan en 1890 para exhibir su capacidad de resistencia. En Nueva York, Succi actuó en el Music Hall de Koster & Bial, donde ayunó durante cuarenta y cinco días, poniendo fin a su calvario el 20 de diciembre. «Rompió su ayuno con una taza de cacao debido a un acuerdo publicitario con el fabricante, y por una razón similar ingirió más tarde una taza de caldo de ternera». Una parte del Koster & Bial sigue en pie en la esquina de la Sexta Avenida con la calle Veinticuatro, donde posteriormente se ubicó el célebre bar Billy's Topless. Es significativo que la actuación de Succi tuviera lugar en Satan's Circus, el corazón del barrio de mala muerte conocido entonces como Tenderloin, un notorio barrio rojo donde se decía que la mitad de los edificios alojaban actividades relacionadas con «algún tipo de perversión». El ayuno había recorrido un largo camino desde los días de san Antonio Abad. Al menos en los países occidentales, la abstinencia era en aquel momento un entretenimiento de *music-hall*, el dominio de los *showmen*, los estafadores y los enfermos.

A Succi le siguió una sucesión de ayunantes que dejaban de comer en nombre del negocio o la ciencia: en 1910, Clare de Serval, una rara celebridad femenina conocida como «la Apóstol del Hambre», se exhibió en una caja de cristal durante su ayuno. Con ello, prefiguraba la decisión del artista David Blaine, que en 2003 ayunó, solo con agua, durante cuarenta y cuatro días en una caja transparente. El contenedor se suspendió de una grúa situada cerca del puente de la Torre de Londres, a doce metros de altura sobre una multitud a menudo alborotada que se tomó la decisión como una especie de provocación. La gente lanzaba huevos, botellas y plátanos a la caja, algunos intentaron golpearla con pelotas de golf, hicieron sonar tambores para despertar al artista e incluso trataron de cortarle la tubería del agua. Blaine perdió una cuarta parte de su peso corporal durante el ayuno e inmediatamente ingresó en un hospital con signos de hemoconcentración (sangre muy concentrada, un estado que puede producirse a causa de una hipotermia o de un esfuerzo físico extremo).

Uno de los últimos grandes ayunadores fue Agostino Levanzin, abogado maltés, novelista, farmacéutico, editor de periódicos, activista social, entusiasta del esperanto y ayunante profesional, que llegó a Estados Unidos en 1912. Pretendía subsistir dos meses sin alimentarse, bebiendo únicamente agua destilada. Se convertiría, como él decía, en «un héroe de la ciencia». Su capacidad para aguantar un mes o más sin comer había sido comprobada previamente por el doctor Robert Samut (el compositor del himno nacional maltés), que había expedido un certificado en el que confirmaba la salud mental y física de Levanzin. En el prestigioso Laboratorio de Nutrición de la Carnegie Institution of Washington, en Boston, Levanzin se sometió a vivir en un «calorímetro respiratorio» que un periodista describió como «dotado de un ingenioso mecanismo tan delicado que registra el esfuerzo realizado al guiñar un ojo, y descubre de esta manera la capacidad fortalecedora de un alimento o cuánta energía consume la máquina humana en el trabajo o el ocio».

La trayectoria de Levanzin como ayunador resultará familiar a los estudiosos del proceso: durante los tres primeros días de ayuno, se quejó de no sentirse bien. «Después dijo que había perdido el deseo de comer y que había experimentado un período de euforia», escribió un periodista. «Dijo que su cerebro se mantenía despejado y que podía pensar de forma más rápida y concisa». Levanzin puso fin a su ayuno después de treinta y un días y dieciséis horas sin comer, terminando con «excelente salud [...] sin que hubieran disminuido sus facultades mentales ni físicas». Sin embargo, dicen que le disgustó que los médicos insistieran en que terminara su ayuno antes de que se manifestara su «hambre natural». Menos de una semana después, Levanzin cambió bruscamente de opinión y declaró a la prensa que había sido torturado, confinado doce horas al día en un «ataúd [...] de siete pies de largo, dos de ancho y uno y medio de alto [...] Además de la tortura de mover apenas un músculo, me pusieron un estetoscopio sobre el corazón. A medida que transcurría el ayuno, el peso del estetoscopio se hacía casi insoportable». Cuando le dieron el alta, lo echaron a la calle sin la supervisión necesaria y sin haber pasado por el cuidadoso proceso de realimentación aconsejable para cualquiera que salga de un ayuno prolongado. Levanzin permaneció en Estados Unidos y acabó encontrando un puesto en el Los Angeles Chiropractic College. A día de hoy en Malta sigue siendo venerado. En 2022, el Banco Central de Malta emitió una moneda de plata de diez euros en su honor.

• • •

«Parecía que me estuviera vaciando de pies a cabeza», dice el protagonista anónimo de Knut Hamsun en *Hambre* (1890), una novela autobiográfica que a menudo se cita como un clásico del ayuno literario. En palabras de un crítico, el martirio es «una pose tentadora» en un ayuno prolongado, y el héroe de Hamsun se deleita en su lenta degeneración y en las cualidades táctiles de una muerte por inanición. Privado de alimentos por su pobreza –lo que hace que la novela no trate tanto del ayuno como de pasar hambre de forma involuntaria–, el narrador vincula sus poderes creativos con su privación, incluso cuando busca desesperadamente el sustento. *Hambre* es una celebración masoquista (aunque vívidamente representada) del sufrimiento. Quizá sea relevante que el autor fuera un criptofascista que defendió el nazismo durante muchos años.

Según Max Brod, Kafka era un admirador de la obra de Hamsun. Pero a diferencia del héroe de Hamsun, los ayunadores de Kafka toman la decisión consciente y voluntariamente. Kafka publicó *Un artista del hambre* solo dos años antes de su muerte, en 1922. Ese mismo año, aunque nunca llegó a publicarlo, escribió *Investigaciones de un perro*. El ayuno es el elemento central de ese cuento maravillosamente serpenteante, en el que la fascinación del perro narrador por la procedencia de su comida –y, por extensión, por las limitaciones de su existencia– culmina en su ayuno. El narrador reconoce que, al liberarse de la tiranía del cuenco del perro, altera el orden de las cosas, presidido por un «ellos» sin rostro: «Prefieren hacer lo imposible, es decir, taparme la boca con comida [...] antes que soportar mis preguntas». La comida detiene el pensamiento. Con comida en las fauces «tus problemas se acaban por el momento», y el narrador quiere estar insatisfecho, seguir hambriento. Unos instructores anónimos le prohíben ayunar, pero él es un perro malo y se niega a obedecer, buscando estar insatisfecho. «El camino es a través del hambre; lo más alto solo se alcanza a través de la privación más extrema, y para nosotros esta privación es el ayuno voluntario». La historia termina de forma inconclusa, con el protagonista separado de sus compañeros perros por una «distancia infinitamente lejana», sus sentidos «agudizados por el hambre».

El desagrado de Kafka hacia su impulso animal por comer es un tema recurrente a lo largo de sus diarios. Que el consumo de alimentos estaba inversamente relacionado con el intelecto lo dejó claro en una carta de 1912 a la que ahora dejaba de ser su novia, Felice Bauer: «Del mismo modo que soy delgado, y soy la persona más delgada que conozco (y eso es mucho decir, porque no soy ajeno a los sanatorios), tampoco hay nada en mí que, en relación con la escritura, pueda llamarse superfluo, superfluo en el sentido de desbordante». A lo largo de su corta vida, estuvo obsesionado con su cuerpo, alternativamente orgulloso de su delgadez y desesperado por estar tan esquelético. El sustento –y la posibilidad de rechazarlo– fue en muchos sentidos fundamental en la obra de Kafka. La comida no era una tabla de salvación, sino una distracción de lo significativo; al mismo tiempo, la superfluidez de ser «menos» conduce inevitablemente a la debilidad física.

Como seguidor del movimiento *Lebensreform* ('reforma de la vida' o 'transformación de la vida'), una confederación de grupos con raíces en las reacciones alemanas y suizas del siglo XIX contra la industrialización, Kafka era un ayunador consumado. Anticipándose a movimientos como la antroposofía, la Bauhaus y, más tarde, el New Age, los discípulos de *Lebensreform* abogaban por un retorno a la vida «natural» con el uso de ropa sencilla (¡nada de corsés victorianos!), deportes al aire libre, vegetarianismo, pacifismo y ayuno. El *Lebendige Kraft* ('poder de la vida') procedía de la luz solar, no de los alimentos, inspirando el respiracionismo y creencias similares.

La idea de que la gente puede vivir del aire y quizá de un poco de sol tiene una larga y notable historia que persiste hasta nuestros días. Eva Fleigen no fue ni mucho menos la primera; Aristóteles habló de un adepto que «ni comía ni dormía y vivía solo del aire», y se supone que el historiador romano Plinio el Viejo se refería a los astomi, un pueblo que vivía a orillas del Ganges, cuando afirmaba que «no tienen boca y sobreviven gracias al olor de las raíces, las flores y las manzanas silvestres». En el siglo XIII, el filósofo franciscano Roger Bacon postuló que una inglesa que había vivido veinte años sin comer se mantenía con vida no gracias a la intervención divina, sino a su capacidad para mantener su cuerpo en perfecto equilibrio galénico:

> Y algunos también vivieron mucho tiempo sin alimentarse, como en nuestros tiempos hubo una mujer en Inglaterra, en la diócesis de Norwich, que no comió durante veinte años, y estaba gorda y con buen aspecto, sin emitir ningún exceso del cuerpo, como comprobó el obispo mediante un fiel examen. Tampoco fue un milagro, sino obra de la naturaleza, pues había en aquel tiempo cierta constelación capaz de reducir los elementos a un mayor grado de igualdad del que tenía antes su cuerpo; y como su combinación era de manera natural próxima a esta constelación, y no así las combinaciones de otras, por eso se produce en su cuerpo la alteración que no se produce en otros.

Los avances científicos de finales del siglo XVIII no hicieron sino impulsar el concepto de *inedia*. Antoine Lavoisier, Joseph Priestley y Carl Scheele hicieron descubrimientos relacionados con la naturaleza del aire, como la existencia del oxígeno y el proceso de combustión, confirmando que el aire estaba lleno de cualidades misteriosas y nutritivas. Al parecer, el aire de buena calidad, junto con la bendición divina, es lo que mantuvo con vida a ayunantes de larga duración como la «instrumento de Dios» suiza Christina Kratzer, que subsistió tres años sin comer. Kratzer fue miembro del Despertar Inspiracionista, un movimiento protestante vinculado a los Shakers y otras comunidades pentecostales. Esta mujer inspiró al menos un libro: *Sobre la imposibilidad y posibilidad de la abstinencia total de comida y bebida* (1737), de Johann Jacob Ritter. Tras pasar una infancia miserable, en la que «perdió la cara» a causa de la varicela, se convirtió en una celebridad del ayuno. Distintos miembros de la realeza, incluido el sultán turco, le solicitaban consejo.

La inedia pervive en el persistente movimiento antitecnocrático New Age conocido como los respiracionistas, que afirman que viven únicamente del aire y de la luz del sol, y que el *prana*, o «fuerza vital», los sustenta. Sus precursores directos son los charlatanes de siglos anteriores y algunos santos. El psicólogo Carl Jung sugirió que, en el caso de san Nicolás de Flüe, «la alimentación podría haberse efectuado mediante el paso de moléculas vivas de un cuerpo a otro». No está de más recordar aquí de manera contundente que el movimiento es fraudulento. Los principios respiracionistas han estado vinculados con varias muertes en todo el mundo de personas que se convencieron de que la comida y el agua no eran necesarias para la vida humana.

La pureza en todas sus formas, conseguida individualmente mediante el ayuno, ha sido durante mucho tiempo la obsesión de los movimientos de salud opuestos «al sistema», para los que el término general es *naturopatía*. Aunque el malogrado escritor científico Martin Gardner la tachó de «culto médico mundial», sus orígenes se remontan a los movimientos europeos de los siglos XVIII y XIX citados anteriormente. La naturopatía se basa en la expulsión de venenos antinaturales mediante ayunos y enemas (y, en el pasado, sangrías). «La idea de liberarse de toxinas, de limpiar el organismo y de no ingerir nada –ya sea estímulos sociales, alimentos, agua o drogas– es una parte importante de la idea naturopática de que el cuerpo puede curarse a sí mismo siempre que se eliminen los factores externos que lo enferman», me dice Britt Marie Hermes. Hermes es una antigua doctora en naturopatía que se desilusionó con la medicina alternativa y posteriormente se doctoró en biología evolutiva. Su especialidad es el microbioma. «Sabía demasiado» sobre naturopatía, dice. «Sabía lo que hacían mis colegas y ya no quería formar parte de ello». Aunque hay casi tantas definiciones de naturopatía como consumidores crédulos –lo que equivale a decir muchas–, la mayoría de los naturópatas comparten una antipatía por los fármacos, así como la convicción de que las enfermedades no se derivan de fallos genéticos ni de gérmenes y bacterias. Cientos de terapias extrañas se suman a la etiqueta naturopática, entre ellas el respiracionismo, la hidroterapia, la terapia zonal (la sordera, por ejemplo, requiere apretar el dedo anular o el tercer dedo del pie) y el iridiagnóstico (las dolencias pueden diagnosticarse mediante un examen minucioso del iris, ya que cada ojo es distinto). Como señala Hermes, existe una extraña contradicción en el centro de esta filosofía: necesitamos volver al mundo natural y los microbios no enferman y, sin embargo, el acto claramente antinatural de purgar nuestro interior mediante enemas, etc., es necesario para nuestro bienestar. Sin embargo, la costumbre naturopática de escuchar a los pacientes y expresar empatía, dice Hermes, es algo que a menudo falta en la medicina convencional. Esto da a los naturópatas una enorme influencia sobre sus pacientes.

• • •

La paradójica relación del ayuno con el mundo del dinero quedó patente desde su temprana comercialización por parte de enérgicos empresarios estadounidenses y europeos. En Europa, la Lebensreform se combinó con la influencia de Edward Dewey para dar lugar a una de las creaciones más duraderas en el mundo del ayuno institucionalizado: las Clínicas Buchinger Wilhelmi, dirigidas en la actualidad por la cuarta generación de empresarios Buchinger. Una de sus dos sucursales se encuentra en la turística ciudad de Marbella y la otra a orillas del lago Constanza, en la región alemana del Bodensee. La primera clínica fue fundada en 1920 por un médico cuáquero, Otto Buchinger, que acabó la Primera Guerra Mundial afectado de poliartritis reumatoide. Siguiendo el consejo de un médico afín a las creencias de Dewey, Buchinger empezó a ayunar y se curó milagrosamente. «La inflamación de sus articulaciones y nervios desapareció por completo, e incluso antes de terminar su ayuno había vuelto a caminar como un hombre joven». Al igual que Cornaro e innumerables conversos al ayuno antes y después, Buchinger decidió compartir su buena nueva con el mundo. En 1935, en pleno régimen nazi, trasladó su negocio a Bad Pyrmont, una ciudad del centro de Alemania famosa por sus aguas curativas. Aunque «decididamente antinazi», Buchinger no lo fue tanto como para dejar de prosperar durante la Segunda Guerra Mundial: su libro *Das Heilfasten* ('ayuno terapéutico' o 'ayuno para la salud') salió a la venta en 1935 y se reimprimió al menos seis veces hasta 1942, en una época en la que Alemania sufría una grave escasez de papel y solo las publicaciones aprobadas por los nazis recibían permiso para imprimirse. Actualmente sus sanatorios se han convertido en balnearios de ultralujo en los que los huéspedes pagan más de 10.000 euros a la semana por el privilegio de que se les niegue la comida en un entorno elegante por no decir lujoso.

Solo dos años después de la muerte de Kafka, la Alemania de Weimar acogió lo que pudo ser la época dorada de los artistas del hambre, cuando el ayuno se convirtió en sinónimo de glamurosa decadencia. En 1926, seis artistas del hambre actuaron al mismo tiempo en Berlín. Una de las actuaciones tuvo lugar en un conocido restaurante, donde, en medio del comedor, bajo una campana de cristal, un hombre vestido de esmoquin fumaba cigarrillos y sorbía agua. Una pizarra anunciaba que llevaba veintiocho días sin comer. Tal como pudo leerse en un periódico, «A su alrededor, caballeros corpulentos y señoras vestidas a la moda comen Wiener Schnitzel con patatas fritas. Discuten si esta vez se batirá el récord de no comer».

Mientras el por aquel entonces desconocido escritor de *La metamorfosis* luchaba contra sus ansias de consumir, un célebre periodista del otro lado del Atlántico estaba exultante debido a su capacidad de autocontrol y ayuno. Hoy en día Upton Sinclair es más conocido por su primera novela, una denuncia de la industria cárnica, que escribió a los veintiséis años. *La Jungla*, basada en una serie que Sinclair había publicado en la revista socialista *Appeal to Reason* en 1905, se convirtió en un éxito de ventas al año siguiente y fue decisiva para la aprobación en EE. UU. de la Ley de Medicamentos y Alimentos Puros y de la Ley de Inspección de la Carne. Pero lo que funciona en el ámbito del periodismo no siempre tiene fácil traducción científica. A pesar de su reputación como periodista, Sinclair confundió sus impresiones personales con la verdad objetiva en gran parte de su obra posterior. En 1911 publicó *The Fasting Cure (La cura del ayuno)*, una recopilación de ensayos que había escrito para la revista *Cosmopolitan*. El libro se convirtió en otro éxito de ventas. Todavía se imprime. «He escrito muchos artículos para revistas –escribió Sinclair en un pasaje típicamente autocomplaciente–, pero nunca uno que llamara tanto la atención como este». Según explicaba, cuando era más joven tendía a escuchar más a los demás; ahora, en cambio, tenía acceso a verdades directas: «Entonces creía en algo porque me lo decían otros; hoy sé algo porque lo he probado por mí mismo». El texto es una recopilación de observaciones pseudocientíficas y anecdóticas que alaban el ayuno por sus poderes purificadores y porque «protege automáticamente de las enfermedades». *The Fasting Cure* perdura como ejemplo de una opinión profundamente asentada de que el ayuno lo cura todo, opinión de la que algunos de los que defendemos el ayuno nos queremos distanciar.

La preocupación de Upton Sinclair por lograr la pureza también se extendía a la pureza de sangre y la alcurnia, como ocurre actualmente con muchos defensores de la salud. La «ideología higienista progresista» reflejaba una opinión muy común de que la raza humana se encontraba en un período de pronunciado declive que solo podría revertirse mediante una limpieza individual. Algunos de los reformistas de la salud que surgieron en el siglo xix hacían especial hincapié en la pureza de los anglosajones. La higiene prometía ser el filtro mediante el cual la sociedad podría recuperarse. En la «guerra contra la suciedad» victoriana los enemigos eran todo tipo de residuos e infecciones, ya fueran morales, microbianas, culturales o raciales. Las ciudades americanas estaban cada vez más sucias debido al fuerte aumento de la inmigración que comenzó a finales de la década de 1890, y los recién llegados (principalmente gente que venía del sur y el este de Europa) eran el tipo de inmigrante indeseable que amenazaba con desbordar los cimientos anglosajones. Incluso el impoluto entorno natural se veía corrompido por elementos foráneos: la plaga del castaño de principios del siglo xx y, unos años después, la enfermedad holandesa del olmo estaban acabando con los mejores ejemplares del bosque americano. Ambas eran el resultado de una infección por hongos importados. Al coincidir todo ello con la posibilidad de que los esclavos recién liberados se mezclaran con el resto de la población, en muchos sectores cundió el pánico y el resultado fue una oleada nacional de fanatismo que recurría a la pseudociencia para justificarse.

• • •

Horace Fletcher, «el Gran Masticador», fue otro famoso polímata naturópata estadounidense, un hombre de negocios que había hecho fortuna fabricando tinta de imprenta. El fletcherismo fue el resultado de la manía higienista que combinaba el ayuno con la eficiencia americana. Alrededor de 1895, los médicos le dijeron que tenía que perder peso, y Fletcher decidió que la forma más rápida de hacerlo era mediante un ayuno complementado con una masticación incesante. Todo se masticaba: había que masticar la leche. La sopa había que masticarla. Los líquidos y los alimentos bajos en fibra podían masticarse ligeramente, pero un plato de verdura, por ejemplo, requería siete minutos de masticación diligente. El refinamiento de la masticación ritual aportaba pureza. El método para «lograr la asimilación económica y la inmunidad frente a las enfermedades» estaba al alcance de la mano, escribió Fletcher en *The New Glutton or Epicure* en 1903. La pérdida de peso era un deber social, y América se convertiría en una gran nación gracias a la «rectitud dietética». «Eficiencia» era la consigna de la época; después de todo, era la época del taylorismo, la ciencia de la gestión industrial que dio lugar a la cadena de montaje.

La masticación perfecta obligaba a un ayuno perfecto, que limpiaba a fondo el organismo. Habitualmente vestido de blanco, Fletcher se convirtió en un conferenciante muy solicitado y en un autor de éxito (*Fletcherism: What It Is, or, How I Became Young at Sixty* también hacía referencia al omnipresente y delgado Cornaro). John D. Rockefeller era un apasionado defensor del método, al igual que el filósofo William James, quien, junto con su hermano el novelista Henry James (que se declaraba «fanático» de esta práctica), veía en el fletcherismo un aliado natural para lograr una «mentalidad sana» y librar al cuerpo del mal.

Con los derechos de autor obtenidos por *The Jungle*, Upton Sinclair fundó en 1906 una lujosa «colonia cooperativa» solo para blancos, destinada a él y a pensadores creativos próximos (profesores, artistas y escritores, entre ellos Sinclair Lewis). Estaba gestionada por un estricto comité de admisiones para garantizar que el proyecto «estuviera abierto a cualquier persona blanca de buen carácter moral», es decir, que estuviera cerrada al resto de la población. Situada a las afueras de Englewood (Nueva Jersey), en una antigua escuela masculina de lujo, Helicon Home Colony contaba con bolera, pistas de tenis y piscina cubierta. Los sirvientes fueron rebautizados como «trabajadores». La cooperativa se incendió al año siguiente de su fundación; Sinclair sospechaba que el fuego había sido provocado.

Ese mismo año, Sinclair y su esposa se refugiaron en un balneario de Michigan fundado por John Harvey Kellogg, un entusiasta del fletcherismo y autor, entre otras cosas, del panfleto *Tendencies Toward Race Degeneracy* (U.S. Government Printing Office, 1912). La dedicación de Kellogg a la causa era tal que no solo se le atribuye la acuñación del verbo *fletcherizar*, sino que además abogó por que en la escuela primaria se enseñara «el fino arte de fletcherizar» con la intención de «frenar la degeneración racial debida a las condiciones de vida en la escuela».

Al igual que el cuerpo político estadounidense estaba siendo contaminado por oleadas de inmigrantes de culturas desconocidas –acompañados de alimentos extraños, de potentes aromas, que a menudo eran fermentados–, el cuerpo individual estadounidense estaba siendo asaltado por todo tipo de contaminantes llamados autotoxinas: envenenamiento inducido por un colon obstruido, en el que prosperaban toda clase de bacterias extrañas. La culpa era nuestra. Nosotros las dejamos entrar, y ya no queda más espacio en nuestros cuerpos estreñidos. La naturopatía tenía la respuesta.

A partir de finales del siglo XIX, los reformistas de la salud empezaron a destacar los peligros de los compuestos derivados del amoníaco recién descubierto, conocidos genéricamente como ptomaínas, término derivado del griego para 'cadáver' o 'el que ha caído'. Entre ellos se encontraban aminas como la cadaverina y la putrescina, que acompañan a la putrefacción y se creía erróneamente que eran la causa principal de la intoxicación alimentaria. (Las aminas, mínimamente tóxicas, coexisten con bacterias altamente tóxicas como las del botulismo y la salmonela, que son las verdaderamente peligrosas. En la actualidad, la expresión «intoxicación por ptomaína» se ha sustituido por la expresión «intoxicación alimentaria».) La obsesión por la podredumbre extranjera y lo «impuro» recorre toda la *Fasting Cure* de Sinclair:

Las enfermedades para las que el ayuno es más obviamente recomendable son todas las del estómago y los intestinos, que cualquiera puede constatar que están directamente causadas por la presencia de alimentos fermentados y putrefactos en el sistema. A continuación vienen todas aquellas dolencias causadas por los venenos derivados de estos alimentos en la sangre y los órganos de eliminación [...] Por último, están las fiebres y las enfermedades infecciosas, que son causadas por la invasión del organismo por parte de bacterias extrañas, que pueden establecerse debido al estado debilitado e impuro del torrente sanguíneo.

Sinclair creía que cuerpos extraños habían invadido el intestino americano y que podían ser expulsados mediante ayunos diligentes de dos meses o más. Todos estos consejos se basaban en observaciones personales y anécdotas «que cualquiera puede comprobar». Era necesaria una filtración rigurosa de lo que ingerían los estadounidenses –lo cual venía a ser lo mismo que una política de inmigración estricta y personalizada–. No se necesitaban conocimientos médicos. En su libro de 1930 *Mental Radio: Does It Work, and How?*, Sinclair se dedicó a explorar las capacidades telepáticas de su segunda esposa, Mary Craig Kimbrough.

The Jungle estaba dedicada «A los trabajadores de América». Y *The Fasting Cure*, a Bernarr Macfadden, un espectacular *showman*/empresario en la gran tradición estadounidense de P. T. Barnum. Al igual que Barnum, Macfadden era un experto en *marketing*. Era un devoto del ayuno y creció en una época en la que los estadounidenses lo reinventaban todo: sus cuerpos, su lengua, sus historias. La tradición científica tampoco era inmune a reinventarse. Los métodos laboriosos y a menudo ineficaces de los médicos fueron objeto de especial escrutinio. La resistencia de la profesión a adoptar nuevos métodos no ayudó a su causa. Sir John Hall, el principal médico inglés durante la guerra de Crimea, representaba la actitud de muchos médicos de la época al escribir, en una crítica a la anestesia, que «el ruido del cuchillo es un poderoso estimulante, y es mucho mejor oír a un hombre gritar lastimosamente que verlo hundirse silenciosamente en la tumba». Reinventar se consideraba una empresa positivamente patriótica y cristiana. La superación personal consistía en aprovechar lo que Dios proveía; era el Destino Manifiesto a escala personal. La medicina alternativa –a menudo remedios improvisados con sedativos, como el opio o el láudano– estaba en alza. La osteopatía, con su caprichosa creencia en la «continuidad miofascial» que unía todo el cuerpo, tuvo su momento de esplendor en Missouri en la década de 1870. La medicina quiropráctica se inventó en Iowa una década más tarde y, en 1891, Macfadden creó la «kinisterapia» con el único fin de vender sus servicios.

Pero dio pie a muchas otras cosas, entre ellas (y no fue la menos importante) la patafísica, o «ciencia de las soluciones imaginarias», inventada por el doctor Faustroll, una creación paródica de 1898 del escritor francés Alfred Jarry.

Al igual que Sinclair, Macfadden era un entusiasta del ayuno y creía que un ayuno prolongado era la solución rápida para casi cualquier problema del cuerpo. Macfadden, un autopromotor que superaba a Galeno –solo en 1929 financió nada menos que la publicación de tres biografías suyas–, era un apasionado defensor de la naturopatía. Su vida fue la clásica historia de pasar de pobre a rico, al menos según su propio relato. Nacido como Bernard A. McFadden, se quedó huérfano a los once años y se vio obligado a trabajar en una granja de Illinois en su adolescencia. Inició sus negocios en San Luis vendiendo acciones de una lavandería de la que era copropietario. Alquiló un estudio y transformó su personalidad, empezando por su nombre. Colgó un cartel que decía «Bernarr Macfadden, Kinisoterapeuta, Profesor de Cultura Física Superior». Según le dijo a un escritor del *New Yorker* en 1950, su nombre de pila era demasiado corriente. «Empezaba de cero. Un nuevo negocio, un nuevo tipo de cultura, un nuevo nombre... todo». Los habitantes de San Luis se agolpaban en la tienda «con la esperanza de ver algún tipo de actuación», y Macfadden explicó que enseñaría a los clientes que pagaran cómo ponerse fuertes «según una fórmula secreta», uno de cuyos componentes clave era el ayuno. Es posible que los primeros visitantes de su estudio no se sintieran defraudados en su deseo de obtener una emoción ilícita. En una época en la que resultaba escandaloso que una mujer mostrara los tobillos o los hombros y en la que los hombres iban a la playa con trajes que les cubrían desde el cuello hasta los pies, Macfadden tomó la costumbre de exhibir públicamente su cuerpo finamente tonificado y casi desnudo ante cualquiera que estuviera dispuesto a apreciarlo. Su genialidad consistía en combinar la emoción del carnaval con conferencias sobre salud y moralidad. Su primera revista se llamaba *Physical Culture*, la primera publicación periódica americana sobre salud. «La medicina ha llegado a su fin», escribió en su publicación en 1911. «Pertenece a un pasado lejano e ignorante». Los enemigos eran numerosos: la «maldición del pan blanco», las impurezas en cualquiera de sus formas (abogaba por la «mejora eugenésica de la raza blanca»), la masturbación y las vacunas. «¡La debilidad es un crimen! ¡No seas un criminal!», exhortaba a sus lectores.

Macfadden no se conformaba con poco: escribió más de cien tomos sobre salud y nutrición y nunca dudó en opinar sobre cualquier tema, desde lo divino (fundó una religión, el cosmotarianismo, que concluía que las personas que cuidaban su cuerpo irían al cielo) hasta la política (era un gran admirador de Mussolini). Como primer titán de la industria de la salud, creó una cadena de restaurantes y balnearios a los que llamó «healthatoriums», para distinguirlos de los «sanitariums» de su rival, el empresario de la salud Kellogg.

El núcleo del imperio de la salud de Macfadden era el concepto wesleyano, fundamentalmente democrático, de que cualquiera podía arrebatar el control de su salud al sistema médico. «Todos los tipos de enfermedad» eran susceptibles de un régimen de «medicina higiénica» que combinaba el ayuno, la comida no adulterada (y a ser posible no cocinada) y el ejercicio regular. Los consejos de Macfadden sobre el ayuno eran poco mejores que sus consejos sobre una dieta sana: entre otros alimentos, recomendaba comer arena de vez en cuando (su tercera esposa, Mary Williamson, contaba cómo se sorprendió al verle comer puñados de arena mientras paseaban por la playa, y una de las columnas que escribía para su revista llevaba por título «La arena limpia los frascos de vidrio, ¿por qué no los intestinos?»). A lo largo de su carrera, pregonó el ayuno como la Única Cosa Segura:

> En su defensa del ayuno, hizo la sensata declaración de que «aliviaría y generalmente curaría» el asma, la epilepsia, la bronquitis, el estreñimiento, las enfermedades cardíacas, el insomnio, la parálisis, la obesidad, la diabetes, la impotencia, la dispepsia, las dolencias renales, los problemas de vejiga y otras diecisiete enfermedades, la mayoría de ellas graves.

Esta creencia, junto con muchas otras nociones espurias (por ejemplo, su firme convicción de que la caída del cabello podía prevenirse dándole tirones regulares y enérgicos), hizo que algunos descreídos lo tacharan de chiflado. El ayuno no se ha recuperado del todo de la vistosa influencia de Macfadden; un siglo después, sus virtudes se asocian a diversas obsesiones que van desde la vergüenza corporal a la misofobia (miedo extremo a la contaminación) y el fascismo.

Después de Macfadden, el principal defensor del ayuno moderno como método de curación fue Herbert M. Shelton, que hoy en día es más conocido que su incontenible mentor. Shelton es citado como un célebre innovador por todo el mundo, desde la National Health Association (que cofundó en 1948 con el nombre de American Natural Hygiene Society) hasta la exitosa TrueNorth Clinic de Santa Rosa, California. Graduado por el Macfadden's College of Physcultopathy –donde estudió «las instrucciones completas para la curación de todas las enfermedades»–, Shelton personifica en muchos sentidos los aspectos más americanos del movimiento de higiene natural: provinciano, desafiante con la medicina establecida y rápido a la hora de dar consejos (escribió docenas de libros con títulos como *Fasting Can Save Your Life* y *The Science and Fine Art of Fasting*). El ayuno lo era todo para él. Shelton, que a veces sonaba como un respiracionista, sostenía que las calorías eran en gran medida irrelevantes: eran producto de la «dietética del fogón». La energía del cuerpo existía de algún modo independientemente de la comida ingerida. «Calor, tranquilidad (reposo) y ayuno, con un poco de agua, según lo exija la sed, son las necesidades de un hombre o una mujer enfermos».

Al menos siete personas murieron en la Escuela de Salud del Doctor Shelton en San Antonio, Texas, antes de cerrar en 1981 tras cincuenta y cuatro años, declarándose en quiebra ante varias demandas. Una demanda detallaba la muerte de un hombre que no había comido nada durante un mes y murió a causa de una bronconeumonía «provocada por su estado de debilidad». Shelton tuvo que ver con la muerte de al menos otra persona no matriculada en su escuela: en 1964, el presidente de la sección de San Diego de la Natural Hygiene Society fue condenado por homicidio involuntario en la muerte de su hija de siete años. Tras someter a la niña a un ayuno de solo líquidos para curarle la fiebre y el resfriado, el padre no vio signos de mejoría.

Consultó a Shelton, quien le aconsejó que siguiera con el tratamiento. Al cabo de veintinueve días, la niña murió de una bronconeumonía agravada por la desnutrición. Sin embargo, hay gente que sigue confiando en él.

Séptimo día, sábado

ME AUTOINDULTO

Noche irregular. Me desperté sin hambre, pero con unas intensas ganas de comer, ansioso por escapar de tantas privaciones sensoriales. Fui a la tienda. No tuve ningún problema para buscar lo que quería, mientras reflexionaba sobre los límites: en cierto modo, el ayuno trata de poner a prueba nuestros límites eliminando los ritmos de la alimentación con los que definimos en gran medida nuestras vidas. Pero, por supuesto, impone también otros límites, los de los sentidos. Es enormemente aburrido privarse de sabores grasos, dulces, ácidos y amargos. Y la pasta al dente, el crujir del pan tostado, la sensación cremosa de un buen queso, los diferentes grados de cremosidad. Muchas ganas de que esto se acabe y de volver a ser decadente.

11:59 p.m.: Lo logré. Comí un huevo duro, un par de almendras, tomé un té. No es lo que se recomienda. Lo que más me llamó la atención de estos alimentos fue la textura; no cerré los ojos extasiado por los sabores; de hecho, el huevo me pareció ligeramente asqueroso (demasiado carnoso). Las almendras inofensivas. Qué alivio no sentir la necesidad de devorar el contenido del frigorífico, casi como si hubiera adquirido cierto desapego respecto a la comida. Me doy cuenta de que incluso ahora como por hábito: es algo que se supone que debo hacer. Estoy seguro de que sentía más compulsión por comer antes del ayuno que ahora. No creo que esta sensación me acompañe mucho tiempo, pero al menos ahora me reafirmo en que (1) puedo aguantar cómodamente una semana sin comer, y (2) la rutina puede ser enemiga de la racionalidad y el autocontrol.

«Escucha: un rey estaba sentado en su trono, rodeado de altas y maravillosamente bellas columnas ornamentadas con marfil, que mostraban orgullosas a todos las banderas del rey. Entonces al rey se le ocurrió coger una pequeña pluma del suelo y le ordenó que volara. Pero una pluma no vuela porque sí, sino porque el aire la arrastra. Así, yo soy una pluma al soplo de Dios, carezco de poder y de educación, ni siquiera tengo buena salud, sino que confío plenamente en Dios».

En el jainismo, una religión que se originó hace unos 2.500 años en la India y que da importancia al ayuno regular, el acto de *sallekhana* –morir de hambre voluntariamente– no se considera suicidio. La sallekhana es un rito que se desarrolla a lo largo de muchos días o semanas. No tiene nada que ver con un crimen pasional y, de hecho, se considera un paso hacia la ausencia de pasión y, en última instancia, hacia la iluminación. Forma parte de un largo proceso que elimina las emociones humanas y las interferencias kármicas, liberando así el alma del ciclo de la vida, la muerte y la reencarnación. Incluso el ayuno parcial alimenta el alma, ya que mata de hambre al cuerpo, poniéndolo en el camino de la salvación a través de la renuncia.

• • •

Sé de dos mujeres de más de noventa años y que ya no podían levantarse de la cama que decidieron tomar las riendas de la situación negándose discretamente a comer. No es que ninguna de las dos dilapidase los recursos del planeta. A una la conocí personalmente: la señora X medía un metro setenta, de movimientos cuidados y discreta en su forma de hablar, el tipo de mujer a la que suele calificarse de «remilgada». Podría haber salido de una novela de Jane Austen. No solía hacer declaraciones dramáticas. Su voz era grave y precisa. Cuando aún salía, se cubría el pelo con pañuelos, como para completar su contención personal. Al final, cuando no podía abandonar la cama sin ayuda y vivía en el mundo más estrecho que había conocido, comunicó a sus hijos su determinación de morir. Para ella, que solo pudiera vagar su mente no era suficiente, o tal vez, sin las distracciones de la actividad física, era demasiado. Había tomado una decisión lúcida para ahorrarse a sí misma (y a su familia) muchas semanas y posiblemente meses de un lento y agonizante declive.

La mayoría de las religiones rechaza el suicidio, y el judaísmo no es una excepción. Pero la señora Y contaba con la bendición de su rabino para abandonar el planeta con su dignidad intacta. Tras varios intentos fallidos, se embarcó en su ayuno final. Su rabino la visitó para ver cómo estaba y ella le dijo que se sentía en paz. Después de rezar juntos una oración, sin saber qué más decir, el rabino le preguntó qué había tomado como última comida. Ella respondió que había comido sobras: se había preparado medio bocadillo con el embutido que le quedaba en la nevera. El rabino se sorprendió de que quisiera abandonar el plano terrenal con un manjar tan humilde como uno de sus últimos recuerdos. Bueno, le dijo, a ella no le gustaba tirar la comida.

Según todos los indicios, estas muertes fueron silenciosas y graduales, como una luz que va apagándose. No quiero decir que esté a favor del suicidio, pero en la tradición estoica puede ser una forma sabia y razonable de evitar un final peor. La mayoría de nosotros querríamos acabar de la misma manera, pero pocos tienen el valor de dar ese primer paso voluntario en el camino hacia el olvido, y luego comprometerse a seguirlo.

· · ·

En la misma época en que hombres como Tanner, Succi, Levanzin y otros saltaban a la fama por sus «hazañas» de ayuno extremo, también algunas mujeres alcanzaban notoriedad. Pero su obsesión por ayunar era vista de otro modo, como un síntoma de vulnerabilidad femenina. Estas ayunadoras alimentaron el gran apetito por inventar diagnósticos, así como el afán por llenar nuevos hospitales. En 1880, seis veces más estadounidenses fueron calificados de locos que en 1850. Pero las ayunantes merecían un castigo severo, nada de mimos. Eso es lo que dijo A. R. Turnbull, director médico de Fife and Kinross District Asylum, en un artículo publicado en el *Journal of Mental Science* en 1895 que abogaba por la alimentación forzada: «El rechazo de la comida puede deberse a mera estupidez, o a la inquietud y falta de atención de la excitación maníaca; mucho más frecuentemente se observa en casos de melancolía, estupor melancólico o locura delirante». Si no eran charlatanas, las mujeres y niñas ayunadoras eran consideradas deficientes mentales y/o inestables. En lo que seguramente fuera una ilusión de sus médicos varones, a menudo se concluía que las mujeres anoréxicas sufrían «la represión del deseo sexual».

La anorexia es un trastorno alimentario difícil de curar y que puede ser mortal. Está presente, o debería estarlo, en cualquier debate sobre el ayuno. Aunque es relativamente poco frecuente –poco más de la mitad del 1 % de la población recibe este diagnóstico–, se da tres veces más entre las mujeres que entre los hombres. A diferencia de una enfermedad con una causa y un efecto, como la tuberculosis o incluso el cáncer, se trata de un mal con múltiples orígenes que pueden ser sociales, genéticos o una combinación de ambos. La anorexia puede atribuirse al deseo de un joven adulto de ajustarse a un ideal inalcanzable, y puede ser una reacción a presiones y obligaciones familiares. Cada vez hay más pruebas de que puede existir una predisposición genética a la enfermedad. Al igual que el ayuno, presenta una paradoja. El anoréxico señala tanto el cese de sus necesidades como una vulnerabilidad total: «No tengo necesidades; cuida de mí». Es un ayuno voluntario, pero con la insidiosa característica añadida de ser compulsivo, ya que se vive convencido de que nunca se está lo suficientemente delgado y se siente repulsión por la comida. Se distingue de otros tipos de ayuno en que el objetivo es fundamentalmente inalcanzable.

Aunque muchos siguen caracterizando la anorexia como una enfermedad moderna –un subproducto de la combinación del patriarcado y el capitalismo–, parece que siempre ha existido. Tal vez el primer ejemplo registrado de una anoréxica, en el siglo VIII de nuestra era, sea también el de una de las mujeres más veneradas del hinduismo, la poetisa Antal, una muchacha tamil de quince años. Es la única mujer entre los alvar, una docena de poetas-santos tamiles devotos de Krishna, el avatar de piel azul del ser supremo Visnú. (*Al* significa profundo; y *alvar* era el nombre dado a los doce santos que se sumergían en su amor a Visnú.) También conocida como Godadevil Antal, esta mujer fue criada solo por su padre, él mismo también uno de los alvar. Prefigurando a las santas anoréxicas de la Edad Media europea, Antal desafió la noción común en el *dharma* de que el propósito de una mujer era casarse y formar una familia. Rechazó todas las propuestas de matrimonio y escribió sobre «su palidez y su cuerpo consumido». En su poema clásico *Las sagradas palabras de una mujer*, Antal celebra su demacrado ser como prueba de su devoción a lo sagrado:

Como parte de mi voto,
como solo una vez al día.
Descuido mi cuerpo,
no lo adorno.
Mi pelo está enredado en nudos,
mis labios están agrietados…

Antal «desapareció en un resplandor de gloria» tras declarar que no podía casarse con nadie más que con Krishna.

La línea que separa el ayuno «saludable» y el ayuno patológico cambia constantemente, dependiendo del contexto histórico. El ayuno patológico, o ayuno sin fin, se diagnosticó en el siglo XIX con el nombre de *anorexia*. Al igual que la televisión y el cálculo matemático, a menudo se dice que la anorexia es un producto peculiar de su época, un fenómeno que se ha asociado con algunos de los elementos más visibles de la sociedad contemporánea, como actores e *influencers*, y que ha adquirido así un glamur enfermizo. Resulta fácil vincular la imagen de un artista flaco a antepasados culturales como Byron o Dickinson. Pero numerosos estudios han dejado claro que lo que ahora denominamos *anorexia* existe desde hace mucho tiempo.

Necesitamos desear. El deseo, o la percepción del deseo, nos empuja a seguir viviendo. Pero un deseo incontrolable se convierte en enfermedad. «No diré que todas las personas que ayunan padecen un trastorno alimentario, pero sí que existe una relación, y creo que tiene mucho que ver con la intención del ayuno, su duración e incluso con cómo lo percibe la gente que te rodea», explica Kristen Portland, directora de la National Association of Anorexia Nervosa and Associated Disorders. «Porque si ayunas y recibes muchos comentarios positivos, es más probable que vuelvas a hacerlo, y eso puede ser el camino hacia un trastorno alimentario». La persona anoréxica se ve abocada a una insatisfacción permanente con su físico, una situación que solo se remedia con supervisión y una disciplina continuada. La falta de control induce a la desesperación, y en la anorexia la alegría proviene del control interminable del entorno físico inmediato del cuerpo. Portland afirma que en la pandemia de la COVID-19, las llamadas a la línea de ayuda de su organización se dispararon cerca de un 50 %.

Y de nuevo, al igual que la televisión y el cálculo matemático, se dice que la anorexia fue «descubierta» por dos científicos diferentes que trabajaban al mismo tiempo en países rivales. Para el cálculo, fueron Newton y Leibniz; para la televisión, Zworykin y Farnsworth; y para la anorexia, fueron el médico inglés sir William Gull (1816-1890) y el psiquiatra francés Ernest-Charles Lasègue (1816-1883). Gull y Lasègue eran representativos de la clase médica occidental de la época. Ambos eran respetados: Gull era el médico personal de la reina Victoria, a quien se atribuye haber salvado a su hijo, el futuro Eduardo VII, de la fiebre tifoidea en 1871. A la muerte de Gull, este había amasado una fortuna considerable (el equivalente a 56 millones de libras esterlinas en la actualidad); Lasègue publicaba mucho y era el director clínico de un destacado hospital parisino para mujeres indigentes, la Salpêtrière, fundado en el siglo XVII y que albergaba a más de cinco mil pacientes. Más tarde, Lasègue se hizo famoso por describir casos patológicos de lo que denominó *folie à deux* (locura compartida), así como de exhibicionismo. En 1873, Gull y Lasègue identificaron el mismo trastorno más o menos simultáneamente. Al principio lo denominaron «anorexia histérica» y lo consideraron un síntoma de la falibilidad exclusivamente femenina (*histeria* viene de la palabra griega que significa 'útero'). Hay indicios de que Gull se atribuyó un mérito desmesurado en haber fijado esta denominación, y puede que tomara el propio término *anorexia* de un artículo que Lasègue había publicado antes; sin embargo, la palabra *anorexia* se había utilizado para describir una falta feroz de apetito a principios del siglo XIX y durante muchos años antes. Como señaló un siglo más tarde la psiquiatra Hilde Bruch, este término era erróneo. Las personas etiquetadas de anoréxicas –'sin apetito'– a menudo conservan el apetito. Pueden estar «preocupadas por la comida y por comer, pero consideran la abnegación y la disciplina como la virtud más elevada, y condenan la satisfacción de las propias necesidades y deseos como una forma vergonzosa de ceder». Gull proporcionó al estamento médico tres estudios de casos de este trastorno. La señorita A, la señorita

B y la señorita C compartían características similares y todas eran ejemplos de feminidad inestable. La señorita A tenía «cierto mal humor y unos fuertes celos. No se pudo encontrar la causa». La señorita B mostraba «una inquietud peculiar difícil de controlar, según me informaron»; y la señorita C estaba poseída por una «mente debilitada» y un «temperamento obstinado». Gull escribió:

> La falta de apetito se debe, creo, a un estado mental mórbido… Es notorio que los estados mentales pueden destruir el apetito, y se admitirá que las mujeres jóvenes de las edades mencionadas son especialmente propensas a la perversión mental [...] He constatado que a menudo se permite que estos pacientes vayan derivando hacia un estado de agotamiento extremo, cuando podría haberse evitado colocándolos en condiciones morales diferentes.

El análisis de Gull y Lasègue de la anorexia, que la define como un trastorno puramente mental debido a la naturaleza particularmente retorcida de las mujeres jóvenes, ha persistido a pesar de la creciente evidencia de los orígenes biológicos y genéticos del trastorno. «La causa de la mayoría de estos casos –escribió Gull en 1888– radica en las perversiones del ego». Lasègue había utilizado exactamente el mismo término en su descripción de 1873, añadiendo que la *perversion mentale* era característica del trastorno.

El hecho de que esta competición científica se produjera justo cuando cambiaban las ideas sobre el papel de la mujer en la política y la sociedad no es una coincidencia. Ambos médicos se encontraban al final de una larga lista de hombres de ciencia que, desde principios del siglo XIX, habían aludido al «delirio hipocondríaco» que parecía afectar casi exclusivamente a niñas y mujeres jóvenes. Haciendo caso omiso de las pruebas disponibles en sentido contrario (como en el parto), el dogma científico aceptado de la época sostenía que las mujeres eran frágiles y propensas a sufrir más los estragos de la industrialización y la modernización. Solo unos años antes, en 1869, el médico neoyorquino George Beard había introducido el concepto de «neurastenia», o agotamiento o debilidad nerviosa, como un subproducto de la sociedad moderna que incluso podía identificarse como un indicador de progreso. La culminación de su tesis fue el libro titulado *American Nervousness: Its Causes and*

Consequences (1881). Ese mismo año, Beard acompañó al doctor William Hammond, autor de *Fasting Girls: Their Physiology and Pathology*, en su examen de Mollie Fancher, que en aquel momento afirmaba no haber comido desde 1864. Menos simpática era su convicción de que la neurastenia, como la anorexia, era un trastorno reservado casi exclusivamente a las mujeres. «En los países civilizados –escribió Beard sin vacilar–, las mujeres son infinitamente más nerviosas que los hombres, y sufren más enfermedades nerviosas generales y especiales». La enfermedad era un subproducto lamentable de liderazgo de Estados Unidos, pero su presencia confirmaba la condición de Estados Unidos como país moderno. La dolencia se exacerbaba si se pensaba demasiado. Los hombres tenían una mayor reserva nerviosa y podían soportar mejor los rigores del pensamiento profundo. Como Beard llegó a la conclusión de que el nerviosismo era de origen físico, no mental, podía tratarse por medios físicos. Uno de los tratamientos recomendados era la «franklinización», que consistía en «la descarga estática de chispas desde los genitales y el paso de corrientes "suaves" a través de electrodos insertados en la uretra y el recto». Al menos esta fue una cura con la que se salvaron las anoréxicas de la época. Gracias a Gull y Lasègue, la anorexia se identificó como psicosomática, es decir, una enfermedad con raíces puramente mentales. Era la mente corrupta la que infectaba el vulnerable cuerpo femenino, y solo ocasionalmente algún cuerpo masculino particularmente débil.

· · ·

Durante décadas, los médicos estuvieron de acuerdo en que los anoréxicos sufrían depravación moral o una dinámica familiar poco sana. Fue en 1914 cuando una sola autopsia del patólogo alemán Morris Simmonds cambió la opinión predominante: se descubrió que el cadáver demacrado de una mujer embarazada tenía lesiones en la glándula pituitaria, una parte del sistema endocrino que crea y libera hormonas para ayudar a controlar el estrés, el crecimiento y el metabolismo. Se consideró que esta alteración del sistema endocrino era la causa de la extrema delgadez de la mujer, y durante años se abandonaron las explicaciones psicológicas de la anorexia en favor de un diagnóstico de «enfermedad de Simmonds» (ahora conocida como «síndrome de Sheehan»). Sin embargo, se observó que la mayoría de los pacientes anoréxicos que solo recibían terapias centradas en el cuerpo (somática) recaían, y que la mayoría de los pacientes que padecían insuficiencia hipofisaria no sufrían emaciación y parecían bien alimentados.

En el período de posguerra –especialmente gracias a Hilde Bruch y Mara Selvini Palazzoli, cuyos trabajos influyeron enormemente en los puntos de vista sobre la anorexia desde la década de 1970 hasta la actualidad–, el péndulo volvió a oscilar. En lo que podría considerarse un puente entre lo medieval y lo moderno, Palazzoli, famosa psiquiatra y fundadora del enfoque constructivista de la terapia familiar, se negó a meterse en lo que ella llamaba «el callejón sin salida de la psiquiatría moralista». Veía a una anoréxica como

> presa de la dicotomía cartesiana más desastrosa: cree que su mente trasciende su cuerpo y que le otorga un poder ilimitado sobre su propio cuerpo y el de los demás. El resultado es [...] la creencia errónea de que la paciente está librando una batalla victoriosa en dos frentes, a saber, contra: (1) su cuerpo y (2) el sistema familiar.

La gran contribución de Bruch radica en su capacidad para popularizar el problema de la anorexia y sacarlo del ámbito de la vergüenza. Su enfoque empático liberó a las mujeres del sentimiento de culpa. Las mujeres que padecían la enfermedad, escribió, se veían abrumadas por «decisiones vitales» provocadas por el cambio social y la dinámica familiar. Una «alteración de la imagen corporal», según Bruch, era tanto la causa fundamental de la anorexia como la razón de su aumento en el siglo xx. Después de Bruch, la opinión habitual ha sido que las anoréxicas estaban aplastadas por sentimientos de inadaptación, especialmente en forma de un «pavor mórbido a estar gordo», que en gran medida venía impuesto por el coloso multimillonario de la moda. A día de hoy, a quienes padecen este trastorno se les presenta como víctimas de la industria de la moda, que se matan de hambre «porque si estar delgada es estar bella, estar esquelética debe serlo más». Pero esta explicación parece demasiado simplona, una versión moderna de la visión decimonónica de las anoréxicas como «histéricas» perversas y vulnerables, especialmente susceptibles a influencias externas que acababan por corromperlas.

Es cierto que las mujeres en particular sufren una avalancha interminable de presiones para estar delgadas, y que cada vez más personas se encuentran expuestas a ello debido al alcance omnipresente de los medios de comunicación de masas. La cultura de la delgadez puede ser condenada por racista y sexista, como denuncian cada vez más movimientos antidietas, como el de la «alimentación intuitiva». A los gordos, escribe la crítica cultural Anna Mirzayan, se les exige «hacerse más pequeños, desaparecer o dejar de existir por completo, aunque a la vez la misma población que les lanza este imperativo necesita cuerpos gordos en determinadas formas aceptables: como entretenimiento, tema moral, historia de terror del antes y el después, o como objetos de humor». Los prejuicios contra las personas con sobrepeso están muy extendidos, sobre todo si son mujeres: estudios realizados en Estados Unidos, Canadá, Dinamarca y el Reino Unido indican que las obesas ganan un 10 % menos.

Un estudio de las revistas de moda femenina de 1909 a 1925 descubrió un repentino predominio de «figuras no curvilíneas (medidas a partir de la proporción entre busto y cintura)». Los investigadores citaron a un representante de la moda contemporánea: «Las figuras de nuestras *flappers* [...] serán esbeltas y planas y la línea de moda ya no será la curva sino un paralelogramo estirado». Con el final de la década de 1920 y el comienzo de la Gran Depresión –y a medida que las hambrunas se apoderaban de Rusia, Europa Central y Asia–, el exceso de grasa se puso aún menos de moda. Un sinfín de marcas pregonaban maneras seguras de adelgazar. Los cigarrillos Lucky Strike estaban ahí para ayudar: «Una forma moderna de hacer dieta. Enciende un Lucky cuando te tienten los dulces que engordan». Había jabón reductor de grasa, cepillo reductor de grasa y chicle reductor de grasa Slends. Los héroes (Charles «Slim» Lindbergh, Humphrey Bogart) siempre eran delgados. Varios de los cómicos de más éxito –aquellos con un matiz ácido y amenazador– eran gordos (Oliver Hardy, Fatty Arbuckle, W. C. Fields). La mujer de mundo Wallis Simpson, cuyo matrimonio con el rey Eduardo VIII provocó su abdicación en 1936, supuestamente dijo que una mujer «nunca puede ser demasiado rica ni demasiado delgada». Y en paralelo aumentaban los casos de anorexia. El cambio fue notable incluso entonces: en 1939, el médico británico John Alfred Ryle predijo que la anorexia nerviosa seguiría aumentando, impulsada por los mandatos de la moda y la mayor «emotividad» de las jóvenes. Lo que no está claro es hasta qué punto los medios de comunicación reflejan las tendencias o las crean. O en qué medida pueden influir en la frecuencia del fenómeno, más allá del reconocimiento de su importancia.

Aunque pocos médicos negarían sus aspectos psicológicos, hoy en día se acepta que la anorexia tiene un fuerte componente biológico. Los trastornos alimentarios tienen muchos orígenes posibles. Pueden desencadenarse incluso por episodios de *shock,* como las catástrofes naturales.

A principios de enero de 1998, una serie de devastadoras tormentas de hielo azotó el sur de Quebec. Durante varios días, la nieve, el viento y la lluvia helada derribaron postes eléctricos y millones de árboles. En el área metropolitana de Montreal se recogió el índice más alto de precipitaciones desde 1961. Y luego la lluvia se congeló. En el valle del río San Lorenzo, alrededor de la ciudad de Quebec, se acumularon hasta diez centímetros de hielo sólido. Los túneles y carreteras de la provincia se volvieron intransitables. Al menos 34 personas murieron en la Gran Tormenta de Hielo, y en algunas zonas se cortó el suministro de agua y electricidad durante semanas. «Como canadiense, creía que ya había visto todo lo que el invierno puede hacerte –declaró un superviviente a la revista *Maclean's* ese mismo mes–. Pero nada te prepara para algo así».

La gente quemaba sus muebles para no pasar frío. Cinco meses después de la tormenta, investigadores de la McGill University y de los Canadian Institutes of Health Research se pusieron en contacto con 244 mujeres que estaban embarazadas durante la Gran Tormenta y vivían en las zonas más afectadas. Trece años después se realizó un seguimiento de 54 niños hijos de aquellas mujeres. Los científicos descubrieron que, independientemente del sexo, la probabilidad de que los adolescentes sufrieran «trastornos alimentarios» estaba asociada al estrés que sus madres habían experimentado durante las tormentas. «La susceptibilidad genética puede activarse por efectos ambientales –me explicó Howard Steiger, uno de los investigadores principales del estudio–. Es algo epigenético. El estrés de la madre influye en la expresión genética. Todas las experiencias vitales, incluso las prenatales, contribuyen a la presencia de un trastorno alimentario», afirmó. «Sí, los problemas familiares pueden influir, pero también la sociedad, y casi cualquier cosa. ¿Que cómo penetra la sociedad en tu cabeza? Hay una vía».

•   •   •

Los relatos de *anorexia mirabilis*, «anorexia santa», aumentaron en la época medieval. De las 261 «mujeres santas» entre el año 1200 y el presente reconocidas por la Iglesia católica romana en la *Bibliotheca Sanctorum*, una buena proporción tenía síntomas de anorexia; escribe Rudolph Bell, el principal experto en el tema: «En docenas de casos la documentación es extensa y muy fiable». No hace falta ser un estudioso freudiano del alma para establecer la conexión entre dejar de comer (represión) y el impulso sexual, pero el ayuno proporcionaba (y proporciona) con la misma evidencia un medio para desafiar, si no escapar, al patriarcado del hogar y de la Iglesia. Para todos los que ayunan, el ayuno se convierte en una prueba de fuerza de voluntad. Lo que lleva a las anoréxicas un paso más allá es su determinación de acabar con los deseos corporales.

Uno de los dos santos patrones de Italia (san Francisco de Asís es el otro) es santa Catalina de Siena, nacida en 1347, que fue la practicante medieval más conocida de la «milagrosa falta de apetito». Es muy posible que su ayuno tuviera su origen en la protesta contra la violencia y el horror que le producían los malos tratos a las mujeres de los que fue testigo directo. Catalina era la vigesimotercera de veinticinco hermanos y la única que fue amamantada por su madre. Cuando tenía seis años, observó cómo una de sus hermanas casadas ayunaba para intentar cambiar el comportamiento brutal de su marido. A la muerte de su hermana, sus padres declararon su intención de casarla con el viudo. Ante la posibilidad de una vida de abusos y partos incesantes, Catalina se sintió horrorizada. Ya había mostrado «aversión a ser mirada por los hombres». Emprendió un ayuno como protesta, declarando que se había casado con Jesús (haciéndose eco de la devoción de Antal por Krishna). Se trataba de una respuesta racional a lo que había observado hasta entonces en su corta vida. En efecto, Catalina se rebeló contra la idea de convertirse en alimento, y cálido nido para muchos, muchos posibles bebés; y para el hombre con el que se esperaba que se casara.

Como documentó tanto su confesor, Raymond, como en sus propias cartas, Catalina sentía que su repugnancia por la comida era un castigo divino por sus pecados. También lo veía como una vía de salvación. Lo divino debe ser perfecto; en consecuencia, lo humano es imperfecto. En lugar de abrazar esa imperfección, o contentarse con contemplar la perfección desde la distancia, Catalina optó por el retiro absoluto. Dedicándose a Dios, no se convirtió en sierva de nadie, y trató de suprimir cualquier inclinación por algún sustento o placer que no fuera sagrado. Su único alimento era la Hostia. «Si quedaba algo de comida en el estómago de Catalina de Siena, vomitaba», escribe Rudolph Bell. Para ella, como para muchos anoréxicos, la batalla por la pureza era constante; reanudar un comportamiento más convencional habría sido aceptar la derrota. La victoria solo se lograba con la muerte. Mientras se consumía, advertía a los demás: «Haced un esfuerzo supremo para desarraigar ese amor propio de vuestro corazón y plantar en su lugar este santo odio a vosotros mismos. Este es el camino real por el que damos la espalda a la mediocridad, y que nos conduce sin falta a la cumbre de la perfección».

Entre los rasgos distintivos de Catalina figuraba una especial fascinación por la Eucaristía, también conocida entre los cristianos como la Última Cena del Señor. Uno de sus biógrafos escribió con admiración que «cuando Catalina se acercaba para recibir la sagrada Comunión, su rostro resplandecía con un color profundo, bañado en lágrimas y gotas de sudor. Después de recibir a Nuestro Señor, caía en un largo éxtasis, y cuando recobraba el uso de sus facultades, no podía hablar en todo el día». Catalina se hizo monja dominica y se comprometió a ayunar durante el resto de su vida: cuando se le advirtió de que estaba ayunando en exceso, respondió desafiante que comer la mataría de todos modos, así que bien podía morir de inanición y hacer lo que quisiera mientras tanto. Acabó muriendo de hambre a los treinta y tres años.

A partir de principios del siglo XVI, los ayunantes dejaron de estar vinculados a la religión. Se diferenciaban de los santos anoréxicos de siglos anteriores en que perseguían su pasión en casa. Paulus Lentulus, un destacado médico suizo que documentó docenas de prodigios del ayuno, estaba especialmente fascinado por Apollonia Schreier, «una virgen ayunadora de la campiña bernesa» (*Virginis in agro bernensi, inedia*), que, en el momento en que la visitó en 1604, había ayunado ininterrumpidamente durante tres años. Cuando en 1611 interrumpió bruscamente su ayuno, hubo más de una nota de decepción entre los notables locales e incluso entre los dignatarios extranjeros que habían acudido a visitarla. Esta secuencia es característica de los ayunantes místicos que se exhiben: cuando su ayuno llega a su fin, a menos que su finalización se deba a la muerte, los espectadores y mecenas parecen amargamente decepcionados. (Véase el ejemplo contemporáneo de Irom Sharmila, tratado en el capítulo 5. Venerada como una diosa mientras ayunaba, cuando interrumpió su ayuno fue condenada por sus antiguos admiradores.) La obra de Lentulus fue ampliamente difundida en Europa, y la *Apologia; or, Declaration of the Power and Providence of God*, de George Hakewill, de 1635, se basó en gran medida en sus ejemplos. A medida que disminuía el número de personas que creían en los milagros y en la posibilidad de que el sufrimiento de las mujeres fuera una «vocación» –y a medida que la medicina se basaba cada vez más en hechos–, los médicos comenzaron a sentirse en la obligación de buscar las causas terrenales de aquella compulsión. Richard Morton, un médico que fue uno de los primeros en investigar la tuberculosis pulmonar según las ideas modernas, escribió el primer estudio clínico de lo que se conocemos como anorexia. En un primer intento de análisis científico desapasionado, en su relato de 1694, *Phthisologia, or, a Treatise on Consumptions*, describe a una muchacha que se mataba de hambre de modo que parecía «un esqueleto solo vestido de piel». Morton escribió que lo que él llamaba *tisis nerviosa* era causado por «tristeza y preocupaciones ansiosas».

La fascinación por las santas ayunadoras que llevan su cuerpo al máximo persistió hasta el siglo XX. La bávara Therese Neumann von Konnersreuth vivió supuestamente sin agua desde 1927 hasta 1962, ingiriendo solo una pequeña porción de la Eucaristía. A pesar de ello, no perdió peso y experimentó una curación milagrosa e instantánea de sus dolencias (y cada viernes recibía los estigmas, por lo que circulaban entre los fieles imágenes suyas empapada de sangre). Otra santa ayunadora fue Alexandrina Maria da Costa, una joven portuguesa. En 1925, saltó por una ventana para escapar de un trío de hombres que intentaban violarla y quedó paralítica. Desde 1942 hasta su muerte en 1955, vivió supuestamente solo de la Eucaristía, recibiendo a lo largo de los años muchos admiradores. Aunque la Iglesia no se ha pronunciado hasta la fecha sobre la santidad de ninguna de estas mujeres, el relato oficial de la Santa Sede sobre Da Costa, por ejemplo, dice que sufrió terriblemente a lo largo de los años, pero «poco a poco [...] Dios la ayudó a ver que el sufrimiento era su vocación y que había sido escogida para ser la "víctima" del señor».

• • •

A pesar de que su incorporación al léxico médico es bastante reciente, la *anorexia* ha estado con nosotros desde el principio de los tiempos, y las propias anoréxicas han sido aclamadas como seres humanos muy especiales cuyo comportamiento supera la comprensión de la gente. Dado que la mayoría de sus víctimas son mujeres, la comprensión de la anorexia se ha visto retrasada por enormes prejuicios en el ámbito de la medicina.

Ya sea provocada por factores sociales o genéticos, o por una combinación de ambos, la anorexia es un trastorno frecuentemente letal parecido, aunque distinto, a una huelga de hambre, ya que esta última consiste en el ayuno como espectáculo y no en el ayuno deliberado con fines de superación personal. En la actualidad se la considera un fenotipo complejo hereditario –que depende tanto de factores genéticos como ambientales– y que tiene causas tanto psiquiátricas como metabólicas. Es real y peligroso, no simplemente un subproducto moderno de la decadencia o propio de las «constituciones nerviosas». Pero aunque debemos estar alerta ante su incidencia, esta enfermedad no debe impedirnos explorar los dones que el ayuno puede ofrecer, en términos espirituales y, muy probablemente también, en términos físicos.

EPÍLOGO

Seguramente voy a ayunar regularmente el resto de mi vida. Me saca de la corriente de las cosas. Siempre, después de una semana de ayuno, me siento renovado. Ahora, cuando termino un ayuno, no siento tanto que esté poniendo punto final al hambre como a un ejercicio de disciplina. Como ocurre con un virus que no puede verse y, sin embargo, puede matar a millones de personas, tal vez haya un poder en la nada. Cuando estoy sin comer, me siento parte de algo más grande, un extraño híbrido entre un pacifista *hippy* y un soldado que ha sobrevivido al entrenamiento básico. Esa es la desconcertante cualidad del ayuno: su capacidad para darle la vuelta a las cosas, la idea pero también la realidad de que reducir añade, de que restar puede sumar fuerza y cierta serenidad. Y cuando se realiza como una huelga de hambre, el ayuno da voz a la resistencia.

Consumir es aniquilar, como nos recuerdan tanto el ateo radical Jean-Paul Sartre como la mística radical Simone Weil. El consumo es necesario para la vida. No es malo como tal, pero no hay consumo sin destrucción. «El deseo destruye su objeto», escribe Sartre citando a Hegel. Fractura. Y Weil subraya también la contradicción inherente al deseo: estamos impulsados a consumir y, sin embargo, el proceso nunca puede satisfacer plenamente. «Todos nuestros deseos son contradictorios, como el deseo de comer. Quiero que la persona a la que amo me ame. Pero si se entrega totalmente a mí, deja de existir y yo dejo de quererla. Y mientras no se dedique totalmente a mí, no me ama lo suficiente. Hambre y saciedad». Tras el 11 de septiembre y la muerte de más de tres mil personas, cuando los estadounidenses aún

seguían en *shock*, el presidente George W. Bush defendió el derecho
«a ir de compras», e instó a una nación en duelo a «ir a Disney World
en Florida, llevar a sus familias y disfrutar de la vida de la forma en
que queremos que se disfrute». Después del terrorismo, nada era
una amenaza tan grave para el *american way of life* como no comprar.
Con su llamada a la acción, Bush daba continuidad a una larga tradición consagrada a mezclar consumismo con patriotismo. Al igual
que algunos de nosotros nos tomamos compulsivamente un helado
para calmar los nervios, el consumo se ha presentado habitualmente
como antídoto contra las ansiedades nacionales en tiempos de crisis.
La Primera Guerra Mundial –en sí misma un consumo masivo sin
precedentes de cuerpos, edificios y ciudades– llevaba dos años en
marcha cuando, en el Congreso Mundial de Vendedores celebrado
en Detroit en 1916, el presidente Woodrow Wilson exigió que los estadounidenses no solo consumieran sino que además vendieran consumo. No consumir no era simplemente despreciar las prerrogativas
del imperio; era eludir el deber: «Estados Unidos, de entre todos los
países del mundo, ha sido tímido; no se ha dotado hasta hace poco,
hasta hace dos o tres años, de los instrumentos fundamentales para
desempeñar un papel importante en el comercio mundial». Wilson
terminó su discurso exhortando a los oyentes a «salir y vender productos que hagan al mundo más confortable y feliz, y convertirlos a
los principios de América».

El ayuno en sí mismo puede volverse una especie de consumo,
una adicción. Las indicaciones sobre el momento en el que se vuelve
perjudicial, o incluso sobre si puede ser útil de alguna manera, son
imprecisas. Idealmente, el ayuno señala una suspensión de los hábitos de consumo. Nos permite reconsiderar nuestro lugar en el mundo
y ponderar «la influencia mortífera y degradante de las fuerzas que
dominan el mercado de los productos y las ideas». Pero, para ello, el
ayuno debe ponerse en práctica a ráfagas.

En mi investigación he encontrado muy pocas tradiciones espirituales que no incorporen el ayuno a su dogma. Las pocas que lo
rechazan explícitamente son el sijismo y el zoroastrismo. El zoroastrismo, que se originó en Persia y tiene unos tres mil años de antigüe-
dad, sostiene que la función primordial del cuerpo es luchar contra
el mal y, por lo tanto, que cualquier acción que lo debilite debe ser
considerada pecado.

Se dice que un sacerdote zoroastriano afirmaba que el único ayuno permisible es el ayuno de pecado. La moderación en el consumo es el ideal.

El desdén por el ayuno ayuda a los sijs a afirmar su diferencia respecto a otras religiones. Una declaración del *Guru Granth Sahib*, el texto sagrado sij –el propio libro es considerado por los sijs como el undécimo y último gurú, que va a continuación de los diez gurús humanos del sijismo– afirma: «No observo ni el ayuno hindú ni el ritual musulmán del Ramadán [...] Me he liberado de hindúes y musulmanes». Una versión ampliada de esta declaración desafiante es citada con frecuencia por los sijs de hoy como distintivo de la fe. Sin embargo, incluso los sijs han recurrido al ayuno de protesta: en un famoso incidente ocurrido en 1914, un cruel acto de racismo dio pie a una huelga de hambre masiva de inmigrantes punjabíes, en su mayoría sijs, que viajaban a bordo del buque Komagata Maru. Cuando se les negó la entrada en Vancouver (Canadá), en un momento en que el Gobierno canadiense estaba aceptando a cientos de miles de inmigrantes europeos, los 376 pasajeros se amotinaron y se declararon en huelga de hambre durante varios días. Aunque se permitió desembarcar a dos docenas, un barco de guerra británico obligó al buque a regresar a la India. Cuando el barco llegó a Calcuta, veinte de los pasajeros fueron asesinados por la policía y muchos otros fueron encarcelados. Pero la opinión pública, aunque tardó muchísimo en reconocer la injusticia, acabó poniéndose del lado de los sijs. Justo antes del centenario del regreso forzoso de los inmigrantes, se erigió un monumento en su memoria con vistas al puerto de carbón de Vancouver, un recordatorio de la arbitrariedad de la que fueron víctimas y del profundo racismo de las leyes de inmigración.

●　●　●

Cuong Lu, un amigo que fue monje budista y en la actualidad es profesor de budismo, habló recientemente conmigo sobre el ayuno. Lu no aboga por esta práctica. Me recuerda que, tras ayunar hasta casi morir, Buda rechazó el ayuno y comenzó a desarrollar la Vía Media. «Todo con moderación –me dice Cuong–. Saberse detener a tiempo es la clave de la libertad espiritual». Pero yo no creo que necesite dejar de ayunar. Es decir, siempre paro a tiempo; para mí, el ayuno es la pausa, no la norma. No tengo anorexia ni, literalmente, «falta de apetito». Creo que si se hace con moderación, el ayuno abre caminos.

Gran parte de su atractivo reside en su carácter voluntario y privado. Una abstinencia impuesta oficialmente subvierte la noción de ayuno espiritual y frustra su propósito: porque las personas obligadas y hambrientas estarán más centradas en pensar en el aquí y el ahora. Una delicia irlandesa, una galleta llamada *Connie dodger*, ilustra el problema. Su excelencia reverendísima Cornelius «Connie» Lucey era el obispo de Cork, ciudad natal de Terence MacSwiney. El obispo, cuyo rígido mandato duró de 1952 a 1980, exigió a sus feligreses que se adhirieran a una forma especialmente estricta de ayuno durante los cuarenta días de Cuaresma. Los fieles debían hacer una comida al día, acompañada de dos tentempiés, conocidos como «colaciones» o galletas. Como describe el periodista Fintan O'Toole, esto no sentó bien ni siquiera a los católicos tradicionales, y despertó indignación en lugar de devoción en el alma celta. En un ejemplo clásico de rebeldía, una panadera local burló el espíritu del decreto sin dejar de ser fiel a su letra: vendió a los clientes galletas gigantes y las bautizó con el apodo del obispo. Comer una *Connie dodger* era proclamar al mismo tiempo la propia fe, la condición de verdadero corkoniano y la propia independencia.

Me encuentro discutiendo los atributos del dios hindú Shiva con Prem Krishnamurthy, escritor, diseñador, comisario de exposiciones y hábil arquero. Krishnamurthy señala que Shiva, dios de la destrucción, es también el dios del cambio. En esa segunda encarnación, Shiva se convierte en Nataraja, el divino bailarín cósmico, que destruye el sol, la tierra y la luna, y luego baila para que el mundo vuelva a existir. «Transformación y destrucción bailan juntas —me dice Krishnamurthy—. Toda catástrofe contiene una semilla: es una pérdida y un cambio repentino desde el que sentar nuevas bases». Dependemos de la precariedad. Y a partir de ahí saltamos a un progreso inesperado, que no está planeado: el *tzimtzum* de Isaac Luria, Simone Weil y los *Zhuangzi*, así como el «giro» de Epicuro, que él consideraba necesario para que se impusiera el libre albedrío en un cosmos regido por principios atómicos. La ruptura de la rutina que proporciona el ayuno nos permite avanzar.

Una primera noción bajo el rechazo de todo sustento es que es suicida, un rechazo del impulso de vivir. Y un ayuno prolongado, que para mí es una afirmación de la vida y una acción optimista, se convierte paradójicamente en un coqueteo con la muerte. Pero su poder último reside en rehusar la inexistencia y elegir volver a la vida. Al eludir poseer y asimilar, el ayuno limitado retrasa la destrucción e invita a la creación.

Un día de principios de septiembre de 2001, llegué tarde a una cita en el extremo sur de Manhattan. Era uno de esos días nublados típicamente neoyorquinos y me había visto obligado a ponerme una chaqueta y una corbata, lo que no me gusta nada. Bajé del metro unos niveles por debajo del World Trade Center, que entonces era un laberinto de tiendas que vendían de todo, desde comida rápida hasta relojes de lujo. Corrí hacia mi reunión, sorteando multitudes de oficinistas y turistas, avanzando tan rápido como me era posible por las escaleras mecánicas para llegar a la superficie, que consistía en un inmenso vestíbulo con una decoración aséptica. En algún momento, doblé una esquina a toda prisa. Recuerdo una alfombra roja y la luz del sol que entraba a raudales. Me detuve en seco ante una visión singular: un grupo de monjes budistas con túnicas escarlata y azafrán se había reunido en torno a una gran mesa cuadrada, de unos cuatro metros de lado. Allí había un mandala de arena gigante. Estaban a punto de terminar de confeccionarlo. Un monje sacaba pacientemente unos cuantos granos de arena de un recipiente para completar la intrincada imagen. Para ello se concentraba como un láser en el mundo bidimensional que tenía delante. La gente se agolpaba a su alrededor, la mayoría, como yo, haciendo un alto en las idas y venidas de su vida cotidiana. En la composición podían verse demonios, deidades y monos que danzaban alrededor de unos edificios almenados y representados con gran detalle, todo ello hecho grano a grano con la arena. En el fondo del mandala se arremolinaban las nubes de maya, el mar de la ilusión en el que nadamos. La mesa estaba cubierta de punta a punta. El mandala era una obra espectacular y debía de haber llevado cientos de horas confeccionarlo. Una vez terminado, los monjes se proponían barrer la arena y arrojarla al mar en un ritual que recordara nuestro fugaz paso por el mundo. Mi memoria me dice que esto ocurrió uno o dos días antes de los atentados del 11 de septiembre, pero el único registro que encuentro de un mandala de arena en el World Trade Center es de 1994. Tal vez mi memoria, como los edificios y el propio mandala, también haya sido barrida.

Una cosa es desdeñar el consumismo y decidir vivir con menos durante un período limitado de tiempo. Las ventajas, tanto espirituales como materiales, son muchas. Pero si nos adentramos un poco más en ese camino, nos encontramos con la traicionera intensidad de una práctica defendida por ilusos fanáticos del ayuno o intransigentes santurrones como Jerónimo de Estridón y el poeta Ezra Pound. En su empeño por purgarse del materialismo y en una frenética búsqueda de resultados, Pound abrazó el ayuno y el fascismo y colaboró durante mucho tiempo con el régimen de Mussolini, como propagandista comprometido, vomitando diatribas antisemitas durante años antes de la caída del Eje. Y en el plano físico, el daño que el ayuno puede causar a nuestro delicado e inmensamente complicado organismo rara vez es tenido en cuenta por los entusiastas acríticos de esta práctica.

Mientras intentamos reconsiderar lo que consumimos, y si debemos consumirlo, una figura esquelética nos llama la atención. No hay que aspirar a la abstinencia total. El ayunante por excelencia fue el rey Lear, que se despojó de todo: su poder, sus riquezas, su cordura. Persiguió la nada con intensidad adictiva, hasta que su reino desapareció y su hija muerta yació en sus brazos. La cosa funciona en ambos sentidos: ser un poco indulgente con uno mismo, si es posible, puede enseñarnos también a apreciar la ausencia. Desde el vacío, la precariedad nos da forma. Desde ese estado de inestabilidad –siempre en busca de equilibrio, a pesar de que nos asolen virus que mutan rápidamente, líderes mundiales impenetrables, desastres naturales impredecibles, euforias y miserias financieras–, creamos y avanzamos.

AGRADECIMIENTOS

Cualquier escritor que intente reunir a Aquiles, el trifosfato de adenosina y Bobby Sands en un mismo texto debe saber rodearse de personas pacientes y sabias a las que recurrir, y eso es lo que yo he hecho.

Sin las críticas inspiradoras de Carin Kuoni nunca habría podido terminar este proyecto. Le agradezco su perspicacia creativa y su presencia firme como una roca. Anna, Elias y Nathaniel: un padre no debería pedir consejo a sus hijos, pero me habéis apoyado incesantemente, me asombráis y os doy las gracias. Quisiera expresar mi agradecimiento a mi agente, Paul Bresnick, de la Agencia Literaria Bresnick Weil, y a mi editor, Jofie Ferrari-Adler, de Avid Reader Press, que apostaron por un autor novel. Les estoy profundamente agradecido por haber confiado en mí. Mi gratitud también a la asistente editorial Carolyn Kelly, a la diseñadora de cubiertas Alison Forner, al director del departamento de derechos Paul O'Halloran, a la directora del departamento de corrección Jessica Chin, al corrector Rob Sternitzky y a todo el equipo de Avid Reader Press, que han hecho que un proceso que parecía tan difícil resultase sencillo. Es un proceso que conozco bien, aunque hasta este libro solo desde el otro lado del escritorio. Katie Freeman ha contribuido decisivamente a que la obra llegase a las manos de los lectores que podían apreciarlo.

También quiero dar las gracias a las siguientes personas, por sus contribuciones al libro y/o su apoyo (a veces involuntario): S. Anand, editor de Navayana Books, en Nueva Delhi; Eric Banks; Helen Benedict; el reverendo Michael Bos, de la Marble Collegiate Church, en

Nueva York; Rosanna Bruno; Paul Campion y el Sunrise Movement; Paul Chan; Bonnie Chau; Roy Christopher; Sue Coe; Simon Critchley, de la New School; Laura Cronk, de la New School; Faisal Devji, de la University of Oxford; Fern Díaz; Luz Marina Díaz, directora de educación religiosa de la Iglesia de St. Francis Xavier, en Nueva York; Lisa Dierbeck; Barbara Epler; Farnaz Fatemi; Sahar Francis, directora de Addameer Prisoner Support and Human Rights Association; Paul Friedman, bibliotecario investigador de la División de Investigación General de la Biblioteca Pública de Nueva York; Rubén Gallo, de Princeton University; Roseanne Gerin, de Radio Free Asia; Thomas H. Hartman; Britt Marie Hermes; Brooke Holmes, de Princeton University; Shohret Hoshur, de Radio Free Asia; Justin Humphries; Pat Irvin; Jentel Arts; Miracle Jones; Prem Krishnamurthy, diseñador; el reverendo Wendell Lancaster, pastor principal de la Greater Hood Memorial A.M.E. Zion Church de Nueva York; Mike Levine; Richard Lipkin; Steven M. Lipkin del Weill Cornell Medicine; Margie Livingston; David B. Lombard, de la University of Michigan; Cuong Lu; Isaac B. Lustgarten; Ru L. Marshall; Lucy McDiarmid de la Montclair State University; Diane Mehta; Nathalie Miebach; T. D. Mitchell; Michael F. Moore; Sina Najafi; Haruko Nakamura, Bibliotecaria de Estudios Japoneses, Yale University; Anne Nelson; la New York Public Library en general y el Wertheim Study en particular; Steven Novella de la Yale School of Medicine; David B. Lombard, de la University of Michigan; Christopher S. O'Brien; Steve Orfield, Mike Role y Sherry Role, de Orfield Labs; Dale Peck, que me dio varios consejos sobre cómo escribir que he intentado seguir ; Kristen Portland, de la ANAD; Claire Potter, de la New School; la profesora Vyjayanthi Rao, de la CUNY; Sandy Restrepo, Esq, Colectiva Legal del Pueblo; Leslie Rogers; André SánChez; Jacques Servin; Pat Sheehan, del Sinn Féin; Larry Siems; Heidi Skolnik, del Women's Sports Medicine Center del Hospital for Special Surgery; Mohamedou Ould Slahi; Howard Steiger, de la Douglas Mental Health University Institute y McGill University; Rabino Michael Strassfeld; Radhika Subramaniam, de la Parsons School of Design, the New School; John M. Sullivan, del Institut für Mathematik, Technische Universität de Berlín; Pat Thomas; Daniel Wakin, quien, conversando sobre otra obra, me enseñó a no desviar mi atención de lo esencial, cosa que espero haber logrado; Shaykh Suhaib Webb; Rick Whitaker; Michael Z.

Wise; la Yaddo Corporation; y el rabino Eliezer Zalmanov, codirector del Chabad of Northwest Indiana.

(Las menciones a colectivos o instituciones profesionales se han hecho simplemente para facilitar la identificación de estas personas.)

ALGUNOS PERSONAJES HISTÓRICOS QUE PRACTICARON EL AYUNO

Abraham Lincoln
Aquiles
Alice Paul
Angela Davis
Arthur Schopenhauer
Bobby Sands
Buda
Catalina de Siena
César Chávez
Dick Gregory
Doris Stevens
Emily Dickinson
Ezra Pound
Franz Kafka
Gandhi
George Washington
Hildegarda de Bingen
Hipócrates
Irom Chanu Sharmila
Jerónimo de Estridón
Jesús

John Cage
John Wesley
León Trostky
Lord Byron
Mahoma
Maimónides
Mark Twain
Moisés
Odín
Orígenes
Plutarco
San Antonio de Padua
San Agustín de Hipona
San Patricio
Simone Weil
Sócrates
Sylvia Pankhurst
Tiberio
Thomas Jefferson
Upton Sinclair

LECTURAS RECOMENDADAS

La siguiente lista está confeccionada a partir de mis propios intereses en relación con el ayuno. Hay cientos, quizá miles, de títulos que abordan la «práctica» del ayuno, pero no he encontrado ninguna guía del ayuno que se centre puramente en la salud física que yo pueda recomendar. Los libros que he leído escritos desde esa perspectiva eran siempre defensores a ultranza del ayuno, en la tradición del *showman* Bernarr Macfadden/Herbert Shelton de «el ayuno cura todos tus males». (El tercer capítulo, «La máquina maravillosa», sobre los aspectos biológicos del ayuno, se basa en entrevistas con profesionales de la medicina y en artículos de revistas médicas.) Cualquiera que esté valorando realizar un ayuno prolongado, haría bien en consultar primero a un nutricionista u otro profesional médico. No todos nos sentimos cómodos ayunando, pero, como indico en el libro, hay muchas vías diferentes para acceder a los distintos beneficios y sensaciones que el ayuno puede proporcionarnos.

La investigación de Rudolph M. Bell sobre las santas ayunadoras de la Italia medieval, *Holy Anorexia* (Chicago: University of Chicago Press, 1985), fue el primer estudio moderno en profundidad sobre la anorexia y la santidad. Bell, un estudioso del Renacimiento, subrayó las conexiones entre la opresión de la mujer –o su liberación– y el ayuno.

La exhaustiva y detallada historia de la anorexia nerviosa de Joan Jacobs Brumberg, *Fasting Girls: The History of Anorexia Nervosa* (Nueva York: Vintage, 2000), resulta una lectura esencial para cualquier persona interesada en la evolución del fenómeno. Intenta tratar separadamente la anorexia como enfermedad del ayuno como protesta, pues con demasiada frecuencia se abordan como una misma cosa. A diferencia de muchos estudiosos, admite la posibilidad de que el ayuno sea una *decisión consciente*, en lugar de considerarlo una respuesta ante la presión de fuerzas externas.

Otra lectura muy recomendable y amena es *The Hunger Artists*, de Maud Ellmann (Londres: Virago Press, 1993), un estudio escrito con gran lirismo que incluye una serie de referencias literarias sobre el ayuno, y que resulta especialmente interesante por su enfoque angloirlandés.

Para un relato acrítico y poco objetivo del célebre ayuno de Henry S. Tanner, que marcó tendencias y posiblemente fue fraudulento, hay que leer la biografía de su defensor Robert A. Gunn: *Forty Days without Food!: A Biography of Henry S. Tanner, M.D., Including a Complete and Accurate History of His Wonderful Fasts* (Nueva York: Albert Metz and Co., 1880). Recomiendo el libro no como un modelo de ayuno que se deba seguir, sino como un ejemplo de ayuno «heroico» de finales del siglo XIX.

El atractivo perfil de César Chávez, de Peter Matthiessen –una versión ampliada de lo que había escrito originalmente para el *New Yorker*– ofrece una mirada reflexiva e inspiradora a lo que generalmente se considera el sombrío espectáculo de las huelgas de hambre: *Sal Si Puedes* (Berkeley: University of California Press, 2014).

El polímata Hillel Schwartz ofrece una amplia, bien documentada y sesuda historia de la creciente obsesión por el ayuno que nos empuja a excedernos en su práctica en *Never Satisfied: A Cultural History of Diets, Fantasies, and Fat* (Nueva York: Anchor Books, 1990). Una obra que ofrece un torrente de información sobre hasta qué punto resulta cambiante la opinión sobre el peso.

Holy Feast and Holy Fast: The Religious Significance of Food to Medieval Women (Berkeley: University of California Press, 1988), de Caroline Walker Bynum, es anterior a Brumberg y constituye la fuente de muchos trabajos posteriores sobre el tema.

Crusaders for Fitness: The History of American Health Reformers (Princeton, NJ: Princeton University Press, 1982), de James C. Whorton, es una historia ágil y completa que nos habla de aquellos estadounidenses que, estimulados tanto por el nativismo como por la pseudociencia, descubrieron que hacer proselitismo con la higiene podía ser extremadamente rentable.

Asceticism (editado por Vincent L. Wimbush y Richard Valantasis; Nueva York: Oxford University Press, 1995) es un voluminoso estudio (695 páginas) realizado por académicos para académicos que contiene informaciones olvidadas y reflexiones. Se centra en la filosofía occidental, pero contiene algunos ensayos interesantes sobre otras tradiciones.

From Feasting to Fasting: The Evolution of a Sin (Londres: Routledge, 1996), de Veronika E. Grimm, es valioso por su crónica de cómo el extremismo de san Jerónimo y sus diversas obsesiones, en particular su misoginia, transformaron gradualmente la Iglesia primitiva.

A History of Force Feeding: Hunger Strikes, Prisons and Medical Ethics, 1909-1974 (Londres: Palgrave Macmillan, 2016), de Ian Miller, ofrece un relato esencial de la brutal respuesta de las autoridades a las huelgas de hambre sin escatimar al lector los aspectos más duros .

Es difícil encontrar mejor guía para los perplejos que el físico teórico Carlo Rovelli, cuya serenidad y vigor intelectual impregnan *The Order of Time* (Nueva York: Riverhead, 2019; existe versión castellana: *El orden del tiempo*, Barcelona: Anagrama, 2018), donde el autor analiza un universo irracional con una claridad búdica.

El libro de Nayan Shah *Refusal to Eat: A Century of Prison Strikes* (Oakland: University of California Press, 2022) es una buena fuente de vívidos relatos sobre las huelgas de hambre en Irlanda y la India.

La guía clásica de Gene Sharp, *The Politics of Nonviolent Action, Part Two: The Methods of Nonviolent Action* (Boston: Porter Sargent, 1973) ha sido fuente de problemas para quienes detentan el poder. Contiene una larga sección sobre las huelgas de hambre.

El libro de Walter Vandereycken y Ron Van Deth, *From Fasting Saints to Anorexic Girls: The History of Self-Starvation* (Londres: Athlone Press, 1994) ofrece una visión de la evolución histórica del ayuno principalmente como un fenómeno ligado a la feminidad. Es una fuente secundaria de algunas excelentes anécdotas de ayunadoras condenadas como brujas, y también contiene un análisis muy útil de la controversia Gull/Lasègue.

Ensamblado a partir de las notas de Simone Weil, que se encontraron después de su muerte por su amigo Gustave Thibon, *Gravity and Grace* (traducido por Arthur Wills; Lincoln: Bison Books, University of Nebraska Press, 1997; existe versión en español: *La gravedad y la gracia*, Alianza ed., 2024) es considerado una de las obras modernas más importantes de la tradición mística.

Instructivas, intrigantes y poéticas, *The Complete Works of Zhuangzi* (Nueva York: Columbia University Press, 2013) son la compañía perfecta para una semana de ayuno. La traducción de Burton Watson se lee con fluidez e incluso si uno se está comiendo un bocadillo mientras lee, este pequeño compendio de la filosofía taoísta del siglo III a.C. no dejará de inspirarle (existe versión española, con traducción de Iñaki Preciado Idoet: *Zhuang Zi*, Kairós, 1996).

PEQUEÑEZ

De Tukaram (primera parte del siglo XVII)

लहानपण देगा देवा | मुंगी साखरेचा रवा ||
ऐरावत रत्न थोर | त्यासी अंकुशाचा मार ||
जया अंगी मोठेपण | तया यातना कठीण ||
तुका म्हणे बरवे जाण | व्हावे लहानाहून लहान ||
महापुरे झाडे जाती | तेथे लव्हाळे वाचती ||

Oh, Señor, hazme pequeño | Un grano de azúcar como
los que transporta la hormiga | Airávata, la joya del Indra
| Es derribado por un mahout | Aquellos que se alzan
grandes y célebres | Sufrirán los golpes del destino | Tuka
dice que no hay otra sabiduría | Debemos crecer más pe-
queños que pequeños | Una inundación barre los árboles
| Las briznas de hierba encuentran el camino ||

ÍNDICE ANALÍTICO

Los números de página en *cursiva* remiten a las imágenes.